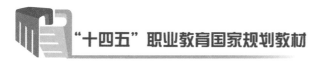

"十四五"职业教育国家规划教材

辽宁省职业教育"十四五"

U0193675

全国餐饮职业教育教学指导委员会重点.
培养目标的中高职课程体系与教材开发研究"成果系列教材
餐饮职业教育创新技能型人才培养新形态一体化系列教材

总主编 ◎杨铭铎

烹饪营养与配餐

主　编　孟晓娟　王云霞　王文涛
副主编　贾贵龙　何秀满　申永奇　袁星露
编　者（按姓氏笔画排序）
　　　　于　蔚　王　潞　王云霞　王文涛
　　　　申永奇　刘宇辰　何秀满　陈清清
　　　　欧婧怡　孟晓娟　袁　森　袁星露
　　　　桂　福　贾贵龙　徐　佳

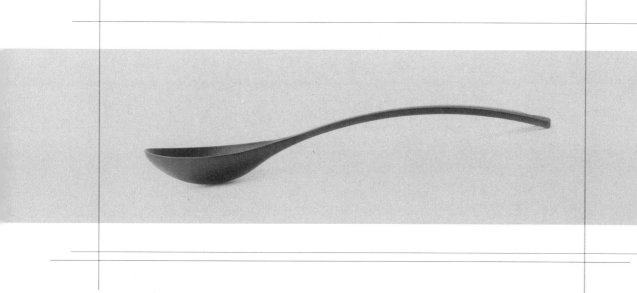

华中科技大学出版社
http://press.hust.edu.cn
中国·武汉

内 容 简 介

本书是"十四五"职业教育国家规划教材、辽宁省职业教育"十四五"规划教材、全国餐饮职业教育教学指导委员会重点课题"基于烹饪专业人才培养目标的中高职课程体系与教材开发研究"成果系列教材、餐饮职业教育创新技能型人才培养新形态一体化系列教材。

本书采用模块—项目—任务式,共有五个模块,包括绪论,人体需要的能量和营养素,各类烹饪原料的营养价值、特点及应用,烹饪中营养素的保护,《中国居民膳食指南》与配餐应用。

本书可作为烹饪类、食品类等相关专业的学生教材,及非食品类专业学生的公共选修课教材,还可作为营养普及教育用书。

图书在版编目(CIP)数据

烹饪营养与配餐/孟晓娟,王云霞,王文涛主编.—武汉:华中科技大学出版社,2019.8(2025.1重印)
ISBN 978-7-5680-5343-3

Ⅰ.①烹… Ⅱ.①孟… ②王… ③王… Ⅲ.①烹饪-营养卫生-职业教育-教材 ②膳食营养-职业教育-教材
Ⅳ.①R154 ②R151

中国版本图书馆 CIP 数据核字(2019)第 164945 号

烹饪营养与配餐
Pengren Yingyang yu Peican

孟晓娟　王云霞　王文涛　主编

策划编辑:汪飒婷

责任编辑:汪飒婷　李　佩

封面设计:廖亚萍

责任校对:刘　竣

责任监印:周治超

出版发行:华中科技大学出版社(中国·武汉)　　电话:(027)81321913
　　　　　武汉市东湖新技术开发区华工科技园　　邮编:430223

录　　排:华中科技大学惠友文印中心

印　　刷:武汉科源印刷设计有限公司

开　　本:889mm×1194mm　1/16

印　　张:13

字　　数:376 千字

版　　次:2025 年 1 月第 1 版第 8 次印刷

定　　价:49.60 元

本书若有印装质量问题,请向出版社营销中心调换

全国免费服务热线:400-6679-118　竭诚为您服务

版权所有　侵权必究

全国餐饮职业教育教学指导委员会重点课题
"基于烹饪专业人才培养目标的中高职课程体系与教材开发研究"成果系列教材

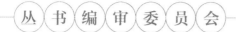

丛书编审委员会

主　任

姜俊贤　全国餐饮职业教育教学指导委员会主任委员、中国烹饪协会会长

执行主任

杨铭铎　教育部职业教育专家组成员、全国餐饮职业教育教学指导委员会副主任委员、中国烹饪协会特邀副会长

副主任

乔　杰　全国餐饮职业教育教学指导委员会副主任委员、中国烹饪协会副会长
黄维兵　全国餐饮职业教育教学指导委员会副主任委员、中国烹饪协会副会长、四川旅游学院原党委书记
贺士榕　全国餐饮职业教育教学指导委员会副主任委员、中国烹饪协会餐饮教育委员会执行副主席、北京市劲松职业高中原校长
王新驰　全国餐饮职业教育教学指导委员会副主任委员、扬州大学旅游烹饪学院原院长
卢　一　中国烹饪协会餐饮教育委员会主席、四川旅游学院校长
张大海　全国餐饮职业教育教学指导委员会秘书长、中国烹饪协会副秘书长
郝维钢　中国烹饪协会餐饮教育委员会副主席、原天津青年职业学院党委书记
石长波　中国烹饪协会餐饮教育委员会副主席、哈尔滨商业大学旅游烹饪学院院长
于干千　中国烹饪协会餐饮教育委员会副主席、普洱学院副院长
陈　健　中国烹饪协会餐饮教育委员会副主席、顺德职业技术学院酒店与旅游管理学院院长
赵学礼　中国烹饪协会餐饮教育委员会副主席、西安商贸旅游技师学院院长
吕雪梅　中国烹饪协会餐饮教育委员会副主席、青岛烹饪职业学校校长
符向军　中国烹饪协会餐饮教育委员会副主席、海南省商业学校校长
薛计勇　中国烹饪协会餐饮教育委员会副主席、中华职业学校副校长

委员（按姓氏笔画排序）

王　劲　常州旅游商贸高等职业技术学校副校长

王文英　太原慈善职业技术学校校长助理

王永强　东营市东营区职业中等专业学校副校长

王吉林　山东省城市服务技师学院院长助理

王建明　青岛酒店管理职业技术学院烹饪学院院长

王辉亚　武汉商学院烹饪与食品工程学院党委书记

邓　谦　珠海市第一中等职业学校副校长

冯玉珠　河北师范大学旅游学院副院长

师　力　西安桃李旅游烹饪专修学院副院长

吕新河　南京旅游职业学院烹饪与营养学院院长

朱　玉　大连市烹饪中等职业技术专业学校副校长

刘玉强　辽宁现代服务职业技术学院院长

庄敏琦　厦门工商旅游学校校长、党委书记

闫喜霜　北京联合大学餐饮科学研究所所长

孙孟建　黑龙江旅游职业技术学院院长

李　俊　武汉职业技术学院旅游与航空服务学院院长

李　想　四川旅游学院烹饪学院院长

李顺发　郑州商业技师学院副院长

张令文　河南科技学院食品学院副院长

张桂芳　上海市商贸旅游学校副教授

张德成　杭州市西湖职业高级中学校长

陆燕春　广西商业技师学院校长

陈　勇　重庆市商务高级技工学校副校长

陈全宝　长沙财经学校校长

陈运生　新疆职业大学教务处处长

林苏钦　上海旅游高等专科学校酒店与烹饪学院副院长

周立刚　山东银座旅游集团总经理

周洪星　浙江农业商贸职业学院副院长

赵　娟　山西旅游职业学院副院长

赵汝其　佛山市顺德区梁銶琚职业技术学校副校长

侯邦云　云南优邦实业有限公司董事长、云南能源职业技术学院现代服务学院院长

姜　旗　兰州市商业学校校长

聂海英　重庆市旅游学校校长

贾贵龙　深圳航空有限责任公司配餐部经理

诸　杰　天津职业大学旅游管理学院院长

谢　军　长沙商贸旅游职业技术学院湘菜学院院长

潘文艳　吉林工商学院旅游学院院长

网络增值服务

使用说明

欢迎使用华中科技大学出版社图书中心

 1 教师使用流程

（1）登录网址：**http://bookcenter.hustp.com**（注册时请选择教师用户）

注册 〉 登录 〉 完善个人信息 〉 等待审核

（2）审核通过后，您可以在网站使用以下功能：

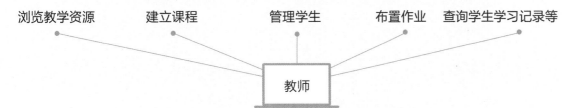

浏览教学资源　　建立课程　　　　管理学生　　　　布置作业　　查询学生学习记录等

教师

 2 学生使用流程

（建议学生在PC端完成注册、登录、完善个人信息的操作。）

（1）PC 端操作步骤

① 登录网址：**http://bookcenter.hustp.com**（注册时请选择普通用户）

注册 〉 登录 〉 完善个人信息

② **查看课程资源：**（如有学习码，请在个人中心－学习码验证中先验证，再进行操作。）

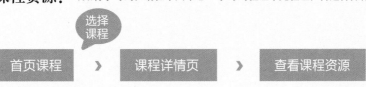

选择课程

首页课程 　〉　 课程详情页 　〉　 查看课程资源

（2）**手机端扫码操作步骤**

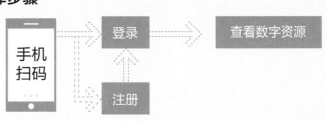

手机扫码　⟶　登录　⟶　查看数字资源

注册

开展餐饮教学研究　　加快餐饮人才培养

　　餐饮业是第三产业重要组成部分,改革开放40年来,随着人们生活水平的提高,作为传统服务性行业,餐饮业对刺激消费需求、推动经济增长发挥了重要作用,在扩大内需、繁荣市场、吸纳就业和提高人民生活质量等方面都做出了积极贡献。就经济贡献而言,2018年,全国餐饮收入42716亿元,首次超过4万亿元,同比增长9.5%,餐饮市场增幅高于社会消费品零售总额增幅0.5个百分点;全国餐饮收入占社会消费品零售总额的比重持续上升,由上年的10.8%增至11.2%;对社会消费品零售总额增长贡献率为20.9%,比上年大幅上涨9.6个百分点;强劲拉动社会消费品零售总额增长了1.9个百分点。中国共产党第十九次全国代表大会(简称党的十九大)吹响了全面建成小康社会的号角,作为人民基本需求的饮食生活,餐饮业的发展好坏,不仅关系到能否在扩内需、促消费、稳增长、惠民生方面发挥市场主体的重要作用,而且关系到能否满足人民对美好生活的向往、实现小康社会的目标。

　　一个产业的发展,离不开人才支撑。科教兴国、人才强国是我国发展的关键战略。餐饮业的发展同样需要科教兴业、人才强业。经过60多年特别是改革开放40年来的大发展,目前烹饪教育在办学层次上形成了中职、高职、本科、硕士、博士五个办学层次;在办学类型上形成了烹饪职业技术教育、烹饪职业技术师范教育、烹饪学科教育三个办学类型;在学校设置上形成了中等职业学校、高等职业学校、高等师范院校、普通高等学校的办学格局。

　　我从全聚德董事长的岗位到担任中国烹饪协会会长、全国餐饮职业教育教学指导委员会主任委员后,更加关注烹饪教育。在到烹饪院校考察时发现,中职、高职、本科师范专业都开设了烹饪技术课,然而在烹饪教育内容上没有明显区别,层次界限模糊,中职、高职、本科烹饪课程设置重复,拉不开档次。各层次烹饪院校人才培养目标到底有哪些区别?在一次全国餐饮职业教育教学指导委员会和中国烹饪协会餐饮教育委员会的会议上,我向在我国从事餐饮烹饪教育时间很久的资深烹饪教育专家杨铭铎教授提出了这一问题。为此,杨铭铎教授研究之后写出了《不同层次烹饪专业培养目标分析》《我国现代烹饪教育体系的构建》,这两篇论文回答了我的问题。这两篇论文分别刊登在《美食研究》和《中国职业技术教育》上,并收录在中国烹饪协会主编的《中国餐饮产业发展报告》之中。我欣喜地看到,杨铭铎教授从烹饪专业属性、学科建设、课程结构、中高职衔接、课程体系、课程开发、校企合作、教师队伍建设等方面进行研究并提出了建设性意见,对烹饪教育发展具有重要指导意义。

　　杨铭铎教授不仅在理论上探讨烹饪教育问题,而且在实践上积极探索。2018年在全国餐饮职业教育教学指导委员会立项重点课题"基于烹饪专业人才培养目标的中高职课程体系与教材开发研究"(CYHZWZD201810)。该课题以培养目标为切入点,明晰烹饪专业人才培养规格;以职业技能为结合点,确保烹饪人才与社会职业有效对接;以课程体系为关键点,通过课程结构与课程标准精准实现培养目标;以教材开发为落脚点,开发教学过程与生产过程对接的、中高职衔接的两套烹饪专业课程系列教材。这一课题的创新点在于:研究与编写相结合,中职与高职相同步,学生用教材与教师用参考书相联系,资深餐饮专家领衔任总主编与全国排名前列的大学出版社相协作,编写出的中职、高职系列烹饪专业教材,解决了烹饪专业文化基础课程与职业技能课程脱节,专业理论课程设置重复,烹饪技能课交叉,职业技能倒挂,教材内容拉不开层次等问题,是国务院《国家职业教育改革实施方案》提出的完善教育教学相关标准中的"持续更新并推进专业教学标准、课程标准建设和在职业院校落地实施"这一要求在烹饪职业教育专业的具体举措。基于此,我代表中国烹饪协会、全国餐饮职业教育教学指导委员会向全国烹饪院校和餐饮行业推荐这两套烹饪专业教材。

习近平总书记在党的十九大报告指出:"到建党一百年时建成经济更加发展、民主更加健全、科教更加进步、文化更加繁荣、社会更加和谐、人民生活更加殷实的小康社会,然后再奋斗三十年,到新中国成立一百年时,基本实现现代化,把我国建成社会主义现代化国家"。经济社会的发展,必然带来餐饮业的繁荣,迫切需要培养更多更优的餐饮烹饪人才,要求餐饮烹饪教育工作者提出更接地气的教研和科研成果。杨铭铎教授的研究成果,为中国烹饪技术教育研究开了个好头。让我们餐饮烹饪教育工作者与餐饮企业家携起手来,为培养千千万万优秀的烹饪人才、推动餐饮业又好又快地发展,为把我国建成富强、民主、文明、和谐、美丽的社会主义现代化强国增添力量。

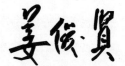

全国餐饮职业教育教学指导委员会主任委员

中国烹饪协会会长

出版
说明

《国家中长期教育改革和发展规划纲要(2010—2020年)》及《国务院办公厅关于深化产教融合的若干意见(国办发〔2017〕95号)》等文件指出：职业教育到2020年要形成适应经济发展方式的转变和产业结构调整的要求,体现终身教育理念,中等和高等职业教育协调发展的现代教育体系,满足经济社会对高素质劳动者和技能型人才的需要。2019年1月,国务院印发的《国家职业教育改革实施方案》中更是明确提出了提高中等职业教育发展水平、推进高等职业教育高质量发展的要求及完善高层次应用型人才培养体系的要求;为了适应"互联网＋职业教育"发展需求,运用现代信息技术改进教学方式方法,对教学教材的信息化建设,应配套开发信息化资源。

随着社会经济的迅速发展和国际化交流的逐渐深入,烹饪行业面临新的挑战和机遇,这就对新时代烹饪职业教育提出了新的要求。为了促进教育链、人才链与产业链、创新链有机衔接,加强技术技能积累,以增强学生核心素养、技术技能水平和可持续发展能力为重点,对接最新行业、职业标准和岗位规范,优化专业课程结构,适应信息技术发展和产业升级情况,更新教学内容,在基于全国餐饮职业教育教学指导委员会2018年度重点科研项目"基于烹饪专业人才培养目标的中高职课程体系与教材开发研究"(CYHZWZD201810)的基础上,华中科技大学出版社在全国餐饮职业教育教学指导委员会副主任委员杨铭铎教授的指导下,在认真、广泛调研和专家推荐的基础上,组织了全国90余所烹饪专业院校及单位,遴选了近300位经验丰富的教师和优秀行业、企业人才,共同编写了本套全国餐饮职业教育教学指导委员会重点课题"基于烹饪专业人才培养目标的中高职课程体系与教材开发研究"成果系列教材。

本教材力争契合烹饪专业人才培养的灵活性、适应性和针对性,符合岗位对烹饪专业人才知识、技能、能力和素质的需求。本套教材有以下编写特点：

1.权威指导,基于科研　本套教材以全国餐饮职业教育教学指导委员会的重点科研项目为基础,由国内餐饮职业教育教学和实践经验丰富的专家指导,将研究成果适度、合理落脚于教材中。

2.理实一体,强化技能　遵循以工作过程为导向的原则,明确工作任务,并在此基础上将与技能和工作任务集成的理论知识加以融合,使得学生在实际工作环境中,知识和技能协调配合。

3.贴近岗位,注重实践　按照现代烹饪岗位的能力要求,对接现代烹饪行业和企业的职业技能标准,将学历证书和若干职业技能等级证书("1＋X"证书)内容相结合,融入新技术、新工艺、新规范、新要求,培养职业素养、专业知识和职业技能,提高学生应对实际工作的能力。

4.编排新颖,版式灵活　注重教材表现形式的新颖性,文字叙述符合行业习惯,表达力求通俗、易懂,版面编排力求图文并茂、版式灵活,以激发学生的学习兴趣。

5.纸质数字,融合发展　在新形势媒体融合发展的背景下,将传统纸质教材和我社数字资源平台融合,开发信息化资源,打造成一套纸数融合一体化教材。

本系列教材得到了全国餐饮职业教育教学指导委员会和各院校、企业的大力支持和高度关注,它将为新时期餐饮职业教育做出应有的贡献,具有推动烹饪职业教育教学改革的实践价值。我们衷心希望本套教材能在相关课程的教学中发挥积极作用,并得到广大读者的青睐。我们也相信本套教材在使用过程中,通过教学实践的检验和实际问题的解决,能不断得到改进、完善和提高。

前言

　　近年来,随着我国社会经济的发展,餐饮业变化日新月异,尤其党的十八大以来,人民生活不断改善,也使得餐饮业的从业人员队伍日益壮大,烹饪人才出现了供不应求的局面。与此同时,物质的极大丰富,各种与营养有关的慢性病也在威胁着人的健康,掌握营养与健康方面知识以及其在烹饪中的应用已成为从事餐饮业人员的必然要求。目前,党的二十大提出了弘扬劳动精神、奋斗精神、奉献精神、创造精神、勤俭节约精神,也给职教事业树立了新的目标。作为教育部全国餐饮职业教育教学指导委员会2018年重点课题"基于烹饪专业人才培养目标的中高职课程体系与教材开发研究"的重要成果之一,根据党的二十大对职教的新要求,"烹饪营养与配餐"课程的开发将餐饮业对烹饪人才职业能力的需求和职业技能标准相融合,编写并修订了《烹饪营养与配餐》教材。

　　"烹饪营养与配餐"是烹饪及其相关专业的核心课程。本教材以培养学生的劳动精神、奋斗精神、奉献精神、创造精神、勤俭节约精神,以及培养学生的烹饪营养意识和初步配餐能力为目标,使学生掌握食物中营养素的基础知识及各类食物原料的营养价值特点;秉承党的二十大提出的"必须坚持人民至上",使学生具备相应的配餐能力,为社会餐饮业的发展,为促进人民的平衡膳食和合理营养,提高人民的健康水平做出奉献。内容编排上突出了职业教育特色,强调对学生职业目标、职业道德、职业素养和专业能力的培养。本教材关注党的二十大精神指导下的职教发展,关注营养学的最新发展动向,顺应行业发展轨迹。阐述了营养学基础知识、各种原料的营养价值、烹饪中的营养保护、科学配餐等的理论知识与方法。

　　本教材以教学任务为载体,通过任务目标、任务导入、任务实施、相关知识等形式激发学生学习兴趣。在任务目标驱动下,学生自发地寻找知识点,提高对烹饪营养与配餐的认识,并将理论运用到实际操作过程中。本教材注重将思想政治内容融入知识体系,寓德育教育于营养理论的学习之中;遵循由简单到复杂的学生认知规律,增加了趣味性、实用性的知识点,更符合职业院校学生的学习特点,贴近工作实践。

　　本书可作为烹饪类及食品类等相关专业的学生教材,也可作为非食品类专业学生的公共选修课教材,还可作为营养普及教育用书。

本书编写团队集中了全国十几所院校烹饪专业的优秀教师。他们都是从事烹饪营养等教学的骨干教师，具有丰富的教学经验和较高的专业理论水平及教科研的能力。

本书采用模块—项目—任务式，分为五个模块，由孟晓娟（大连市烹饪中等职业技术专业学校）、王云霞（晋城技师学院）、王文涛（杭州市西湖职业高级中学）主编。参加编写的人员分工如下：模块一由孟晓娟编写；模块二的项目一由欧婧怡（深圳第二高级技工学校）编写，项目二、项目三由王云霞编写，项目四由于蔚（晋城技师学院）编写，项目五、项目六由孟晓娟编写，项目七、项目八由陈清清（贵州省旅游学校）编写；模块三的项目一由王潞（大连市烹饪中等职业技术专业学校）编写，项目二、项目三由贾贵龙（深圳航空有限责任公司）编写，项目四由何秀满（湖南省商业技师学院）编写，项目五、项目六由刘宇辰（徐州技师学院）编写，项目七、项目八、项目九由袁星露（重庆市旅游学校）编写，项目十、项目十一由袁森（徐州技师学院）编写；模块四由申永奇（大连市烹饪中等职业技术专业学校）、欧婧怡编写；模块五的项目一由桂福（广西商业技师学院）编写，项目二、项目三、项目四由王文涛、徐佳（杭州市西湖职业高级中学）编写。全书由孟晓娟统稿。

党的二十大召开之后，全体编者又努力将党的二十大精神和新要求、新目标融入和渗透于教材的相关章节，增加了课程思政案例，努力使学生既学习到营养与配餐的新知识，又能在学习中获得党的二十大精神的鼓舞和熏陶。

在本书的编写过程中，得到了行业专家、各级领导的指导和大力支持，并且参考了大量国内已出版的相关资料，我们在此表达诚挚的谢意。

由于编写时间紧，编者水平有限，书中难免出现错误及不足之处，请各位专家同行及广大读者批评指正。

编者

目录

模块四　烹饪中营养素的保护 139

模块五　《中国居民膳食指南》与配餐应用 149

模块一

绪论

扫码看课件

你知道第七大营养素是什么吗?

营养在中国具有悠久的历史,《黄帝内经》中就已提出"五谷为养、五果为助、五畜为益、五菜为充"的饮食原则,在中国几千年的历史记载中不乏饮食养生的思想,从多方面论述保持饮食平衡、维护身体健康的方法。

万物生长离不开营养,营养是生命的物质基础。什么是营养?营养是指人体为了维持正常生理生化免疫功能以及生长发育、代谢、修补组织等生命活动而摄取和利用食物中营养素的综合过程。

在中国共产党的正确领导下,社会不断进步,向着中华民族伟大复兴不断迈进,人民生活水平不断提高,饮食中的食物组成也在不断变化,但其功能始终如一,即坚持人民至上,维持人类健康,这也永远是营养的主题。

食物中能够供给人体能量,维持机体正常生理功能和生长发育、生殖等生命活动和运动的有效成分,叫营养素。通常,人体需要的营养素主要有六类:碳水化合物、脂类、蛋白质、维生素、矿物质和水,称为六大营养素。这些营养素各自具有独特的生理功能,但在参与人体的新陈代谢中,既密切联系、相互促进,同时又相互制约,共同参加、推动和调节机体的生命活动。

随着社会的不断进步,人民生活水平的不断提高,饮食中的食物组成也在不断变化,但其功能始终如一,即维持人类健康,这也永远是营养的主题。

合理营养,就是合理地掌握膳食中各种食物的数量、质量及比例搭配,并通过烹调加工来改进,使之适应人体的消化机能和感官需要,从而使人体的营养生理需求与人体通过膳食摄入的各种营养物质之间建立起平衡关系。这就要求进入体内的各种营养物质种类全、数量足,质和量分配适当,从而能够促进婴幼儿、青少年生长发育,改进成年人健康状况,使人精力充沛,体格健壮,生产、工作效率提高,使人类对疾病抵抗力增强,并防止过早衰老,延年益寿。相反,饮食中营养物质供应不足,分配不当或营养过剩则会直接影响身体发育和健康。营养不足会使儿童体型矮小、瘦弱甚至畸形,成年人精神不振、易于疲劳、工作效率低,还会出现各种营养缺乏症,如软骨病、夜盲症等;营养过剩会造成身体肥胖,易发生动脉粥样硬化、高血压、糖尿病等疾病。由此可见,营养与健康的关系极为密切,正确引导国民的饮食消费结构,科学膳食与合理营养,在国家繁荣昌盛,人民生活水平不断提高的今天,显得格外重要。

营养离不开饮食,而饮食又离不开烹饪。中国各种精湛的烹饪技术和多样的加工方法不仅制作出色、香、味、形俱佳的菜点,而且增加了食物的营养价值,减少了烹饪中营养素变化的不利影响,更有助于食物在体内的消化。但是近些年,中式烹饪中也存在一些不合理的违背营养学原则的地方,如多油炸、油煎及多糖、多盐的使用,使菜肴味美的同时,也使一些高血压、糖尿病等慢性病的发病率呈逐年上升的趋势。所以,学习营养知识和配餐知识,通过科学配餐、采用正确科学的烹饪方法,进而改变不合理的膳食结构是新一代烹饪工作者的努力方向。

为适应居民营养健康的需要,提高居民健康意识,帮助居民合理选择食物,减少或预防慢性病的发生,我国于1989年首次发布了《中国居民膳食指南》,并于1997年和2007年和2021年对《中国居民膳食指南》进行了三次修订。为保证《中国居民膳食指南》的时效性和科学性,使其真正切合居民营养健康需求,2021年起,国家卫生和计划生育委员会(现更名为国家卫生健康委员会)委托中国营养学会组织专家根据我国居民膳食结构变化,历经2年多时间,修订完成《中国居民膳食指南(2022)》。

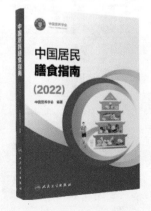

新版《中国居民膳食指南》是以科学依据为基础,从维护健康的角度,为我国居民提供食物营养和身体活动的指导,所述内容都是从理论研究到生活实践的科学共识,在指导、教育我国居民采用平衡膳食、改善营养状况及增强健康素质方面具有重要现实意义和历史意义。

近年来,随着社会经济发展,我国居民健康状况和营养水平不断改善,但《中国居民营养与慢性

中国居民平衡膳食宝塔（2022）

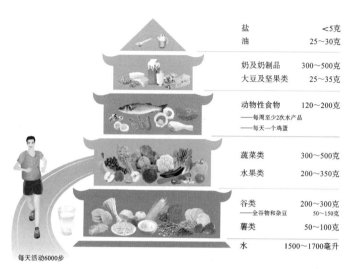

盐	<5克
油	25～30克
奶及奶制品	300～500克
大豆及坚果类	25～35克
动物性食物	120～200克
——每周至少2次水产品	
——每天一个鸡蛋	
蔬菜类	300～500克
水果类	200～350克
谷类	200～300克
——全谷物和杂豆	50～150克
薯类	50～100克
水	1500～1700毫升

每天活动6000步

病状况报告（2015）》显示，与膳食营养相关的慢性病对我国居民健康的威胁日益凸显，尤其贫困地区营养不良的问题依然存在。《中国居民膳食指南（2022）》将通过帮助居民改善膳食结构，起到引导食物生产与消费、促进健康发展等重要作用。

新版《中国居民膳食指南》有针对性地提出了改善营养状况的平衡膳食和适量运动的建议，给出了具可操作性的实践方法；更有具体体现膳食指南核心内容的三项平衡膳食模式：膳食宝塔、膳食餐盘和儿童平衡膳食算盘，为初学者和大众提供了很方便易学的配餐实践模式。

本书主要研究的内容包括以下方面：①人体对能量和营养素的需要；②各类食物的营养价值及应用；③烹饪加工对营养素的影响及保护；④新版《中国居民膳食指南》的内容及应用；⑤根据新版《中国居民膳食指南》学会简单的食谱编排与配餐方法。

模块二

人体需要的
能量和营养素

能量

扫码看课件

项目描述

　　人体需要不断地获得能量才能维持一切生理活动。人体不仅在劳动、运动以及学习等过程中需要能量,而且在安静状态下也要消耗一定的能量。人体所需要的能量是指储存在食物中的并可供给人体利用的那部分化学能。本项目主要学习的是人体所需能量的来源与消耗,学习食物的能量和人体所需能量的计算方法。

项目目标

　　1.能说出人体所需能量的营养素来源及计算方法。
　　2.能说出人体能量的消耗和平衡。
　　3.学会人体所需能量的简单计算。

任务一　人体所需能量的来源及计量

 任务目标

　　1.能说出产能营养素的名称和热能系数。
　　2.熟记能量的单位。
　　3.学会计算食物中的能量。

 任务导入

生命的动力——能量

　　一般来说,汽车的发动离不开强大的动力,其动力的产生是汽油燃烧产生的能量转化为机械动力的结果。而人体的一切生命活动包括呼吸、协调、说话、学习、运动及劳动,它们的动力又从何而来呢?

　　人体不同于植物,无法通过光合作用合成碳水化合物。我们每天都要喝水、吃饭,食物经过消化、吸收、代谢,即食物中的营养素在人体内"燃烧"(氧化),产生了热能,转化为人体生命活动中的动力,也就是能量。因此,没有能量,也就没有生命和任何活动,能量是生命的动力。

任务实施

一、人体所需能量的营养素来源

一切生物都需要能量来维持生命活动。人体的能量主要来源于食物中的产能营养素:碳水化合物、脂类、蛋白质。这些物质通过被氧化释放能量,以维持机体代谢、神经传导、呼吸、循环及肌肉收缩等功能,同时在产能过程中释放能量以维持体温。

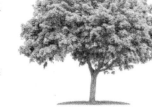

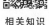
相关知识

❶ **碳水化合物**　也称为糖类,是自然界最丰富的能量物质。膳食中主要来源于粮谷类和薯类等主食。

❷ **脂类**　包括脂肪和类脂,其中脂肪为主要部分,是人体能量的主要储存形式。膳食中主要来源于植物类的油料作物(如豆油、花生油等)和动物类的肥肉部分。

❸ **蛋白质**　蛋白质是一切生命的物质基础。我们的食物基本上都来源于生命物质,所以蛋白质普遍存在于食物中,既有植物性蛋白,也有动物性蛋白。

二、能量的计量和计算

能量的转换遵循能量守恒定律,其既不能创造也不能消亡,只能从一种形式转变成另一种形式。植物利用太阳能,合成自身需要的营养物质,而动物则从摄取食物中获得能量,最后这两者都为人类所利用。

❶ **人体所需能量的计量单位**　能量的法定计量单位为焦耳(J)或千焦耳(kJ)。因人体所需的能量较大,所以常使用兆焦耳(MJ)。卡(cal)或千卡(kcal)为历史沿用的能量单位,鉴于基础资料及便于整数计量等使用习惯,本书也常用千卡来计量。上述计量单位间的换算关系如下:

1 卡(cal)＝4.186 焦耳(J)　　　　　1 焦耳(J)＝0.239 卡(cal)

1 千卡(kcal)＝4.186 千焦耳(kJ)　　1 千焦耳(kJ)＝0.239 千卡(kcal)

1000 千卡(kcal)＝4.186 兆焦耳(MJ)　1 兆焦耳(MJ)＝1000 千焦耳(kJ)＝239 千卡(kcal)

❷ **营养素的热能系数**　人体的能量主要来源于食物中的产能营养素,综合考虑产能营养素在人体内的消化、吸收、氧化利用等因素,它们最终在体内的热能系数约为:①碳水化合物:4 kcal/g。②脂肪:9 kcal/g。③蛋白质:4 kcal/g。

此外,1 g 酒精在体内产生的能量约为 7 kcal。

❸ **食物所含能量的计算**　食物所含能量的计算方法:将食物中三大产能营养素的重量(g)乘以各自的热能系数后相加。

> **例:一杯牛奶(200 g)所含能量是多少?**
>
> 　　解:(1)查食物成分表知:牛奶含碳水化合物 5.0%、脂肪 4.0%、蛋白质 3.3%。
>
> 　　(2)200 g 牛奶所含能量＝(200×5.0%×4)＋(200×4.0%×9)＋(200×3.3%×4)＝138.4 kcal
>
> 　　答:一杯牛奶(200 g)所含能量是 138.4 kcal。

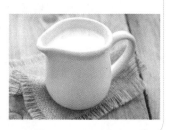

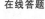
在线答题

混合膳食所含能量的计算,需要把食物中三大产能营养素先各自合计,其余计算步骤及方法同上。

任务二　人体能量的消耗与平衡

任务目标

1.能说出人体能量消耗的构成部分。
2.了解影响基础代谢的因素。
3.了解体力活动强度分级标准。
4.掌握能量平衡的意义。

任务导入

习近平总书记提出了脱贫攻坚的伟大思想,锻造形成了"上下同心、尽锐出战、精准务实、开拓创新、攻坚克难、不负人民"的脱贫攻坚精神,并于2020年取得了脱贫攻坚的全面胜利。但是在一些落后和贫穷的国家和地区,人们衣不蔽体,食不果腹,劳动能力低下,容易生病。儿童身材低矮、发育不良、身体活动减少;成人体脂减少,身体活动能力持续下降,身体活动后极易疲劳且恢复慢。孕妇自身营养不良,也导致了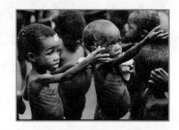新生儿低出生体重。这些都是由于蛋白质和能量长期缺乏导致的,称为蛋白质-能量营养不良(PEM)。长期营养缺乏将影响身体健康和工作能力。

任务实施

一、人体能量的消耗

成人的能量消耗主要用于基础代谢、身体活动和食物热效应三个方面。对于孕妇还应包括胎儿的生长发育及母体子宫、胎盘、乳房等组织的增长和体脂储备等能量需要;哺乳期女性还应包括合成、分泌乳汁的需要;对于婴幼儿、儿童、青少年还应包括生长发育的能量需要;创伤患者康复期间等也需要能量。

如何提高基础代谢?

1 维持基础代谢所消耗的能量　基础代谢是维持人体最基本生命活动所必需的能量消耗,是人体能量消耗的主要部分,占人体总能量消耗的60%～70%;是人体经过10～12小时空腹和良好的睡眠,清醒、仰卧、恒温条件下(一般为22～26 ℃),无任何体力活动和紧张的思维活动,全身肌肉放松时所需的能量消耗,即用于维持体温、心跳、呼吸、各器官组织和细胞功能等最基本生命活动的能量消耗。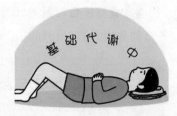

基础代谢能量消耗的大小受许多因素影响,如:①体表面积:体表面积越大,散热面积也越大。②年龄:婴幼儿时期是一生中生长最迅速、代谢最旺盛的阶段。青春期基础代谢率又一次升高,至成年后随年龄增加缓慢降低。③性别:在年龄与体表面积相同的条件下,女性的基础代谢率一般低于男性,因女性体内脂肪含量相对高,而脂肪的代谢率低于肌肉组织。④内分泌:其中对基础代谢影响最大的是甲状腺激素。甲状腺功能亢进患者基础代谢率可高于正常平均值的 40%～50%,甲状腺功能减低者则低于正常平均水平。⑤其他因素:高温或低温环境都导致基础代谢率增高。因为高温下人体散热需要出汗,心跳、呼吸加速。低温下则散热增多并可出现颤抖。此外,能引起交感神经兴奋的因素通常也使基础代谢率增高。

相同年龄、身高、体重和性别的正常人,其基础代谢是非常稳定的。基础代谢的水平用基础代谢率(BMR)来表示,常用单位为 kJ/(kg·h)或 kJ/(m²·h)。

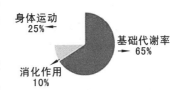

❷ **身体活动所消耗的能量**　除基础代谢外,身体活动消耗的能量是影响人体总能量消耗的最重要的部分,为总能量消耗的 15%～30%。

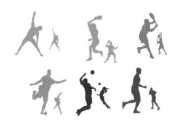

身体活动一般分为职业活动、交通活动、家务活动和休闲活动等。人体能量需要量的不同主要是由于身体活动水平的不同所致。如静态或轻体力活动者,其身体活动的能量消耗约为基础代谢的 1/3,而重体力活动者(如运动员),其总能量消耗可达到基础代谢的 2 倍以上。

人体所需能量的多少与体力活动水平关系密切,即与体力活动的时长、强度、熟练程度有关。活动的难度越大、时间越长、强度越大,人体所需能量越多。

根据人体体力活动水平的高低,将体力活动分为 3 个级别,分别为轻体力活动、中等体力活动和重体力活动。具体如表 2-1-1 所示。

表 2-1-1　体力活动强度分级标准

体力活动强度分级	职业工作时间分配	工作内容举例	能量推荐摄入量(kcal)(男:18～44 岁)
轻	75%时间坐或站立;25%时间站着活动	办公室工作、修理电器钟表、销售、酒店服务、化学试验操作、讲课等	2400
中等	25%时间坐或站立;75%时间进行特殊活动	学生日常活动、机动车驾驶、电工安装、机床操作、金工切割等	2700
重	40%时间坐或站立;60%时间进行特殊职业活动	非机械化农业劳动、炼钢、舞蹈、体育活动、装卸、采矿等	3200

❸ **食物热效应所消耗的能量**　食物热效应是指人体因摄取食物发生的能量消耗,又称为食物特殊动力作用。人体在进食过程中,对食物消化、吸收、代谢和储存等过程需要耗费一定的能量,并引起体温升高和能量散发。食物热效应的大小与食物种类、营养素成分、进食数量和频率有关。

在摄取的营养成分中,碳水化合物和脂肪代谢影响较小,消耗分别为自身产生能量的 4%～6% 和 4%～5%。但是蛋白质食物热效应较大,为自身产生能量的 30%～40%。由于在进食过程中,通常为食物混合食用,膳食结构组成不同,食物热效应也有差异,普通混合膳食的食物热效应约为 10%。进食数量越大,食物热效应越大;进食快比进食慢者能量消耗也越多。这是因为在进食过程中消化系统运作加快,刺激了中枢神经系统,使消化液和激素的分泌增多、加快,能量消耗增多。

❹ **生长发育**　机体每增加 1 g 组织需增加 4.78 kcal 的能量,因而对于生长发育时期的儿童和青少年来说,需额外增加生长发育所需能量。按每千克体重来计算,新生儿每日能量所需是成人的 2～4 倍。此外作为特殊生理阶段的孕妇也需增加相应能量以保证胎儿的生长发育。

⑤其他方面 紧张的情绪和精神状态会加大能量代谢。另外,环境的温度也对能量消耗产生一定的影响。

二、能量平衡

人体能量代谢的最佳状态是达到能量消耗与能量摄入平衡。这种能量平衡能使机体保持健康,并能胜任必要的社会、生产和经济活动。

能量平衡与否,与健康关系极大。由于饥饿或疾病等原因,引起能量摄入不足,可致体力下降、工作效率低下。而能量摄入不足造成脂肪储存太少,身体对环境适应能力和抗病能力下降。女性体重太低,性成熟延迟,易生产低体重婴儿。年老时能量摄入不足,会增加营养不良危险。此外,过多能量摄入,已对西方国家居民造成严重健康问题。如肥胖症、原发性高血压、心脏病、糖尿病和某些癌症的发病率,明显高于其他国家,已严重地危害着人们健康。我国近些年来也有类似的危险趋势。

中国营养学会在 2013 年发布了《中国居民膳食营养素参考摄入量》,该推荐量将年龄、体力活动强度等详细划分,可作为我国居民膳食能量摄入量的参考值。其中成年男女(18~49 岁)膳食能量推荐摄入量如表 2-1-2 所示。

表 2-1-2　中国居民成年男女(18~49 岁)膳食能量推荐摄入量(RNI)

体力活动水平	能　　量			
	RNI/(MJ/d)		RNI/(kcal/d)	
	男	女	男	女
轻	9.41	7.53	2250	1800
中等	10.88	8.79	2600	2100
重	12.55	10.04	3000	2400

在线答题

任务三　人体所需能量的计算

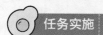 **任务目标**

1.学会查能量需要量快速查看表。
2.学会标准体重的计算。
3.学会体重指数的计算和判定。
4.能计算出人体能量需要量。

任务导入

柳超同学食欲特别好,大家经常看见他在不停地吃东西,朋友们都劝他少吃点儿,可他总是辩解说:"我每天消耗那么多,我这是在补充能量。"那么,人体每天究竟需要多少能量? 怎样确定一个人全天需要能量的数量呢?

任务实施

每日所需能量的计算方法如下。

一、查表法

通过查表,确定能量需要量。从食物成分表可以直接查出各个年龄段不同人群的能量需要量,详见能量需要量快速查看表(表 2-1-3)。

表 2-1-3　能量需要量快速查看表

就餐对象(范围)	全日能量/kcal	早餐能量/kcal	午餐能量/kcal	晚餐能量/kcal
学龄前儿童	1300	390	520	390
1～3 年级小学生	1800	540	720	540
4～6 年级小学生	2100	630	840	630
初中学生	2400	720	960	720
高中学生	2800	840	1120	840
脑力劳动者	2400	720	960	720
中等体力活动者	2600	780	1040	780
重体力活动者	>3000	>900	>1200	>900

例:根据能量需要量快速查看表查出 6～8 岁(1～3 年级)小学生的全日能量需要量。

解:查表得 6～8 岁(1～3 年级)小学生的全日能量需要量为 1800 kcal。

二、计算法

不同人群能量需要量的计算步骤如下。

(1)根据成人的身高,计算其标准体重。公式为:

$$标准体重(kg)=身高(cm)-105$$

(2)根据成人的体重指数(BMI),判断其属于正常、肥胖还是消瘦。公式为:

$$体重指数(kg/m^2)=实际体重(kg)/身高的平方(m^2)$$

中国人的体重指数在 18.5～23.9 之间为正常,>23.9 属超重,24～27.9 属肥胖,>28 属极度肥胖。

(3)了解就餐对象体力活动及其胖瘦情况,根据成人单位标准体重能量需要量确定能量需要量。

公式为:

$$全日能量需要量(kcal)=标准体重(kg)×单位标准体重能量需要量(kcal/kg)$$

成年人每日单位标准体重能量需要量见表 2-1-4。

表 2-1-4　成年人每日单位标准体重能量需要量(kcal/kg 标准体重)

体型	体力活动水平			
	极轻体力活动	轻体力活动	中等体力活动	重体力活动
消瘦	30	35	40	40～45
正常	20～25	30	35	40
肥胖	15～20	20～25	30	35

注:①年龄超过 50 岁者,每增加 10 岁,比规定值酌减 10% 左右;②1 kcal=4.186 kJ。

在线答题

能量平衡与
超标

例 1：某就餐者 40 岁，身高 172 cm，体重 68 kg，从事中等体力活动，求其每日所需能量。

解：(1)标准体重＝172－105＝67 kg。

(2)体重指数＝68/(1.72×1.72)＝23.0 kg/m²，属正常体型。

(3)查表 2-1-4 知正常体型、中等体力活动者每日单位标准体重能量需要量为 35 kcal/kg。

因此：总能量＝67×35＝2345 kcal。

例 2：某女性轻体力活动者，身高 168 cm，体重 72 kg，计算其每日所需能量。

解：(1)标准体重＝168－105＝63 kg。

(2)体重指数＝72/(1.68×1.68)＝25.50 kg/m²，属肥胖体型。

(3)查表 2-1-4 知肥胖体型、轻体力活动者每日单位标准体重能量需要量为 25 kcal/kg。

因此：总能量＝63×25＝1575 kcal。

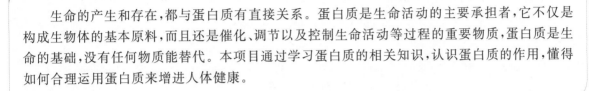

蛋白质

扫码看课件

项目描述

　　生命的产生和存在,都与蛋白质有直接关系。蛋白质是生命活动的主要承担者,它不仅是构成生物体的基本原料,而且还是催化、调节以及控制生命活动等过程的重要物质,蛋白质是生命的基础,没有任何物质能替代。本项目通过学习蛋白质的相关知识,认识蛋白质的作用,懂得如何合理运用蛋白质来增进人体健康。

项目目标

　　1.掌握蛋白质的组成特点、营养学分类。
　　2.理解蛋白质对人体的生理功能。
　　3.了解食物蛋白质的生物价值、蛋白质的互补作用及应用。
　　4.了解蛋白质的食物来源以及人体对蛋白质的需求量。

任务一　对蛋白质和氨基酸的认知

任务目标

　　1.能说出蛋白质的主要组成元素。
　　2.能说出必需氨基酸的种类和非必需氨基酸的含义。
　　3.蛋白质和氨基酸的关系。

任务导入

　　蛋白质是荷兰科学家格利特·马尔德在 1838 年发现的。他观察到有生命的东西离开了蛋白质就不能生存。蛋白质是生物体内一种极重要的高分子有机物,约占人体干重的 54%。蛋白质主要由氨基酸组成,因氨基酸的组合排列不同而组成各种类型的蛋白质。人体中估计有 10 万种以上的蛋白质。生命是物质运动的高级形式,这种运动方式是通过蛋白质来实现的,所以蛋白质有极其重要的生物学意义。人体的生长、发育、运动、遗传、繁殖等一切生命活动都离不开蛋白质。生命运动需要蛋白质,也离不开蛋白质。

任务实施

蛋白质是生命的物质基础,是有机大分子,是构成细胞的基本有机物,机体中的每一个细胞和所有重要组成部分都有蛋白质参与,蛋白质是生命活动的主要承担者。没有蛋白质就没有生命。

一、蛋白质的化学组成

蛋白质是一类化学结构非常复杂的含氮高分子有机化合物,其元素组成为碳、氢、氧、氮4种,有些蛋白质还含有硫、磷、铁、碘、镁及锌等其他元素。蛋白质的元素成分见表2-2-1。

表 2-2-1　蛋白质的元素成分

组成元素	碳	氢	氧	氮	其他微量元素				
					硫	磷	铁	镁	碘
含量/(%)	51～55	5.5～7.7	19～24	15～18	0～2.2	牛奶中奶酪蛋白含磷	血中血红蛋白含铁	绿色蔬菜的叶绿蛋白含镁	甲状腺中的甲状腺球蛋白含碘

蛋白质与碳水化合物、脂肪相同之处是都含有碳、氢、氧3种元素,不同之处是蛋白质还含有氮元素,所以,蛋白质是一种含氮有机物。可见,氮是蛋白质组成上的特征。因此,碳水化合物和脂肪都不能代替蛋白质。

二、氨基酸

蛋白质主要是由氨基酸组成的一类化学结构非常复杂的高分子有机化合物。所以,氨基酸是组成蛋白质的基本单位,也是蛋白质消化后的最终产物,人体对蛋白质的需要实际上是对氨基酸的需要。

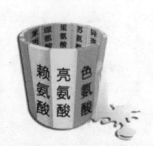

大约20种氨基酸

氨基酸

氨基酸是含有碱性氨基和酸性羧基的有机化合物。它的一端为羧基(—COOH),使它具有酸性;而在与羧基相连的碳原子上又连有一个氨基(—NH$_2$),使氨基酸又具有碱性,即组成氨基酸。氨基酸可分为两类,即必需氨基酸和非必需氨基酸。

(一)必需氨基酸

必需氨基酸是指人体内不能合成或合成的速度远不能满足机体的需要,而必须从每日膳食中供给一定的数量,否则就不能维持机体氮平衡的氨基酸。成年人的必需氨基酸有8种,如异亮氨酸、亮氨酸、赖氨酸、蛋氨酸(甲硫氨酸)、苯丙氨酸、苏氨酸、色氨酸和缬氨酸。此外,对婴儿,组氨酸也是必需氨基酸。

(二)非必需氨基酸

非必需氨基酸并非机体不需要,它们都是构成机体蛋白质的材料,并且必须以某种方式提供,只是因为这部分氨基酸能在人体内合成,或者可以由其他氨基酸转变而成,故称为非必需氨基酸。非必需氨基酸包括甘氨酸、丙氨酸、谷氨酸、组氨酸、酪氨酸、胱氨酸、丝氨酸、半胱氨酸、脯氨酸、羟脯氨酸、门冬氨酸、精氨酸和羟谷氨酸。人体内的酪氨酸(非必需氨基酸)可由苯丙氨酸(必需氨基酸)转变而来,胱氨酸(非必需氨基酸)可由蛋氨酸(必需氨基酸)转变而成。因此,当膳食中酪氨酸与胱氨酸含量丰富时,体内就不必耗用苯丙氨酸和蛋氨酸来合成这两种非必需氨基酸。由于这种关系,所以有人将酪氨酸、胱氨酸等氨基酸(蛋氨酸、胱氨酸及半胱氨酸之间也有转变关系)称为"半必需氨基酸"。

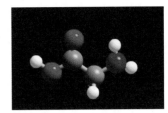

有些食物蛋白质中可能会缺乏一种或几种必需氨基酸,就会使食物蛋白质合成为机体蛋白质受到限制,由于限制了此种蛋白质的营养价值,这类氨基酸就称为限制氨基酸。按其缺少数量的多少顺序排列,称为第一限制氨基酸、第二限制氨基酸。赖氨酸、蛋氨酸和色氨酸这三种氨基酸在普通食物和膳食中是主要的限制氨基酸。

一般来说,赖氨酸是谷类蛋白质的第一限制氨基酸,蛋氨酸则是大豆、花生、牛奶和肉类蛋白质的第一限制氨基酸;小麦、大麦、燕麦和大米缺乏苏氨酸,玉米缺乏色氨酸,这分别是它们的第二限制氨基酸。常见植物性食物的限制氨基酸见表 2-2-2。

表 2-2-2　常见植物性食物的限制氨基酸

食物种类	第一限制氨基酸	第二限制氨基酸	第三限制氨基酸
小麦	赖氨酸	苏氨酸	缬氨酸
大麦	赖氨酸	苏氨酸	蛋氨酸
大米	赖氨酸	苏氨酸	—
玉米	赖氨酸	色氨酸	苏氨酸
花生	赖氨酸	—	—
大豆	赖氨酸	—	—

相关知识

在线答题

任务二　蛋白质的分类及互补作用

任务目标

1. 能说出蛋白质的营养学分类。
2. 能说出提高蛋白质生理价值的必要性。
3. 能说出蛋白质的互补作用。

任务导入

"胶原蛋白可以美容"在美容界流传开来之后,胶原蛋白迅速在美容界流行开来。现在大多数女性朋友都开始食用胶原蛋白,庞大的需要量让许多生产企业发展起来。现在具美容作用的胶原蛋白充斥着整个胶原蛋白市场,但是市场对于胶原蛋白一直是毁誉参半。吃胶原蛋白真的能很好地吸收并起到美容作用吗?

一、蛋白质的营养学分类

食物蛋白质的营养价值取决于所含氨基酸的种类、数量和比例,所以在营养学上可根据食物蛋白质的氨基酸组成及被人体利用程度将蛋白质分为完全蛋白质、半完全蛋白质和不完全蛋白质三类。

(一)完全蛋白质

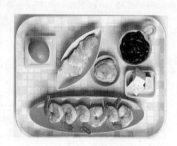

完全蛋白质是一种质量优良的蛋白质,所含必需氨基酸种类齐全,数量充足,相互间比例也适当,近似于人体蛋白质的氨基酸模式,用此类蛋白质作为膳食蛋白质唯一来源时不但能维持人体的生命和健康,还能促进生长与发育。如乳类中的酪蛋白、乳蛋白;蛋类中的清蛋白、卵黄磷蛋白;肉类中的白蛋白和肌蛋白;鱼类中的蛋白质;大豆中的大豆蛋白;小麦中的麦谷蛋白和玉米中的谷蛋白等,都属于完全蛋白质。

(二)半完全蛋白质

此类蛋白质所含必需氨基酸种类齐全,但相互间比例不合适,有的过多,有的过少,氨基酸组成不平衡,如在膳食中作为唯一蛋白质来源时,只能维持生命,却不能促进生长。如小麦、大麦中的麦胶蛋白属此类蛋白质。

(三)不完全蛋白质

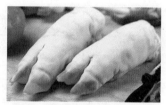

不完全蛋白质是一种含必需氨基酸种类不全的蛋白质,若将此类蛋白质作为膳食蛋白质唯一来源时,既不能维持机体健康也不能促进其生长,而且还会使正常生长的机体出现日趋消瘦的现象,如动物骨、皮中的胶原蛋白,它们缺少胱氨酸、酪氨酸与色氨酸;还有玉米中的胶原蛋白,也缺少色氨酸与赖氨酸,它们均属于不完全蛋白质。

一般说来,动物性食物中的蛋白质营养价值高。植物性蛋白质由于与人体蛋白质的氨基酸组成差异很大,且大多缺乏赖氨酸、蛋氨酸、苏氨酸和色氨酸中的一种或几种,即便是大豆蛋白,其蛋氨酸含量亦显不足,因此,营养价值低。

二、蛋白质的互补作用

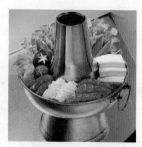

将两种或两种以上食物蛋白质混合食用,其中所含有的必需氨基酸就可相互配合,取长补短,使氨基酸比例更接近人体需要的模式,从而提高混合蛋白质的生理价值。这种作用称为蛋白质的互补作用。不同食物蛋白质中的必需氨基酸含量和比例不同,通过将不同种类的食物相互搭配,可提高限制氨基酸的模式,由此提高食物蛋白质的营养价值。

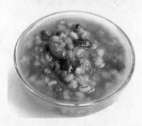

一般植物性蛋白质除大豆外,营养价值都较低。我国膳食蛋白质来源中,植物性蛋白质占有较大的比重。为了改善我国人民的膳食营养状况,除设法适当增加动物性蛋白质外,利用蛋白质的互补作用改善植物性蛋白质的营养价值也十分重要。例如,一般豆类蛋白质缺少含硫氨基酸,但富含赖氨酸,而多数谷类蛋白质却与此相反,缺少赖氨酸。如上述两种食物混合食用,可以提高蛋白质利用率10%～30%,不同蛋白质的互补作用实际上是所含氨基酸成分互相补充的结果。我国民间早就有混食的习惯,例如北方人常吃的用玉米面与黄豆面混合而成的杂合面、八宝粥等,都具有蛋白质互补的优点。以下是几种食物混合后蛋白质的生理价值(表2-2-3)。

表 2-2-3　几种食物混合后蛋白质的生理价值

蛋白质来源	混合食用所占比例	生理价值	
		单独食用	混合食用
玉米	3	60	76
大豆(熟)	1	64	
小麦	7	67	74
小米	6	57	
大豆	3	64	
豌豆	3	33	
玉米	2	60	73
小米	2	57	
大豆	1	64	
小麦	4	67	89
小米	6	57	
牛肉(干)	2	76	
大豆	1	64	

三、蛋白质互补作用的应用

在日常生活中,应注意食物种类多样化的膳食营养结构,避免偏食,在膳食中提倡荤素搭配,粮、豆、菜混食,粗细粮混合等调配方法,对提高蛋白质的营养价值具有重要的实际意义。因为单个氨基酸在血液中的停留时间约为 4 小时,然后到达组织器官,再合成组织器官的蛋白质,而合成组织器官蛋白质的氨基酸必须同时到达才能发挥互补作用。

相关知识

为充分发挥蛋白质的互补作用,在膳食的选择搭配中应遵循以下三个原则:

(1)食物的生物学种属愈远愈好,如动物性和植物性食物之间的混合比单纯植物性食物之间混合要好。

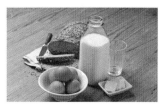

(2)搭配种类愈多愈好,品种越多,氨基酸种类也就越多。

(3)食用时间愈近愈好,同时食用最好。

在线答题

任务三　蛋白质的生理功能

任务目标

1.能说出蛋白质的主要生理功能。

2.能说出食物蛋白质营养学价值主要评价内容。

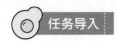

任何人都可以吃蛋白质粉吗？

蛋白质粉属于膳食营养补充剂,对于普通人来讲不建议额外补充蛋白质,因为在正常的饮食中蛋白质摄入足够,再额外补充的蛋白质就多余了,长时间还会给肾脏代谢带来负担。所以蛋白质粉不适合所有人,只适合需要补充蛋白质的人群,比如运动员及健身增肌、平时饮食缺少蛋白质或由于外伤导致蛋白质亏损的人群。

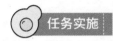

一、蛋白质的生理功能

相关知识

生命的产生、存在与消亡,无一不与蛋白质有关,也就是说,人体的每一种生命活动和生理功能都是由蛋白质来完成的,所以,蛋白质在生命活动中起着极为重要的作用。蛋白质的结构复杂,种类繁多,在体内表现出来的生理功能多种多样,主要有以下几个方面。

（一）构成和修补人体组织

蛋白质是一切生命的物质基础,是机体细胞的重要组成部分,是人体组织更新和修补的主要原料。人体的每个组织或器官,如毛发、皮肤、肌肉、骨骼、内脏、大脑、血液、神经系统、内分泌系统等都由蛋白质组成。

身体的生长发育、衰老组织的更新、疾病和损伤后组织的修复,都是依靠食物蛋白质源源不断地供给氨基酸进入人体重新组合,在遗传基因的严格控制下合成各种各样人体需要的蛋白质来完成的。人的身体由百兆亿个细胞组成,细胞可以说是生命的最小单位,它们处于永不停息的衰老、死亡、新生的新陈代谢过程中。例如年轻人的表皮 28 天更新一次,而胃黏膜 2～3 天就要全部更新。所以一个人如果蛋白质的摄入、吸收、利用都很好,那么皮肤就是光泽而又有弹性的。反之,人则经常处于亚健康状态。组织受损（包括外伤）后,不能得到及时和高质量的修补,便会加速机体功能衰退。

（二）调节生理功能

人体生命活动是通过成千上万种生物化学反应来实现的,这些反应都需要酶来催化。具有各种各样特异作用的酶,绝大部分是蛋白质,许多具有调节新陈代谢作用的激素也是蛋白质（如胰岛素等）。某些氨基酸在体内具有解毒作用,如半胱氨酸,蛋氨酸和甘氨酸等能与侵入体内的有毒物质相结合,成为无毒物质排出体外,血浆蛋白能协助维持细胞内液与细胞外液的正常渗透压；血液红细胞中的血红蛋白能够维持体液的酸碱平衡等。

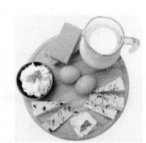

（三）运输功能

人体内氧气和二氧化碳的运输是通过血红蛋白来完成的。此外,许多重要物质的转运以及遗传信息的传递也是在蛋白质的参与下实现的。

（四）构成抗体和干扰素

血液中的抗体对侵袭人体的细菌和病毒等有害物质具有抵抗作用,抗体是由蛋白质组成的；被称为抑制病毒的法宝和抗癌生力军的干扰素,也是一种糖和蛋白质的复合物。

（五）供给能量

蛋白质也是供给能量的营养素之一。膳食蛋白质和破损组织的蛋白质分解成氨基酸后，除用于合成人体所需要的蛋白质外，其他多余的或不符合要求的可氧化分解，为人体提供能量。倘若其他产能营养素提供的能量不能满足机体需要时，体内就会动用膳食中的大量蛋白质为人体提供能量，以满足机体的需要，所以，必须向人体提供充足的碳水化合物和脂肪，才能发挥蛋白质应有的作用。

二、食物中蛋白质的营养学评价

评定食物中一种蛋白质的营养价值有许多方法，但总的来说，无非是从"量"——食物中蛋白质的含量；"质"——食物中蛋白质被机体利用的程度这两个方面考虑。

（一）食物中蛋白质的含量

食物中蛋白质含量的多少，固然不能决定一种食物蛋白质营养价值的高低，但其含量的多少，应是评价的基础，不能脱离含量而单纯考虑营养价值。因为即使营养价值很高但含量太低也不能满足机体需要，就无法发挥蛋白质的营养作用。

食物中蛋白质的含量，通常采用凯氏定氮法测定其含氮量。多数蛋白质的平均含氮量为 16%，将测得蛋白质的含氮量乘以 $6.25(100/16＝6.25)$ 即为蛋白质含量。实际上各种蛋白质的换算系数不同。准确计算时，不同食物的含氮量应分别采用不同的蛋白质换算系数（表 2-2-4）。

表 2-2-4　常用食物的蛋白质换算系数

食　　物	蛋白质换算系数	食　　物	蛋白质换算系数
稻米	5.95	棉籽	5.30
全小麦	5.83	荞麦	6.31
玉米	6.25	混合菜肴	6.25
大豆	5.71	肉	6.25
花生	5.46	蛋	6.25
芝麻	5.30	奶	6.38

（二）蛋白质的消化率

蛋白质的消化率是表示一种蛋白质能被消化酶分解的程度。蛋白质的消化率越高，则被机体吸收利用的数量就越多，其营养价值也就越高。

蛋白质的消化率常受不同食物、加工烹调方法和人体等诸多因素的影响。一般植物性食物的蛋白质，由于被纤维素所包围，不易与体内消化酶相接触，因此植物性食物蛋白质的消化率比动物性食物低，但若经烹调，使纤维素软化、破坏或去除，其消化率就可提高。同一种食物因烹调加工方法不同，其蛋白质的消化率亦不同，如生黄豆，因含有抗胰蛋白酶因子，当未加工时，其蛋白质消化率仅为 54%，熟食整粒大豆，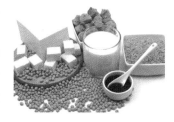其蛋白质消化率可增至 60%，若将大豆加工成豆浆，蛋白质消化率可增至 85%，再加工成豆腐，可使其消化率提高到 90%。在动物性食物的蛋白质中也有与此相类似的情况，如蒸鸡蛋的蛋白质消化率较煮鸡蛋为高，冲蛋花较荷包蛋高，荷包蛋又较带壳蒸煮的要高，而油炸或油煎鸡蛋的蛋白质消化吸收率最低。一般情况下，动物性蛋白质较植物性蛋白质消化率高。人体因素主要是指人体健康状况、精神因素、饮食习惯及进餐环境等因素而影响对食物蛋白质的消化。人在健康状况良好时对蛋白质的消化率高于疾病状况时的消化率。

生鸡蛋的蛋清中含有一种抗胰蛋白酶因子和抗生物素蛋白性物质，可影响蛋白质的消化吸收和对生物素的利用,故鸡蛋不宜生食。几种食物蛋白质的消化率见表2-2-5。

表 2-2-5　几种食物蛋白质的消化率

食　物	消化率/(%)	食　物	消化率/(%)
奶类	97～98	米饭	82
蛋类	98	面包	79
肉类	92～94	玉米面窝头	66
马铃薯	74	大豆	60

（三）食物蛋白质必需氨基酸的含量和比值

食物蛋白质必需氨基酸的种类、含量和相互间的比值对蛋白质的营养价值有着极大的影响。其种类、含量和比值愈接近或符合人体组织蛋白质中各种氨基酸的需要量时,生物学价值就越高,亦即蛋白质的营养价值越高。几种食物蛋白质必需氨基酸的含量及比值见表 2-2-6。

表 2-2-6　几种食物蛋白质必需氨基酸的含量及比值

必需氨基酸	全鸡蛋		黄豆		稻米		面粉		花生	
	含量/(%)	比值	含量/(%)	比值	含量/(%)	比值	含量/(%)	比值	含量/(%)	比值
色氨酸	1.5	1.0	1.4	1.0	1.3	1.0	0.8	1.0	1.0	1.0
苯丙氨酸	6.3	4.2	5.3	3.2	5.0	3.8	5.5	6.9	5.1	5.1
赖氨酸	7.0	4.7	6.8	4.9	3.2	2.3	1.9	2.4	3.0	3.0
苏氨酸	4.3	2.9	3.9	2.8	3.8	2.9	2.7	3.4	1.6	1.6
蛋氨酸	4.0	2.7	1.7	1.2	3.0	2.3	2.0	2.5	1.0	1.0
亮氨酸	9.2	6.1	8.0	5.7	8.2	6.3	7.0	8.8	6.7	6.7
异亮氨酸	7.7	5.1	6.0	4.3	5.2	4.0	4.2	5.2	4.6	4.6
缬氨酸	7.2	4.8	5.3	3.2	6.2	4.8	4.1	5.1	4.4	4.4

从表 2-2-6 中可看到全鸡蛋的蛋白质中所含必需氨基酸都较其他几种食物高,比值也很适宜,所以我们称它为完全蛋白质或优良蛋白质、理想蛋白质。而面粉中的色氨酸、赖氨酸较少;黄豆中的蛋氨酸、苏氨酸和色氨酸较少;花生中的蛋氨酸、苏氨酸也较少。

食物蛋白质的质量是由它所含的必需氨基酸的数量决定的。必需氨基酸中,色氨酸、赖氨酸和蛋氨酸在食物中含量最少,最不易达到人体的需要,所以叫作限制性氨基酸。

（四）蛋白质的利用率

蛋白质的利用率是指食物蛋白质被消化、吸收后在体内利用的程度。测定食物蛋白质利用率的方法很多,现介绍其中一种方法——蛋白质的生物学价值。

蛋白质的生物学价值简称生物价,也称生理价值。它是评定食物蛋白质营养价值高低的常用方法,表示蛋白质被机体吸收后在体内的利用率,实际上也就是蛋白质的营养价值,与体内代谢有更直接的关系。

我国常见食物蛋白质的生理价值见表 2-2-7。

表 2-2-7 常见食物蛋白质的生理价值

食物名称	生理价值	食物名称	生理价值	食物名称	生理价值
大米	77	大豆(熟)	64	鸡蛋(整)	94
小麦	67	大豆(生)	57	鸡蛋白	83
白面粉	52	蚕豆	58	鸡蛋黄	96
大麦	64	绿豆	58	牛乳(脱脂)	85
小米	57	花生(熟)	59	乳清蛋白	84
玉米	60	豌豆(生)	48	牛肉	76
高粱	56	豆腐	65	牛肝	77
马铃薯	67	核桃	56	猪肉	74
红薯	72	白菜	76	白鱼(白鲢)	76
芝麻	71	西瓜籽	73	虾	77

蛋白质生理价值的高低,主要取决于其所含氨基酸的种类和数量。凡是含必需氨基种类齐全、数量充足、比例适宜的蛋白质,其生理价值就高。从表 2-2-7 可看出,动物性食物蛋白质的生理价值一般都比植物性食物生理价值高。其中,以鸡蛋最高,牛乳次之,植物性食物蛋白质生理价值以大米、白菜较高。

在线答题

任务四 人体对蛋白质的需求及食物来源

任务目标

1. 能说出蛋白质的供给量的含义。
2. 能说出蛋白质的食物来源。
3. 会计算人体每日蛋白质的需要量。

任务导入

从 2003 年开始,安徽 100 多名婴儿陆续患上一种怪病,脸大如盘,四肢短小,当地人称之为"大头娃娃",其中有 13 名婴儿因这种怪病而夭折。2004 年 3 月下旬,有关媒体报道使安徽"空壳奶粉害人"事件引起社会关注。国务院调查组通过卫生学调查证实,不法分子用淀粉、蔗糖等价格低廉的食品原料全部或部分替代乳粉,再用奶香精等添加剂进行调香调味,制造出劣质奶粉,婴儿生长发育所必需的蛋白质、脂肪以及维生素和矿物质含量远低于国家相关标准。长期食用这种劣质奶粉会导致婴幼儿营养不良、生长停滞、免疫力下降,进而并发多种疾病甚至死亡。

任务实施

一、蛋白质的供给量

蛋白质的供给量和需要量不同。需要量是指维持身体正常生理功能所需要的数量,低于这个数量将对身体产生不利影响。供给量则是在正常生理需要的基础上,还须考虑群体中存在的差异,以确保群体中的绝大多数人都能得到所需要的蛋白质。显然,供给量要比需要量充裕。

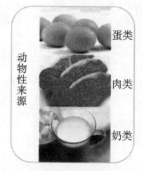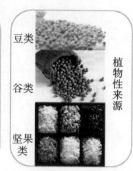

蛋白质的需要量,对成人来说,必须能够维持机体氮平衡(摄入氮量＝排出氮量)。幼儿、孕妇和病后康复的人必须保持正氮平衡(摄入氮量＞排出氮量),消耗性疾病可能引起负氮平衡(排出氮量＞摄入氮量)。

当膳食中的蛋白质长期供应不足时,将会出现负氮平衡,导致婴儿生长发育迟缓,成人则体重减轻,肌肉萎缩,容易疲劳、贫血,对疾病抵抗力降低,创伤和骨折不易愈合,病后恢复缓慢。人体蛋白质供给严重缺乏时,将产生营养不良性水肿,甚至发生休克。蛋白质缺乏往往与能量缺乏同时发生,称为蛋白质-能量营养不良。反之,如果长期摄入蛋白质过多,超出人体需要,这些过量的蛋白质,不但不能被吸收利用,反而会增加胃、肠、肝脏和肾的负担,同时在经济上又是一种浪费。此外,一些含蛋白质丰富的食品,其脂类和胆固醇的含量也偏高,这些对人体健康都不利。因此,在膳食中对蛋白质的合理供应是非常重要的。

蛋白质供给量标准:成人的供给量,按体重计算,每日每千克为 1.0～1.2 g。按能量计算,占总能量的 11%～14%,其中儿童和青少年为 13%～14%,以保证膳食中有充足的蛋白质提供生长发育的需要;成年人为 11%～12%,可以确保维持正常的生理功能。极重体力劳动者的能量补充主要来自谷类食物,因而蛋白质所占的能量比例相对较低,但仍可达到总能量的 11%。

二、蛋白质的食物来源

我国的膳食蛋白质主要从肉类(畜、禽肉)、蛋类、奶类、鱼类、豆类、坚果类、薯类、蔬菜及谷类等食物中取得,基本可分为植物性蛋白质和动物性蛋白质两大类。

植物性蛋白质中,谷类食品蛋白质的含量虽然不高,但谷类食品每日摄入量大,成年人每日摄入量一般达 500 g 左右。豆类含有丰富的蛋白质,特别是大豆蛋白质含量高达 36%～40%,氨基酸组成也比较合理,在体内的利用率较高,是植物性蛋白质中非常好的蛋白质来源。

蛋类含蛋白质 11%～14%,是优质蛋白质的重要来源。奶类(牛奶)一般含蛋白质 3.0%～3.5%,是婴幼儿蛋白质的最佳来源。

肉类包括禽、畜和鱼的肌肉。新鲜肌肉含蛋白质 15%～22%,肌肉蛋白质营养价值优于植物性蛋白质,是人体蛋白质的重要来源。

由于谷类蛋白质几乎占我国居民膳食蛋白质的 60%～70%,因此,谷类蛋白质是膳食蛋白质的重要来源,但出于谷类蛋白质多为不完全蛋白质,所以要适当增加动物和大豆蛋白质的比例,以补其缺乏和不足。

三、人体对蛋白质的需要量计算

人体对蛋白质的需要量,因健康状态、年龄、体重等各种因素也会有所不同。身材越高大或年龄越小的人,需要的蛋白质越多。不同年龄的人所需蛋白质的指数也不同,如表 2-2-8 所示。

表 2-2-8　不同年龄的人所需蛋白质的指数

年龄/岁	1～3	4～6	7～10	11～14	15～18	19 以上
指数	1.80	1.49	1.21	0.99	0.88	0.79

人体每天所需蛋白质摄入量的计算方法为:

一天蛋白质的需要量(g)＝指数×自身体重(kg)

例如：某人体重 50 kg，年龄 33 岁，其指数是 0.79。按照上述计算方法：0.79×50＝39.5 g。这就是一天蛋白质的需要量。

四、蛋白质营养失调对健康的影响

蛋白质营养失调包括营养不足和营养过剩，它们都将对机体健康产生不良影响。

（一）蛋白质-营养不良

蛋白质长期摄入不足可发生蛋白质营养缺乏症，主要表现为儿童和青少年发育迟缓、消瘦、体重过轻，甚至可发生智力障碍，成人可出现疲倦无力，精神不振，体重显著下降、贫血，严重的可发生营养不良性水肿。

（二）蛋白质营养过剩

摄入蛋白质过多导致营养过剩也对人体有害，如大量蛋白质在肠道中由肠道细菌引起腐败，产生大量胺类物质，特征是肛门排气很臭，给机体造成毒性。另外，大量蛋白质在体内代谢过程中增加肝、肾负担；蛋白质过多还会使其生物价下降等。实验表明，膳食中蛋白质含量过高，超过能量总量的 26％就会引起疾病，甚至影响寿命。

相关知识

在线答题

脂类

扫码看课件

项目描述

　　脂类是人体需要的重要营养素之一,供给机体所需的能量,提供机体所需的必需脂肪酸,是人体细胞组织的组成成分。脂类以多种形式存在于人体的各种组织中,其中皮下脂肪为体内的储存脂肪,人体每天需要摄取一定量的脂类物质。本项目我们就来学习脂类的组成和生理功能,以及脂类的营养价值评定和食物来源。

项目目标

　　1.掌握脂类的组成和分类。
　　2.掌握脂肪酸的分类。
　　3.掌握必需脂肪酸的定义及作用。
　　4.能说出脂类的主要生理功能。
　　5.能说出人体对脂类的需求及食物来源。

任务一　脂类——脂肪和脂肪酸

任务目标

　　1.能说出脂类的分类。
　　2.能说出脂肪的组成元素。
　　3.能说出脂肪酸的种类和特点。

任务导入

　　膳食脂肪是人类所需的三大产能营养素之一,脂肪的摄入和储存对维持人体正常代谢起着十分重要的作用。但是不适当地摄入膳食脂肪则会引起体内代谢不平衡,从而导致多种疾病,譬如目前常见的心血管疾病、肥胖症等。因此,重视和讲究膳食脂肪摄入的质和量已成为当今膳食营养与疾病预防的一个重要课题。

任务实施

　　脂类是脂肪和类脂的总称。

一、脂肪

脂肪的化学名称为甘油三酯,主要含有碳、氢、氧三种元素。脂肪是由 1 分子甘油和 3 分子脂肪酸脱水缩合而成的,也就是说,脂肪的构成分子是甘油和脂肪酸。不同的脂肪只是脂肪酸各不相同。构成脂肪的脂肪酸的种类很多,目前已知的存在于自然界的脂肪酸有 40 种。

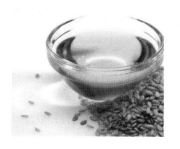

脂肪中的脂肪酸根据其分子中是否含有双键可分为饱和脂肪酸和不饱和脂肪酸。分子中不含双键的称为饱和脂肪酸,含有双键的称为不饱和脂肪酸。根据所含双键的多少可将不饱和脂肪酸分为单不饱和脂肪酸和多不饱和脂肪酸(表 2-3-1)。

表 2-3-1　脂肪酸的分类

	单不饱和脂肪酸	多不饱和脂肪酸	饱和脂肪酸
化学键	一个双键	两个或两个以上双键	只有单键
存在油脂	橄榄油、菜籽油、花生油、玉米油	葵花籽油、鱼油、豆油	猪油、牛油、羊油、椰子油、棕榈油

习惯上把在常温下为液体状态的叫作油,主要含有较多的不饱和脂肪酸,如植物油——菜籽油、花生油、豆油、芝麻油等;而把常温下呈固体状态的叫作脂,如动物脂肪——猪油、牛油、羊油等,它含有较多的饱和脂肪酸。油和脂没有严格的界限,主要由组成它们的脂肪酸所决定。

（一）饱和脂肪酸

饱和脂肪酸的主要来源是家畜肉和乳类的脂肪,还有热带植物油(如棕榈油、椰子油等),其主要作用是为人体提供能量。它可以增加人体内的胆固醇和中性脂肪;但如果饱和脂肪摄入不足,会使人的血管变脆,易引发脑出血、贫血、肺结核和神经障碍等疾病。

（二）单不饱和脂肪酸

单不饱和脂肪酸主要是油酸,含单不饱和脂肪酸较多的油品为:橄榄油、芥花籽油、花生油等。它具有降低坏的胆固醇(低密度脂蛋白),提高好的胆固醇(高密度脂蛋白)比例的功效,所以,单不饱和脂肪酸具有预防动脉硬化的作用。

（三）多不饱和脂肪酸

多不饱和脂肪酸虽然有降低胆固醇的效果,但它不管何种胆固醇都一起降,且稳定性差,不适合加热,在加热过程中容易氧化形成自由基,加速细胞老化及癌症的产生。多不饱和脂肪酸主要是亚油酸、亚麻酸、花生四烯酸等。含多不饱和脂肪酸较多的油有玉米油、豆油、葵花油等。

某些多不饱和脂肪酸为人体生长发育与正常生理活动所必需,但不能为人体所合成,必须靠食物供给,称为必需脂肪酸。目前已确定的必需脂肪酸是亚油酸。亚油酸主要来源于植物种子油。

人体对必需脂肪酸的需要量:一般认为正常成年人每日最少需要供给亚油酸 6～8 g,以占总能量 1%～2% 为宜。必需脂肪酸最好的来源是植物油,尤其是棉籽油、豆油、玉米油、芝麻油等。脂肪中必需脂肪酸的含量越高,则营养价值就越高。

二、类脂

类脂主要也是由碳、氢、氧 3 种元素组成,有的还含有磷、氮、硫等元素。类脂包括糖脂、磷脂、固醇类和脂蛋白。在营养学上特别重要的是磷脂和固醇类两类化合物。

❶ 磷脂　重要的磷脂有卵磷脂和脑磷脂:卵磷脂主要存在于脑、肾、肝、心、蛋黄、大豆、花生、核桃、蘑菇等之中;脑磷脂主要存在于脑、骨髓和血液中。

你听说过 1:1:1 的食用油吗?

相关知识

在线答题

❷ **固醇类**　又分为胆固醇和类固醇(包括豆固醇、谷固醇、酵母固醇):胆固醇主要存在于脑、神经组织、肝、肾和蛋黄中;类固醇中的豆固醇存在于大豆中,谷固醇存在于谷胚中,酵母固醇存在于酵母与蕈类中。

三、必需脂肪酸的生理作用

(1)增加毛细血管壁和皮肤的强度,增加通透性,防止皮肤及黏膜受损。必需脂肪酸缺乏时会出现鳞屑样皮炎、湿疹等。必需脂肪酸对 X 射线引起的皮肤损害有恢复作用。

(2)必需脂肪酸可与胆固醇结合形成胆固醇酯,还可以生成磷脂,因此可有效降低血液中游离胆固醇的量。如果必需脂肪酸缺乏,胆固醇的转运受阻,就容易在血管壁上沉积,造成血管硬化和堵塞。

(3)必需脂肪酸为动物精子形成、妊娠、泌乳等生理过程所必需。如果膳食中长期缺乏必需脂肪酸,就会造成不孕症、泌乳困难等。

(4)必需脂肪酸可以转化为体内许多重要的生理活性物质,如前列腺素(前列腺素对人体生理生化功能起着重要调节作用,如扩张血管、降低血黏度、促进肠蠕动)等。

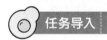

任务二　脂类的生理功能

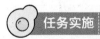

任务目标

1.能说出脂类的主要生理功能。

2.能简要说出食用脂肪的功能。

任务导入

反式脂肪酸又名反式脂肪,被誉为"餐桌上的定时炸弹",主要来源是植物油氢化将顺式不饱和脂肪酸转变成室温下更稳定的固态反式脂肪酸,具有耐高温、不易变质、存放久等优点,在蛋糕、饼干、薯条、爆米花、人造黄油、油炸食品、烘烤食品等食品中使用比较普遍。研究表明,反式脂肪酸摄入量多时可升高低密度脂蛋白,降低高密度脂蛋白,增加患动脉粥样硬化和冠心病的危险性;反式脂肪酸可干扰必需脂肪酸代谢,可能影响儿童的生长发育及神经系统健康。

任务实施

一、脂类的生理功能

(一)提供并储存能量

脂肪被人体吸收后,一部分经氧化产生能量,其在脂肪中常见的硬脂酸反应式如下:

$$C_{17}H_{35}COOH + 26O_2 = 18CO_2 + 18H_2O + 能量$$

每克脂肪在人体内氧化可供给能量 38 kJ,比等量的碳水化合物和蛋白质产生的能量大一倍多。当机体摄入过多的能量时,不论来自何种产能营养素,都可以脂肪的形式储存起来。当人体的能量消耗多于摄入时,就动用储存的脂肪来补充能量。所以储存脂肪是储备能量的一种方式。

(二)构成机体组织的重要成分

脂类是构成细胞膜的基本原料,是维持细胞正常结构和功能不可缺少的重要成分。如类脂中的磷脂、糖脂和胆固醇能构成人体细胞膜的类脂层。糖脂在脑和神经组织中含量最多。

（三）维持体温，保护脏器

脂肪是热的不良导体，可阻止身体表面散热，并能防止人体由于环境温度突然变化而受到损害，对维持人的体温和御寒起着重要作用。脂肪还可作为填充衬垫，可保护和固定内脏器官免受外力损害。

（四）促进脂溶性维生素的吸收

维生素 A、维生素 D、维生素 E、维生素 K 及 β-胡萝卜素，不溶于水，只能溶于脂肪或脂肪溶剂，称为脂溶性维生素。膳食中的脂肪是脂溶性维生素的良好溶剂，这些维生素随着脂肪的吸收而同时被吸收。膳食中如果脂肪缺乏或出现吸收障碍，体内脂溶性维生素就会随之缺乏。

（五）供给必需脂肪酸

人体的必需脂肪酸，主要靠膳食脂肪来提供。必需脂肪酸能促进发育、维持毛发皮肤的生长，还能有利于妊娠和授乳。必需脂肪酸与胆固醇也有关系。若缺乏必需脂肪酸，胆固醇也会在体内沉积，从而导致某些血脂异常性疾病。

二、食用脂肪的功能

（一）增加饱腹感

食物中脂肪含量越多，胃排空的时间越长，饱腹感越强。

（二）促使菜品产生特殊的香味

采用脂肪（俗称油脂）烹制而成的菜品，香味都很浓郁，这种效果在烹制热食菜中尤为明显。因为油脂是一种很好的香味溶解剂，可使烹饪原料中所固有的亲脂性香味物质很好地溶解于油脂之中，从而使油脂具有浓郁的香气和口味，改善食物的感官性状。

（三）促使菜肴形成特殊的质地、口感

实践证明，油脂是重要的传热介质之一，在烹调过程中通过对不同油温的控制，可以使菜品的质地及口感达到一些特殊的效果。例如：温油锅可使原料蛋白质凝固，淀粉糊化，菜品形成脆嫩、柔软等质感，热油锅和旺油锅则能使原料表面的水分迅速蒸发、表层蛋白质快速凝固，使菜品形成酥香、酥脆或外焦酥内鲜嫩等质感。

（四）促使菜品形成较好的色泽及光亮度

色泽及光亮度也是提高菜品质量的重要因素之一。外形美观、色泽纯正、光亮夺目的菜品，定能提高其品质，增强人们的饮食欲望。

（五）隔热保温作用

由于油脂的比重小，温度较稳定，在加热过程中油脂总是浮在汤汁的表面，散热慢，就好似给菜品加了一个锅盖，既可减少鲜味物质的流失，又能提高锅内温度，缩短加热时间，节约能源，使菜肴具有熟烂、味美、不易冷却等特点。

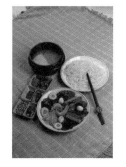

相关知识

在线答题

任务三　人体对脂类的需求及食物来源

任务目标

1.能说出食用脂肪的营养价值主要评价指标。

2.能理解控制脂肪摄入对健康的意义。

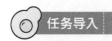 任务导入

随着生活水平的提高,动物性食物在人们膳食结构中的比例不断增加,脂肪摄入量也随之增加。脂肪摄入量过高易引起肥胖、高脂血症、冠心病及癌症,严重影响生活质量。本次任务我们将学习怎样正确评价脂类的营养价值、科学选择食用脂肪、合理控制脂肪的摄入量。

 任务实施

一、食用脂肪的营养价值评价

食物中的各种脂肪,因其来源和组成成分的不同,其营养价值也有所差异。一种脂肪营养价值的高低,主要取决于脂肪的消化吸收率,以及必需脂肪酸的含量及脂溶性维生素的含量。

(一)脂肪的消化率

脂肪一般不溶于水,比重也小于水,所以浮在水面上。它虽不溶于水,但经胆汁的乳化作用变成微细的颗粒,便可与水混合均匀,成为乳白色的混合液,然后被胰和肠脂肪酶水解,以便于小肠吸收和利用。

脂肪的消化率与其熔点有密切关系,熔点较低的脂肪容易消化。熔点接近体温或低于体温的,其消化率较高,消化率越高的脂肪,其营养价值也越高;但熔点在50℃以上的则较难被消化和吸收。脂肪的熔点又与其低级脂肪酸和不饱和脂肪酸的含量有关,不饱和脂肪酸和低级脂肪酸含量越高,其熔点越低,也较容易消化和吸收。几种食用脂肪的熔点与消化率见表2-3-2。

表 2-3-2　几种食用脂肪的熔点与消化率

名称	熔点/(℃)	消化率/(%)
羊脂	44～55	81
牛脂	42～50	89
猪脂	36～50	94
乳脂	28～36	98
椰子油	28～33	98
花生油	常温下为液体	98
菜籽油	同上	99
棉籽油	同上	98
豆油	同上	98
芝麻油	同上	98
茶籽油	同上	91
橄榄油	同上	98
玉米油	同上	97
鱼肝油	同上	98
葵花籽油	同上	96.5

(二)必需脂肪酸的含量

脂肪中含必需脂肪酸越多,该脂肪的营养价值就越高。植物油(椰子油除外)中含必需脂肪酸较多,动物脂肪含量则较少,一般来说动物脂肪的营养价值不如植物油。含必需脂肪酸较多的脂肪有椰子油、豆油、玉米油、芝麻油、花生油等。

(三)脂溶性维生素的含量

动物的储备脂肪几乎不含维生素,一般器官组织中的脂肪含有少量维生素,而肝脏中的脂肪含有丰富的维生素 A、维生素 D,奶和蛋黄的脂肪中维生素 A、维生素 D 也很丰富。植物油中维生素 A、维生素 D 较为缺乏,但维生素 E 较动物脂肪为高。如棉籽油维生素 E 的含量每 100g 中为 87mg,豆油为 93mg,菜籽油为 61mg,芝麻油为 69mg,花生油为 42mg,葵花籽油为 35mg,猪油仅有 5mg,黄油只有 2.1～3.5mg。

二、膳食中脂肪的来源和供给量

(一)膳食中脂肪的来源

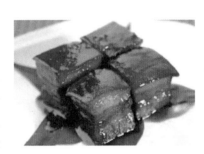

1 动物性食物及其制品 动物性食物如猪肉、牛肉、羊肉以及它们的制品,如各种肉类罐头等都含有大量脂肪。即使是除去可见脂肪的瘦肉也都含有一定量"隐藏"的脂肪。禽蛋类和鱼类脂肪含量稍低(蛋黄及蛋黄粉含量甚高)。乳和乳制品也可提供定量的脂肪。尽管乳本身含脂肪量不高,但乳粉(全脂)的脂肪含量约占 30%,而黄油的脂肪含量可高达 80% 以上。此外,一些动物组织还可以炼制成动物脂肪以供烹调和食品加工用。通常,畜类脂肪含饱和脂肪酸较多,而禽类和鱼类脂肪含不饱和脂肪酸较多。

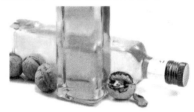

2 植物性食物及其制品 植物性食物以油料作物如大豆、花生、芝麻等含油量丰富。大豆含油量约 20%,花生可在 40% 以上,而芝麻更可高达 60%。它们本身既可直接加工成各种含油量不同的食品食用,又可以提炼成不同的植物油供人们烹调和在食品加工时使用。植物油中含不饱和脂肪酸多,并且是人体必需脂肪酸的良好来源,因而也是人类食用脂肪的良好来源。某些坚果类含油量也很高,如核桃、松子的含油量可高达 60%,但它们在人们日常的食物中所占比例不大。而谷类食物含脂肪量较少,水果、蔬菜的脂肪含量则更少。

3 油脂替代品 油脂在食品加工中赋予食品以良好的风味和口感,但过多摄入油脂,特别是过多摄入饱和脂肪酸对身体健康有害。人们为了既保留油脂在食物中所赋有的良好感官性状而又不致过多摄入,现已有许多不同的油脂替代品。一类是以脂肪酸为基础的油脂替代品;另一类则是以碳水化合物或蛋白质为基础的油脂模拟品。油脂替代品并非脂肪的食物来源,它以降低食品脂肪含量而不致影响食品的口感、风味等为目的。这对当前低能量食品,尤其是低脂肪食品的发展有一定意义。

常用食用油中主要脂肪酸的组成见表 2-3-3。

表 2-3-3 常用食用油中主要脂肪酸的组成

食用油	饱和脂肪酸/(%)	不饱和脂肪酸/(%)			其他脂肪酸/(%)
		油酸	亚油酸	亚麻酸	
可可油	93	6	1	—	—
椰子油	92	0	6	2	—
橄榄油	10	83	7	—	—
菜籽油	13	20	16	9	42
花生油	19	41	38	0.4	1

续表

食用油	饱和脂肪酸/(%)	不饱和脂肪酸/(%)			其他脂肪酸/(%)
		油酸	亚油酸	亚麻酸	
茶籽油	10	79	10	1	1
葵花籽油	14	19	63	5	—
豆油	16	22	52	7	3
芝麻油	15	38	46	0.3	1
玉米油	15	27	56	0.6	1
米糠油	20	43	33	3	—
棕榈油	42	44	12	—	—
猪油	43	44	9	—	3
牛油	62	29	2	1	7
羊油	57	33	3	2	3
黄油	56	32	4	1.3	4

关于脂类的营养学问题,目前认识还不够统一,对于心血管疾病的真正诱因,还有待于进一步研究证实,但是,选择含脂肪和胆固醇低的食物是较为明智的。

(二)食物脂类的参考摄入量

中国营养学会结合我国居民膳食构成及脂肪酸摄入的实际,经过2年的努力发布《中国居民膳食营养素参考摄入量》。其中建议:

(1)在膳食总脂肪供能20%～30%前提下,为了防止脂肪酸的不足,膳食中脂肪酸的含量应占总热量的1%～2%。

(2)胆固醇的摄入量应在每日300 mg以下。

(3)SFA、MUFA和PUFA供能分别为小于10%、10%和10%。这一比值是目前我国最具权威和公认的推荐值。

中国居民膳食脂肪适宜摄入量见表2-3-4。

表2-3-4　中国居民膳食脂肪适宜摄入量

年龄/岁	脂肪	SFA	MUFA	PUFA	n-6/n-3	胆固醇/mg
0～	45～50	—	—	—	4/1	—
0.5～	35～40	—	—	—	4/1	—
2～	30～35	—	—	—	4～6/1	—
7～	25～30	—	—	—	4～6/1	—
14～	25～30	<10	8	10	4～6/1	—
18～	20～30	<10	10	10	4～6/1	<300
60～	20～30	6～8	10	8～10	4/1	<300

注:SFA——饱和脂肪酸,MUFA——单不饱和脂肪酸,PUFA——多不饱和脂肪酸。

(三)脂类摄入不足或过多对健康的危害

1 脂类摄入不足对健康的危害

(1)由于脂肪可协助脂溶性维生素的吸收,故当人体膳食限制脂肪食物摄入时,就会影响脂溶性

相关知识

Note

维生素的吸收,造成机体缺乏脂溶性维生素。

(2)长期摄入脂肪不足会出现皮肤干燥、脱屑、角化增生,使皮肤失去应有的光泽、松软无弹性。

② 脂类摄入过多对健康的危害

(1)过量摄入含饱和脂肪酸较多的动物性脂肪,会在肝细胞中大量堆积形成脂肪肝,影响肝脏正常功能,引发多种疾病。

(2)过多摄入脂肪易增加脂肪细胞数量或增大脂肪细胞体积,引起人体超重,从而造成肥胖。

(3)过多摄入脂类是导致冠心病、恶性肿瘤等的危险因素。

在线答题

碳水化合物

扫码看课件

项目描述

　　碳水化合物又称为糖类,是人体"三大供能营养素"之一,是机体重要物质的组成成分,也是人体能量的重要来源。碳水化合物在新陈代谢中发挥重要作用,对人体的健康以及生命活动的正常进行有着不可替代的作用。本项目将学习碳水化合物的相关知识,使学生能够在工作和生活中更好地运用碳水化合物来增进人体健康。

项目目标

　　1. 能说出碳水化合物的组成和分类。
　　2. 理解碳水化合物的生理功能。
　　3. 能说出碳水化合物的食物来源。
　　4. 了解人体对碳水化合物的需求量。
　　5. 能说出膳食纤维的分类、主要功能及增加途径。
　　6. 了解碳水化合物在烹饪中的运用。

任务一　碳水化合物的认知

 任务目标

　　1. 能说出碳水化合物的组成和分类。
　　2. 能说出碳水化合物的消化、吸收和代谢过程。

 任务导入

　　谷类和薯类是我国居民主要的能量来源,我们每一餐都离不开米饭、馒头、大饼、面条或者其他谷类、薯类制品。在农村,这些谷类食物会出现在居民的一日三餐中,提供 80% 以上的能量,也为城市居民提供超过 50% 的能量,所以说主食很重要。现在流行一种"低糖类减肥法",主张不摄取米饭、面食、面包等淀粉含量高的主食,与此同时,增加摄取高蛋白质食物,以达到快速减肥的效果,这种方法科学吗?

任务实施

一、碳水化合物的组成

碳水化合物是由碳、氢和氧三种元素组成，由于它所含的氢、氧的比例为 2∶1，和水一样，故称为碳水化合物。它是为人体提供能量的三种主要营养素中最廉价的营养素。

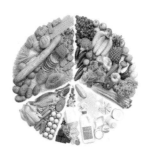

碳水化合物的种类很多，但不管是何种碳水化合物，都是由若干个单糖缩合而来的。单糖是组成碳水化合物的最小单位，不能被水解成更小的分子。

二、碳水化合物的分类

碳水化合物根据其分子结构和组成的不同，可以分为单糖、双糖和多糖三大类。

（一）单糖

单糖分子是最简单且不能水解的最基本的糖分子，包括由 3～6 个碳原子或更多个碳原子所组成的碳水化合物。单糖为结晶物质，一般无色，易溶于水，有甜味，不经消化就可为人体直接吸收利用。在营养学上有重要作用的单糖是葡萄糖、果糖和半乳糖。

❶ 葡萄糖　单糖中最重要的一种，分子式为 $C_6H_{12}O_6$，是自然界广泛存在的六碳糖，主要存在于植物性食物中，一般水果中含量最为丰富，如柑橘、西瓜、甜瓜、葡萄等，其中以葡萄含量最多，为干重的 20%。葡萄糖不经消化可以直接被人体吸收到血液中，我们把血液中的葡萄糖称为血糖，血糖一般主要是葡萄糖，在体内氧化可释放能量供机体利用。

❷ 果糖　分子式与葡萄糖相同，但结构不同，亦称为六碳糖。果糖为白色晶体，是最甜的一种糖，主要存在于蜂蜜、水果中，其中蜂蜜中含量最多。食物中的果糖不经消化可以直接被人体吸收，在人体内转变为肝糖原，然后再分解为葡萄糖供人体使用。

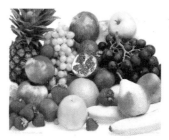

❸ 半乳糖　双糖类的乳糖经消化后，一半转变为半乳糖，另一半转变为葡萄糖。半乳糖的甜度比葡萄糖低，当然更低于果糖。它在人体内可转变成肝糖原而被利用，同时又是构成神经组织的重要成分。

（二）双糖

双糖，也称二糖，是由两分子单糖脱水缩合而成的化合物，属低聚糖。双糖味甜，多为结晶体，易溶于水，不能直接为人体所吸收，在消化道中必须经过酶的水解作用，生成单糖以后才能被吸收利用。

❶ 蔗糖　蔗糖是由一分子葡萄糖和一分子果糖缩合而成，在甘蔗和甜菜中含量特别丰富，日常食用的红糖、白糖、砂糖都是蔗糖。纯净蔗糖为白色晶体，易溶于水，熔点为 185～186 ℃，当加热至 200 ℃时变成焦糖（俗称糖色）。烹调中红烧类菜肴的酱红色，就是利用这一性质将白糖炒成焦糖着色而成。蔗糖甜度仅次于果糖。

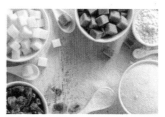

❷ 麦芽糖　由两分子葡萄糖缩合而成，为针状晶体，易溶于水，甜度为蔗糖的 46%，也是日常食用的碳水化合物。主要存在于发芽的谷粒，尤以麦芽中含量最多，所以叫麦芽糖。我们食用的淀

粉类食品(米、面制品)在口中咀嚼时感觉到的甜味,就是唾液淀粉酶将淀粉水解成麦芽糖的缘故。唾液、胰液中含的淀粉酶都能将淀粉水解成麦芽糖,麦芽糖经麦芽糖酶水解形成两分子葡萄糖后,才能被人体吸收。

3 乳糖 由一分子葡萄糖和一分子半乳糖缩合而成,为白色晶体,较难溶于水,它只存在于哺乳动物的乳汁中。人乳中含 7.5%～8.5%,牛乳中含 4%～6%,羊乳中含 4.5%～5%。乳糖是婴儿主要的食用碳水化合物,它的存在可以促进婴儿肠道双歧杆菌的生长,可防止婴儿的某些肠道疾病的发生。乳糖在乳酸菌的作用下,可分解成乳酸,这是牛乳容易变酸的原因,也是制造酸牛奶、酸奶酪的基本原理。乳糖的甜味只为蔗糖的 1/6。

(三)多糖

多糖是由 10 个以上单糖分子缩合而成的高分子物质,不易溶于水,无甜味。有些多糖经过消化酶的作用可分解为单糖被人体吸收,如多糖中的淀粉、糖原;而另外一些多糖则不能被人体消化吸收,如膳食纤维。

1 淀粉 淀粉是一种十分重要的多糖,是人类膳食中最基本和最丰富的碳水化合物,是人类能量的重要来源。淀粉是绿色植物光合作用的产物,也是植物存储能量的主要形式。一般在谷类、豆类、薯类中含量丰富,如谷类含淀粉 70%～80%,干豆类含 50%～60%,红薯含 23%～24%。

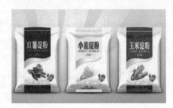

淀粉以结构的不同而分为直链淀粉和支链淀粉两种。能溶于热水的可溶性淀粉为直链淀粉,不溶于热水只能在热水中膨胀的为支链淀粉。

2 糖原 糖原主要存在于人和动物体内,是动物储备能量的来源之一,被称为动物淀粉或肝糖原,其结构与支链淀粉相似,由许多葡萄糖组成,只是葡萄糖结合时产生的支链较淀粉多。糖原是人和动物体储存糖的主要形式,它在维持能量平衡方面起着十分重要的作用。当人体由于进食血糖升高时,过多的葡萄糖就转变成糖原储存在肝脏和肌肉中;而当细胞内缺糖时,糖原就转变成葡萄糖供机体利用。人体内储存的糖原不多,约 370 g,其中肌糖原约为 245 g,肝糖原约 108 g,其他组织糖原约 17 g,其所提供的能量只为其全天需要量的 60%。因此,必须按餐供足每日需要量的碳水化合物,否则就会动用体内储备的脂肪、蛋白质来满足机体对能量的需要。

3 纤维素 纤维素是一类最复杂的多糖,是构成植物细胞壁的主要成分。其存在于谷类、豆类和种子的外皮(如米糠、麦麸、干豆皮等),以及蔬菜的茎、叶、果实,海藻与水果之中。植物纤维统称为膳食纤维或食物纤维,包括纤维素、半纤维素、木质素和果胶等。膳食纤维不能被人体消化吸收,但它能刺激和促进胃肠道的蠕动,有利于粪便的排泄,是非常重要的膳食成分。

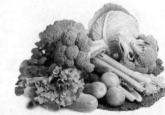

任务二 碳水化合物的生理功能

任务目标

1. 能说出人体内碳水化合物的生理功能。
2. 能说出食物中碳水化合物的功能。

"无糖食品"
真的无糖
吗?

在线答题

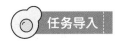任务导入

减肥可以不吃主食吗？

减肥似乎已成为现代人的时尚。小张是一名业余服装模特，身高 1.78 m，体重 44 kg，身材苗条，朋友们都很羡慕她。忽然有一天，她和同伴一起去逛街，走着走着就觉得眼前发黑、心慌、冒冷汗，同伴赶紧将她送去了医院。检查结果是小张由于低血糖发作导致昏厥，并且还有严重的营养不良。原来自她入行做模特以来，为了使自己有苗条的身材，她严格控制自己的体重。通过采取不吃主食法，两年来，她的体重从原来的 60 kg 降到了 44 kg。小张虽然体重下降，但是由于过度限制主食使得大脑处于低血糖状态，结果造成低血糖发作、营养不良。

每天吃适量的主食是维持身体健康的必要条件，即使减肥也不能不吃主食。

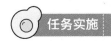任务实施

一、人体内碳水化合物的生理功能

人体内的碳水化合物主要有三种存在形式：葡萄糖、糖原、含糖的复合物。

（一）提供和储存能量

供给能量是碳水化合物的主要功能，成人每日所需总能量的 60%～70%（有的地方可达 80%）都是由碳水化合物供给的。碳水化合物所提供的能量几乎为所有的组织所利用，特别对于骨骼肌、心肌和大脑组织更为重要。

碳水化合物在供能时有许多优点。它比脂肪和蛋白质易消化吸收，且产热快，耗氧少，氧化终产物为水和二氧化碳，无毒无害，而且在缺氧条件下仍能进行酵解供给部分能量，这有利于在高强度的运动和某些缺氧的病理状态下产能。由于葡萄糖是取得能量的基本来源，每克葡萄糖在体内氧化可产生能量 16.7 kJ（约 4 kcal），比等量脂肪所产生的能量（约 9 kcal）低一些，但因为淀粉是人类食物中最重要的碳水化合物，且淀粉类食物来源广、廉价、耐储存，这使得碳水化合物优于脂肪和蛋白质。

碳水化合物还能以糖原的形式储存起来，是人体储存能量的来源之一。

（二）构成机体组织的主要成分

碳水化合物是构成机体组织的一种重要物质，所有的神经组织、细胞和体液中都有糖。如：糖与蛋白质结合形成的糖蛋白是构成细胞膜、软骨、骨骼和眼球角膜及玻璃体的组成成分；糖和脂肪形成的糖脂是神经组织、细胞膜、激素和酶的重要成分；核糖和脱氧核糖是构成核酸和脱氧核糖核酸的主要成分。因此，碳水化合物是构成机体组织不可缺少的物质。

（三）保护肝脏和解毒

碳水化合物还和肝脏的解毒作用有关。当摄入足量的碳水化合物时，肝糖原储存就充足，有利于肝素的合成，从而增强了肝脏的功能及合成肝素的能力。肝素能与四氯化碳、酒精、砷、酚、重金属等这些有毒物质结合而使其失去毒性，对各种细菌感染所引起的毒血症也有较强的解毒作用。如果肝糖原不足时，肝功能下降，肝脏解毒作用显著减弱，肝细胞也会受到损害。

（四）抗生酮作用

酮体是人体以脂肪作为燃料时形成的必然产物，对机体有一定的毒性。机体在正常情况时酮体很少，可以被迅速处理掉。在某些特殊情况或病理状态下（如饥饿或疾病）造成体内缺糖，脂肪就会分解代谢产能，同时会产生大量酮体，过多的酮体可影响机体的酸碱平衡，达到一定浓度则会引起酮症酸中毒。而体内充足的碳水化合物，可以起到抗生酮的作用。人体每天至少需 50 g 碳水化合物，

才可防止酮症酸中毒的产生。

（五）节约蛋白质作用

节约蛋白质作用是指机体如摄入足够量的碳水化合物能预防体内或膳食中蛋白质分解成氨基酸，通过糖原异生作用转变为葡萄糖。当体内碳水化合物充足时，可以避免动用蛋白质作为燃料，从而保证蛋白质用于修补机体组织的需要，对蛋白质在体内的消耗就能起保护作用；而体内碳水化合物供给不足时，机体为了满足自身对葡萄糖的需要，则通过分解蛋白质为氨基酸，通过糖原异生作用产生葡萄糖来供给机体，使得食物中蛋白质不能发挥其更重要的功能。

二、食物中碳水化合物的功能

（一）生成葡萄糖供人体使用

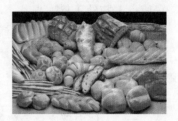

葡萄糖是活细胞的主要能量来源，特别是中枢神经系统几乎全部依赖血糖作为能源。食物中的可消化碳水化合物最终都被消化分解成葡萄糖、果糖、半乳糖等单糖，单糖再进入到血液中形成血糖。血糖中的葡萄糖可被人体直接利用，而果糖、半乳糖则要先经肝脏转化为葡萄糖后才能被利用。

（二）提供低聚糖供人体使用

低聚糖在人的胃和小肠内不被消化吸收，但是可以被大肠内的双歧杆菌所利用，而双歧杆菌对人体健康是有益的。低聚糖的作用主要有：①促进双歧杆菌增殖，增强机体免疫力；②热值低，不引起血糖升高；③润肠通便，可有效防止结肠癌等；④不被口腔内的链球菌所利用，具有抗龋齿作用。

（三）提供膳食纤维供人体使用

膳食纤维是指在食物中存在的无法被人体消化吸收的一大类物质，包括纤维素、半纤维素、木质素、果胶等多种物质，其作用主要有：①润肠通便，改善大肠功能；②减少小肠对胆固醇和脂肪的吸收，降低血浆胆固醇含量，减少心血管疾病的发生；③改善血糖的生成反应，改善糖尿病症状；④增加胃部饱腹感，减少食物摄入量，预防肥胖。

（四）改变食物的色、香、味、形

利用碳水化合物的各种性质，可以加工出色、香、味、形各异的各种食品。例如，食糖的甜味是大部分人都喜爱的，食糖是食物加工不可缺少的原料，在烹调中常用来调味、增色、提高食欲，但摄入食糖过多也会发生许多危害。

吃什么能使人活动更轻松

在线答题

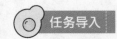
任务三　人体对碳水化合物的需求及食物来源

任务目标

1.能说出碳水化合物过量与缺乏对人体的影响。
2.能说出碳水化合物的食物来源。

任务导入

警惕"低血糖"

低血糖是指成年人空腹血糖浓度低于 2.8 mmol/L。糖尿病患者血糖≤3.9 mmol/L 即可诊断为低血糖。低血糖症是一组多种病因引起的以静脉血浆葡萄糖（简称血糖）浓度过低,临床上以交感神经兴奋和脑细胞缺氧为主要特点的综合征。

低血糖通常表现为出汗、饥饿、心慌、颤抖、面色苍白等,严重者还可出现精神不集中、躁动、易怒甚至昏迷等。日常生活中出现轻中度低血糖者,可以通过口服糖水、补充含糖饮料,或进食糖果、饼干、面包、馒头等缓解。

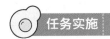 **任务实施**

一、人体对碳水化合物的需要量及摄入量

人体对碳水化合物的需要量,常以可提供能量的百分比来表示。由于体内其他营养素可转变成为较少量的碳水化合物,因此其需要量尚难确定,通常说来,人体对碳水化合物并没有特定的饮食要求,主要是从含碳水化合物的食物中获得合理比例的能量。

膳食中碳水化合物（糖类）的供给量主要由饮食习惯、生活水平和劳动强度的不同而异。中国营养学会建议我国健康人群的碳水化合物供能量应以占膳食总能量的 $50\%\sim65\%$ 为宜,另外,成人每人每天应摄入 $250\sim400$ g 碳水化合物,且至少为 100 g,否则会引起脂肪和组织蛋白质分解过多,对健康造成影响。根据从事体力劳动轻重程度不同,碳水化合物的摄入量也不同,成人中轻体力劳动者每人每天需要 $200\sim300$ g,重体力劳动者需要 $300\sim400$ g。

二、碳水化合物过量与缺乏

人体摄入碳水化合物不足和过剩都会影响身体健康。

当膳食中碳水化合物过少,人体对碳水化合物摄入不足时,会造成膳食蛋白质浪费,组织蛋白质和脂肪分解增强,引起身体不良反应。缺乏碳水化合物时,将导致全身无力、疲乏、血糖降低,产生头晕、心悸、脑功能障碍等,严重者会出现低血糖昏迷。

而当膳食中碳水化合物比例过高时,会引起蛋白质和脂肪的摄入减少,过多的碳水化合物就会转化成脂肪储存于体内,使人过于肥胖而导致各类疾病如高脂血症、糖尿病等,对机体造成不良后果。有营养调查发现,尽管吃糖可能并不直接导致糖尿病,但长期大量食用甜食会使胰岛素分泌过多、碳水化合物和脂肪代谢紊乱,引起人体内环境失调,进而促进多种慢性疾病的发生。合理地摄入碳水化合物能减少这些疾病的发生。

三、碳水化合物的食物来源

碳水化合物的来源应包括复合碳水化合物淀粉、不消化的抗性淀粉、非淀粉多糖和低聚糖等碳水化合物,限制纯能量食物如糖的摄入量,提倡摄入营养素能量密度高的食物。

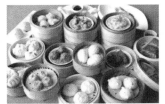

人类所需的碳水化合物主要来源于植物性食物如谷类、薯类和杂豆类等,它们都含有丰富的淀粉。其中谷类（如大米、小米、面粉、玉米面等）一般碳水化合物含量为 $70\%\sim80\%$;薯类（土豆、山药、山芋等）中含量为 $15\%\sim30\%$;干豆类（干黄豆、红豇豆等）含量为 $20\%\sim30\%$。各种单糖和双糖除了一部分存在于果蔬等天然食物中外,绝大部分是以加工食物的形式直接食用。其来源主要是糖果、糕点、甜味水果、含糖饮料和蜂蜜等,其含量为 $80\%\sim90\%$。碳水化合物在动物性食物中含量很低,如奶中的乳糖、肝脏和肌肉中的肝糖原和肌糖原、血液中的葡萄糖等均含量不高。

碳水化合物的食物来源具体如下:

（一）淀粉的食物来源

淀粉主要来源于谷类（如大米、小麦、玉米等），薯类（如红薯、马铃薯）、豆类（如豌豆、绿豆、红豆等）、坚果类（如板栗、白果等）及某些根茎类蔬菜（如芋头、南瓜、莲藕）等食物。

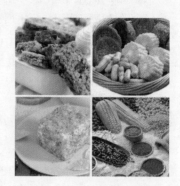

（二）膳食纤维的食物来源

膳食纤维主要来源于蔬菜、水果、豆类、坚果类和谷类等食物。谷物在加工中要去掉谷粒外皮及外层，而这部分刚好富含膳食纤维，故精加工的大米、面粉含膳食纤维较少，而粗加工的大米、面粉及杂粮（如玉米、小米、燕麦等）则含膳食纤维较多。

（三）低聚糖的食物来源

某些蔬菜、水果中含有较丰富的天然低聚糖，如洋葱、大蒜、芦笋、洋姜、葡萄、香蕉、大豆、蜂蜜等，多食这类食物对身体有益。

以下是几种常见食物碳水化合物含量表（表 2-4-1）。

表 2-4-1　几种常见食物碳水化合物含量表（g/100 g）

食物	碳水化合物总量	粗纤维	食物	碳水化合物总量	粗纤维
蔗糖	99.5	0	冰激凌	20.6	0.8
玉米淀粉	87.6	0.1	玉米（煮熟）	18.8	0.7
葡萄干	77.4	0.9	葡萄	15.7	0.6
小麦粉（70%）	76.1	0.3	苹果	14.5	1
空心粉（干）	75.2	0.3	豇豆	7.1	1
全麦面包	47.7	1.6	卷心菜	5.4	0.8
大米	24.2	0.1	牛肝	5.3	0
烤马铃薯	21.1	0.6	全脂奶粉	4.9	0
香蕉	22.2	0.5	奶（煮熟）	2.0	0.06

常见的高碳水化合物食物如下。

1　面点　馒头、包子、面条、面包、饼干、麻薯等。

2　谷物　米饭、高粱、麦子、薏苡仁（薏米）、糯米等。

3　根茎蔬菜　芋头、马铃薯、红薯、白薯、山药、板栗等。

4　水果（大多数甜味水果都含有，但水分较多）　香蕉、荔枝、橙、梨、桃子等。

5　零食　花生、核桃、巧克力、糖、冰激凌等。

主食是肥胖的"元凶"？

在线答题

任务四　膳食纤维——人体几乎消化不了的碳水化合物

 任务目标

1. 能说出膳食纤维的概念及分类。

2.能说出膳食纤维的主要特性及生理作用。

3.能说出增加膳食纤维的途径。

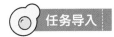

膳食纤维与健康

万余年前,最早的农业社会建立后,人们在开始选择高脂肪动物食品的同时,仍大量食用高纤维的植物性食物充饥。直到发明了谷类粗加工工艺后,埃及人第一次吃上了"白面包"。后来,注重健康的古希腊人发现吃全谷粒黑面包时大便增加。此后,在一段很长的时期内,人们对膳食的兴趣,反复游弋于"粗粮"与"细粮"之间。直到 20 世纪 60 年代,几位英国医生报道,某些非洲国家的居民由于食用高纤维食物,平均每日膳食纤维摄入量高达 35～40 g,这些居民糖尿病、高脂血症等疾病的发病率比膳食纤维摄入量仅为 4～5 g 的欧美国家的居民明显降低。由此,重新唤起了人们对膳食纤维的兴趣,并开始进行系统的研究。

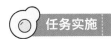

一、膳食纤维的概述

通常认为,膳食纤维是木质素与不能被人体消化道分泌的消化酶所消化的多糖的总称。其包括植物中的纤维素、半纤维素、木质素、戊聚糖、果胶和植物胶质等。

膳食纤维是一类最复杂的多糖,主要存在于谷物、薯类、水果、豆类及蔬菜等植物性食物中。膳食纤维是一种被称为"没有营养"的营养素,有"肠道清道夫"之称。它们不能为人体所利用,因为人体中不具有分解纤维素的酶。但它们是非常重要的膳食成分。

二、膳食纤维的分类

膳食纤维根据是否可溶于水可分为不溶性膳食纤维和可溶性膳食纤维两大类。

(一)不溶性膳食纤维

不溶性膳食纤维包括纤维素、半纤维素和木质素,主要存在于粗粮如禾谷类、豆类种子的外皮以及植物的茎叶中。

❶ **纤维素** 纤维素是植物细胞壁的主要成分,也是以葡萄糖为单位构成的,但与葡萄糖分子间的连接键不同,因此不能被人体肠道淀粉酶分解。食草动物因其肠道细胞能分泌纤维素酶,所以能消化吸收纤维素。

❷ **半纤维素** 半纤维素是谷类纤维的主要成分,包括戊聚糖、木聚糖、阿拉伯木糖和半乳聚糖以及一类酸性半纤维素。酸性半纤维素含有半乳糖醛酸、葡萄糖醛酸等。半纤维素及一些混杂多糖能被肠道微生物分解。纤维素和半纤维素在麸皮中含量较多。

❸ **木质素** 木质素是植物木质化过程中形成的非碳水化合物,不能被人体消化吸收。食物中木质素含量较少,主要存在于蔬菜的木质部分和种子中,如草莓籽、老化的胡萝卜和花茎甘蓝。

(二)可溶性膳食纤维

可溶性膳食纤维是指既可溶解于水,又可以吸水膨胀并能在大肠中被微生物酵解的一类膳食纤维。常存在于植物细胞和细胞间质中,包括以下几类:

❶ **果胶** 果胶通常存在于水果和蔬菜中,尤其是柑橘类和苹果中含量较多。果胶在有糖存在的情况下,在温热的微酸性稀溶液中可以变为果子冻。在食品加工中,常用果胶作为增稠剂制作果

冻、色拉调料、冰激凌和果酱等。此外,它也具有与离子结合的能力。

②**树胶和黏胶** 树胶和黏胶由不同的单糖及其衍生物组成。阿拉伯胶、瓜拉胶属于这类物质,在食品加工中可作为稳定剂和增稠剂,因为它们具有形成胶冻的能力。

表 2-4-2 列出几种食物中膳食纤维的含量。

表 2-4-2 食物中膳食纤维的含量(g/100 g)

食 物	总膳食纤维	可溶性膳食纤维	不溶性膳食纤维
大麦	12.07	5.02	7.05
高纤维谷物	33.30	2.78	30.52
燕麦	16.90	7.17	9.73
黄豆麸皮	67.43	6.90	60.53
杏子	1.12	0.53	0.59
李子	9.24	5.07	4.17
无核葡萄干	3.10	0.73	2.37
胡萝卜	3.91	1.10	2.81
青豆	3.03	1.02	2.01

三、膳食纤维的主要特性

①**吸水作用** 膳食纤维具有很强的吸水能力或与水结合能力。此作用可使肠道中粪便的体积增大,加快其转运速度,减少其中有害物质接触肠壁的时间。

②**黏滞作用** 一些膳食纤维具有很强的黏滞性,能形成黏液性溶液,包括果胶、树胶、海藻多糖等。

③**结合有机化合物作用** 膳食纤维具有结合胆酸和胆固醇的作用。

④**阳离子交换作用** 膳食纤维的阳离子交换作用与糖醛酸的羧基有关,可在胃肠内结合矿物质,如钾、钠、铁等阳离子形成膳食纤维复合物,影响其吸收。

⑤**细菌发酵作用** 膳食纤维在肠道内易被细菌酵解,其中可溶性膳食纤维可完全被细菌所酵解,而不溶性膳食纤维则不易被酵解。酵解后产生的短链脂肪酸如乙酸、丙酸和丁酸均可作为肠道细胞和细菌的能量来源。

四、膳食纤维的生理作用

由于膳食纤维具有较大的容水量,能形成高黏度的溶液,具有结合胆酸作用、阳离子交换作用及易被肠道内细菌酵解等物理特性。其生理作用与这些物理特性有密切关系。

①**具有降低血糖和血胆固醇的作用** 大多数可溶性膳食纤维如果胶、树胶及羧甲基纤维等可降低血浆胆固醇水平,尤其可降低低密度脂蛋白胆固醇水平。

②**能改善大肠功能** 膳食纤维影响大肠功能的作用包括缩短通过时间,增加粪便量及排便次数,稀释大肠内容物,以及为正常存在于大肠内的菌群提供可发酵的底物。

③**能控制体重和减肥** 一般肥胖人群大都与食物中能量摄入增加或体力活动减少有关。而食物中的膳食纤维,特别是可溶性膳食纤维,可减缓食物由胃进入肠内的速度和减轻吸水作用,从而产

生饱腹感而减少能量摄入,达到控制体重和减肥的目的。但是,过多的膳食纤维也会引起腹部不适,如增加肠蠕动和产气量,影响人体对蛋白质、维生素和微量元素的吸收。

五、膳食纤维参考摄入量及增加途径

❶ 参考摄入量　成人以每日摄入 30 g 左右膳食纤维为宜,过多摄入膳食纤维,还会影响其他营养素的吸收利用,这是因为膳食纤维可与钙、铁、锌、钾、钠等结合,从而影响这些元素的吸收利用。《中国居民膳食指南》推荐膳食纤维参考摄入量为每日 25 g,一般认为每日摄入量少于 22 g 则为缺乏。

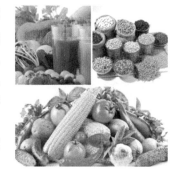

❷ 食物来源　动物性食物几乎不含膳食纤维,膳食纤维主要来源于植物性食物,尤其是全谷类食物,是膳食纤维的主要来源,如粮谷类的麸皮和糠中含有大量纤维素、半纤维素和木质素;柑橘、苹果、香蕉、柠檬等水果和洋白菜、甜菜、苜蓿、豌豆、蚕豆等蔬菜含有较多的果胶。除了天然食物所含自然状态的膳食纤维外,近年有多种以粉末、单晶体等形式从天然食物中提取的膳食纤维产品,如魔芋粉等。

麦麸、全谷、干豆、干的蔬菜和坚果所含的膳食纤维是不溶性膳食纤维,燕麦、大麦、水果和某些豆类所含的膳食纤维是可溶性膳食纤维。

❸ 增加膳食纤维的途径　为了达到每日摄入 30 g 左右膳食纤维的目标,可通过以下途径获取膳食纤维。

(1)主食应注意增加全谷物和杂豆类等高膳食纤维食物。如在烹调主食时,大米可与全谷物稻米(糙米)、杂粮(燕麦、小米、荞麦、玉米等)及杂豆(红小豆、绿豆、芸豆、花生等)搭配食用。

(2)要注意食物多样化。建议平均每日不重复的食物种类数达到 12 种以上,每周达到 25 种以上。如可按照膳食宝塔推荐的食物量每日摄入蔬菜 500 g、水果 200 g、豆类 50 g、谷薯类 300 g 来满足膳食纤维的需要量,这样既可摄入可溶性膳食纤维,也可摄入不溶性膳食纤维。

(3)多吃水果、蔬菜,并尽可能多吃整果,少喝果汁。水果中的膳食纤维主要存在于皮和果肉中,而加工果汁时,果皮和果肉已被去掉,果汁几乎不含膳食纤维。所以提倡吃全果整果,或是包括果皮果肉的全果汁。一些水果如浆果、猕猴桃、无花果、火龙果等由于籽中含膳食纤维较高,带籽食用有益健康。

(4)在选择食品时,也可通过食品标签提示,选择低能量、低脂肪、低糖、低碳水化合物、高蛋白质、高膳食纤维的食品。

但是,过多的膳食纤维可降低营养素的吸收率,如较大量的膳食纤维可降低 2%～3% 脂肪和蛋白质的利用率,这主要因为它能明显降低小肠消化酶的作用,此外还可成为消化作用的物理屏障。食物(如谷物和水果)中的膳食纤维还可能影响某些矿物质的吸收,如铜、铁、钙、锌等,但这种作用部分是由食物中的植酸所致。

如何区分粗粮与细粮?

在线答题

项目五

矿物质

扫码看课件

项目描述

　　本项目主要学习人体必需的一类重要营养素——矿物质（无机盐）。矿物质在构成人体组织、参与机体代谢、维持生理功能等方面极为重要，若摄入不足可引起缺乏症。但人体对它们的需求量很少，过量摄入会产生毒性作用。

项目目标

　　1.熟悉矿物质的概念，学会矿物质的分类。

　　2.了解矿物质的主要生理作用。

　　3.掌握钙的生理功能；能说出其缺乏症；了解其食物来源。

　　4.掌握铁、碘、锌的生理功能；能说出其缺乏症；了解其食物来源。

任务一　矿物质概述

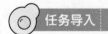

任务目标

　　1.熟悉矿物质的概念。

　　2.学会矿物质的分类。

　　3.能说出常量元素的种类。

　　4.了解矿物质的特点。

　　5.了解矿物质在人体中的生理作用。

任务导入

矿物质水是什么水

　　矿物质水，是指在纯净水的基础上根据人体需要，合理添加了镁、钾、硫、氯等矿物质元素的饮用水。它比矿泉水更纯净，比纯净水营养更丰富，可以在补充体内水分的同时满足身体对矿物质的需求。世界卫生组织在其所发布的《饮用水中的营养素》中，鼓励在饮用水中保有天然存在的矿物质，或是有目的地额外添加一些矿物质成分，使得消费

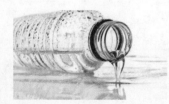

者利用饮水的机会多得到一些必需的矿物质营养。

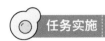任务实施

各种矿物质在人体新陈代谢过程中,每天都有一定量随各种途径,如粪、尿、汗的排泄,以及头发、指甲、皮肤和黏膜的脱落排出体外。因此,必须通过饮食补充。由于某些元素在体内,其生理作用剂量与毒性剂量较接近,故过量摄入不仅无益反而有害,特别要注意用量不宜过大。根据矿物质在食物中的分布及其吸收、人体需要特点,在我国人群中比较容易缺乏的有钙、铁、锌。在特殊地理环境或其他特殊条件下,也可能有碘、硒及其他元素的缺乏问题。

一、矿物质的概念

人体内元素除碳、氢、氧、氮以有机化合物形式存在外,其余各种元素统称为无机盐或矿物质。目前的化学分析技术已经查明,在人和其他生物体内的元素有 50 多种。

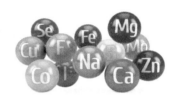

人体内矿物质的总重量虽然仅占人体重量的 4%(碳、氢、氧、氮诸元素占人体重量的 96%),需要量也不像蛋白质、脂类、碳水化合物那样多,但它们也是人体需要的一类重要营养素。

你知道"灰分"是什么吗?

二、矿物质的分类

其分类方法有两种,一是从营养角度来看,把矿物质元素分为必需矿物质元素、非必需矿物质元素和有毒矿物质元素三类。所谓必需矿物质元素,是指这种元素在机体内的健康组织中存在,并且含量比较恒定,为机体正常生理生化功能所不可缺少,缺乏时会发生组织结构或生理异常,补给这种元素后可恢复正常或可防止这种异常的发生。但应注意,即便是必需矿物质元素,摄入过量也会产生毒性。

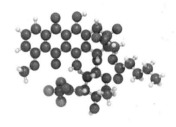

二是从人体内的含量来看,必需矿物质元素又可分为两类:一般将含量占人体重量 0.01% 以上的元素称为常量元素,如钙、镁、钾、钠、磷、氯、硫 7 种。含量占人体重量 0.01% 以下的元素称为微量元素,其中有 14 种目前已被确认为必需微量元素,即铁、碘、铜、锌、钴、锰、钼、硒、铬、镍、锡、硅、氟和钒。但无论哪种元素,和人体所需的三大营养素碳水化合物、脂类和蛋白质相比,都是非常少量的。

三、矿物质的特点

(1)体内不能合成,必须从食物和饮用水中摄取。

(2)矿物质在体内组织器官中的分布是很不均匀的。

(3)矿物质元素相互之间存在协同或拮抗作用。

什么是拮抗作用?

(4)部分矿物质需要量很少,生理需要量与中毒剂量较接近,过量摄入易引起中毒。

四、矿物质的生理作用

(1)构成机体组织的重要成分和调节生理功能。如钙、镁、磷是骨骼和牙齿的主要成分;铁是血红蛋白的主要成分;碘是构成甲状腺的重要成分;锌是胰岛素和含锌金属酶的成分,磷是神经、大脑磷脂的重要成分等。

(2)有些矿物质能调节多种生理功能,如:维持组织细胞的渗透压,调节水的平衡;钾、钠、钙、镁离子能调节体液的酸碱平衡,维持神经肌肉的兴奋性、心脏的节律性。

相关知识

在线答题

（3）矿物质又是体内的活性成分（酶、激素和抗体等）的组成成分或激活剂。如钙是凝血酶的激活剂，锌是多种酶的组成成分。

（4）矿物质还是某些具有特殊生理功能物质的组成部分。如碘是甲状腺素的主要成分，而铁参与构成血红蛋白。

（5）矿物质还能维持神经肌肉兴奋性和细胞膜的通透性。钾、钠、钙、镁是维持神经肌肉兴奋性和细胞膜通透性的必要条件。

矿物质广泛存在于动物、植物性食物中，人体需要量又少，只要注意荤素调配、粮菜混食，粗粮、细粮搭配，膳食多样化，避免偏食，一般不易造成缺乏，但在特殊的生理条件下（如孕妇、哺乳期女性、婴幼儿和老年人）或膳食调配不当，或生活环境特殊等则易引起缺乏。经研究和调查，我国的膳食中缺乏的主要是钙、铁，地方病区域以缺碘、硒较多，儿童以缺锌较为普遍。

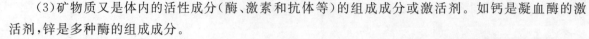

任务二　常量元素——钙的认知

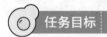

任务目标

1.了解钙在人体中的存在。
2.掌握钙的生理功能。
3.能说出钙缺乏症的表现。
4.了解钙的食物来源。

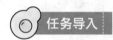

任务导入

培根夫妇今年都已经 70 多岁了，在家享受着惬意的退休生活。"丁零零"，培根太太放下手中的活儿，走向客厅接电话，一不小心跌倒在地毯上，突觉左臂剧烈疼痛，挣扎着想站起来却力不从心。正在醉心整理邮票的丈夫听到呼救急忙奔出，弯腰想抱起妻子，忽然背部传来好像柳枝折断的清脆声响，培根先生觉得剧痛难忍，不得已放弃救助妻子，两人只能一同等待医生的救援。

这是一位医学家描写一对老年夫妇骨折的真实情景。在美国，骨质疏松患者约有 2000 万，而因此引起骨折的人数超过 130 万。在我国，随着生活水平的提高，平均寿命的延长，骨质疏松的发病率也在逐年增加，越来越多的老年人因骨折卧床或只能依靠轮椅出行。那么，骨质疏松又是怎么发生的呢？它与钙有直接关系，可以说，大部分的原发性骨质疏松是由骨骼缺钙引起的。

任务实施

一、钙在人体中的存在

钙是人体内含量最多的一类矿物质，它占人体总重量的 1.5%～2.0%，一般成年人体内含钙量为 1200～1300 g。人体 99% 的钙存在于骨骼和牙齿中，其余 1% 的钙存在于软组织、细胞外液和血液中，这部分钙通称为混合钙池，它在维持正常生理活动中起着重要作用。

二、钙的生理功能

（1）钙是构成骨骼和牙齿的主要成分。

Note

（2）钙能维持神经和肌肉的正常兴奋和心跳节律,血钙水平增高可抑制神经肌肉的兴奋性,如血钙水平降低,则引起神经肌肉兴奋性增强,而产生手足抽搐(俗称"抽风")。

（3）钙对体内多种酶有激活作用(如 Ca^{2+} 激活 ATP 酶、酯酶和蛋白水解酶等)。

（4）钙能参与凝血过程(钙能将凝血酶原激活成凝血酶)。

（5）钙能抑制毒物(如铅)的吸收。

三、钙的缺乏症

人体内的钙如果缺乏,对儿童会造成骨质生长不良和骨化不全的影响,会出现囟门晚闭、出牙晚、"鸡胸"或佝偻病。钙缺乏者易患龋齿,影响牙齿质量。成年钙缺乏者则易患软骨病,中老年钙缺乏者易患骨质疏松,易发生骨折并发出血和瘫痪等疾病。

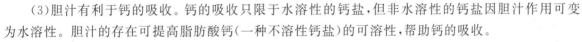

囟门晚闭
肋骨串珠
长骨弯曲
佝偻病手、足镯
O形腿

小儿佝偻病症状图

四、人体缺钙的原因

钙是人体内含量最多的一种矿物质,但也是人体最容易缺乏的矿物质。从营养学角度看,造成人体缺钙的原因,第一是膳食中缺乏富含钙的食物;第二是特殊生理阶段,机体对钙的需要量增加;第三是膳食或机体内存在某种或多种影响钙吸收的因素。

五、影响钙吸收的因素

（1）食物中的维生素 D、乳糖、蛋白质都能促进钙盐的溶解,有利于钙的吸收。

（2）肠内的酸度有利于钙的吸收,特别是在十二指肠部位,钙能被主动吸收。乳酸、氨基酸等均能促进钙盐的溶解,有利于钙的吸收,乳类食品就是如此。

（3）胆汁有利于钙的吸收。钙的吸收只限于水溶性的钙盐,但非水溶性的钙盐因胆汁作用可变为水溶性。胆汁的存在可提高脂肪酸钙(一种不溶性钙盐)的可溶性,帮助钙的吸收。

（4）脂肪供给过多就会影响钙的吸收,因为由脂肪分解产生的脂肪酸在肠道未被吸收时与钙结合,形成皂钙,使钙吸收率降低。

（5）年龄和肠道状况与钙的吸收也有关系。钙的吸收随年龄的增长而逐渐减少,所以老年人多发生骨质疏松,易骨折,也难愈合。腹泻或肠道蠕动太快,食物在肠道停留时间过短,也有碍于钙的吸收。

晒太阳能够补钙吗?

钙片什么时候吃?

（6）某些蔬菜中的草酸和谷类中的植酸(六磷酸肌醇)分别能与钙形成不溶性的草酸钙和植酸钙,影响钙的吸收。含草酸多的蔬菜有老菠菜、茭白、竹笋、红苋菜等,含植酸多的谷类有荞麦、燕麦等。含草酸高的蔬菜在烹调时经沸水焯后草酸可减少 60%,旺火热油快炒草酸减少 25%。

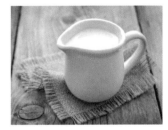

你知道比牛奶还补钙的食物吗?

六、钙的食物来源和供给量

（1）钙的食物来源以乳制品为最好,不仅含量丰富,而且易于吸收利用,是婴幼儿的良好钙源,如每 100 g 人乳含钙 30 mg,牛乳含钙 104 mg。

（2）我国膳食中钙的主要来源是蔬菜和豆类,如甘蓝、大白菜、小白菜及豆类制品。

（3）虾皮、芝麻酱、骨头汤、核桃仁、海带、紫菜等含钙也很丰富。

（4）钙的供给量:我国规定每日膳食中钙的供给量为 800 mg(成年男女)、孕妇(怀孕 7~9 个月)、哺乳期女性为 1500 mg。

在线答题

任务三 常量元素——钠、钾的认知

任务目标

1.了解钠的生理作用。
2.掌握钠过量及食盐过多的危害。
3.熟记钠钾的平衡比例。
4.了解钾的食物来源。

任务导入

辽宁省部分贫困村庄,一段时期内经常发生一些奇怪的现象。一些身体看来很健康的村民有时会头痛、烦躁、突然晕倒,或者肢体麻木,造成严重的残疾甚至死亡。这种怪病的发病率逐年上升,当地农民对此的恐惧持续了多年。

王某的父亲就是得了这种怪病。他至今还能回忆起父亲生病的症状:他在走路或干活时会突然头晕、头痛,有时症状很严重。有一天父亲在农田里干活时,突然晕倒,之后一病不起,直至病故。

医务人员对该地区的农民进行了调查。结果显示,这里的农民高血压患病率达 36.29%,个别村庄达到 59%,平均每个家庭中至少有 1 个高血压患者,这个比例远远高于全国平均 18.9% 的患病率。

进一步的研究显示:遗传不是这里高血压患病率高的原因,对饮用水、化肥等的检测显示,与其他地区并无区别。这个地区为什么有如此高的高血压患病率呢?这个问题困扰着医务人员。

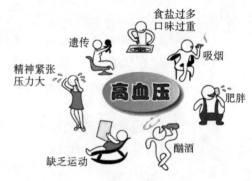

医务人员继续在这里进行调查。他们深入到村民家,了解村民的生活、饮食习惯。医务人员意外地发现,当地村民的口味都偏重,村民家家有一个盐罐子、一个猪油坛子,每天炒菜时半勺油、一把盐。计算起来,平均每人每天食盐摄入量达 33 g,远远高出了全国平均水平。

至此,当地高血压怪病的"真凶"终于被找到了。

每日摄入 5 g 以下盐,你能做到吗?

任务实施

一、钠

钠是人体中一种重要无机元素,一般情况下,成人体内钠含量为 3200～4170 mmol(相当于 77～100 g),约占体重的 0.15%,体内钠主要在细胞外液,占总体钠的 44%～50%,骨骼中含量也高达 40%～47%,细胞内液含量较低,仅为 9%～10%。食盐(NaCl)是人体获得钠的主要来源。

(一)钠的生理功能

1 调节体内水分与渗透压 钠主要存在于细胞外液,是细胞外液中的主要阳离子,约占阳离子总量的 90%,与对应的阴离子构成渗透压。钠对细胞外液渗透压调节与维持体内水量的恒定,是极其重要的。此外,钾在细胞内液中同样构成渗透压,维持细胞内水分的稳定。钠、钾含量的平衡,是维持细胞内外水量恒定的根本条件。

❷ **维持酸碱平衡**　钠在肾小管重吸收时与氢离子交换,清除体内酸性代谢产物(如 CO_2),保持体液的酸碱平衡。钠离子总量影响着缓冲系统中碳酸氢盐的比例,因而对体液的酸碱平衡也有重要作用。

❸ **钠泵**　钠离子能主动从细胞内排出,以维持细胞内外液渗透压平衡。钠与 ATP 的生成和利用、肌肉运动、心血管功能、能量代谢都有关系,钠不足可影响其作用。此外,糖代谢、氧的利用也需有钠的参与。

ATP 是什么?

❹ **增强神经肌肉兴奋性**　钠、钾、钙、镁等离子的浓度平衡,对于维护神经肌肉的应激性都是必需的,满足一定浓度需要的钠可增强神经肌肉的兴奋性。

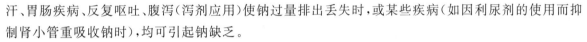

(二)钠的缺乏

人体内钠在一般情况下不易缺乏。但在某些情况下,如禁食、少食,膳食钠限制过严而摄入量非常低时,或在高温、重体力劳动、过量出汗、胃肠疾病、反复呕吐、腹泻(泻剂应用)使钠过量排出丢失时,或某些疾病(如因利尿剂的使用而抑制肾小管重吸收钠时),均可引起钠缺乏。

食盐与高血压

钠的缺乏在早期症状不明显,可有倦怠、淡漠、无神甚至起立时昏倒。失钠达 0.5 g/kg 体重以上时,可出现恶心、呕吐、血压下降、痛性肌肉痉挛,尿中无氯化物检出。当失钠达 $0.75 \sim 1.2$ g/kg 体重时,可出现恶心、呕吐、视物模糊、心率加速、脉搏细弱、血压下降、肌肉痉挛、疼痛反射消失,甚至淡漠、木僵、昏迷、外周循环衰竭、休克,终因急性肾功能衰竭而死亡。

5 g 盐是多少?

(三)钠摄入过量的危害与毒性

钠摄入量过多,尿中 Na^+/K^+ 值增高,是高血压发生的重要因素。研究表明,Na^+/K^+ 值与血压呈正相关,而尿钾水平与血压呈负相关。在高血压家族人群中较普遍存在对盐敏感的现象,而对盐不敏感的或较耐盐者,在无高血压家族史者中较普遍。

每日摄入 5 g 以下盐,你能做到吗?

正常情况下,钠摄入过多并不蓄积,但某些情况下,如误将食盐当作食糖加入婴儿奶粉中喂哺,则可引起中毒甚至死亡。急性中毒,可出现水肿,血压上升,血浆胆固醇水平升高,脂肪清除率降低,胃黏膜上皮细胞受损等。

(四)钠的食物来源

钠普遍存在于各种食物中,一般动物性食物钠含量高于植物性食物,但人体钠来源主要为食盐,以及加工、制备食物过程中加入的钠或含钠的复合物(如谷氨酸、小苏打(即碳酸氢钠)等),以及酱油、盐渍或腌制肉或烟熏食品、酱咸菜类、发酵豆制品、咸味休闲食品等。

关于"低钠盐"

我国居民的饮食习惯中食盐摄入量过高,而过多的食盐摄入与高血压、脑卒中有关,因此要减少食盐摄入,推荐每日食盐摄入量不要超过 5 g。

二、钾

钾是人体生长发育代谢中不可缺少的重要矿物质元素,是人体细胞内液重要的阳离子,钾参与体内糖和蛋白质的代谢,与钠元素互相协调,维持体内水和电解质的平衡。钾还具有减小血浆容积、阻断血管紧张素代偿性升高,从而降低血压的作用。

钾、钠两种元素在日常膳食中应保持平衡,平衡的比例大概是 2∶1,倘若钠量超过与钾的正常比

缺钾的症状
有哪些？

在线答题

例，就会导致机体缺钾。

　　富钾膳食有利健康，医学专家研究证实，食用香蕉、马铃薯等含钾丰富的食品，能明显降低脑出血、脑栓塞以及肾脏病的发病率。其他含钾丰富的食品也具有同样的作用。钾具有多种保健功效，富钾饮食对人体健康具有重要意义。新鲜水果和蔬菜含钾丰富，尤其是香蕉、橙子、甜瓜、辣椒、苋菜、菠菜、油菜、马铃薯、蘑菇、紫菜、海带、花生、豆类及粗粮等含钾较多。过多摄入食盐可造成缺钾。另外，多吃豆类食物、新鲜水果或蔬菜，是补充钾的最好途径。

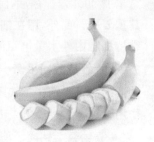

任务四　微量元素之铁

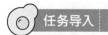

　　1.掌握铁的生理功能。
　　2.能说出铁缺乏症的表现。
　　3.了解铁在食物中的存在形式。
　　4.了解铁的食物来源。
　　5.懂得正确的补血方式。

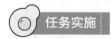

　　一说到吃什么补血，大家可能会想到的食物包括：红枣、红糖，甚至补血美颜"圣品"阿胶。其实，这些你以为的都是错误的。这些被误认为可以补血的食物，其实主要是因为它们都是红色的，我们的血液也是红色，"以形补形"，所以人们会有所误解。那么，究竟哪些食物能起到补血的作用呢？

![任务实施]

一、铁在人体中的存在

　　铁是人体所需要的重要微量元素之一。成年人体内含铁 $4\sim5$ g，其中有 $60\%\sim70\%$ 存在于血红蛋白中，3% 存在于肌红蛋白中，$0.2\%\sim1\%$ 存在于含铁的酶（如过氧化氢酶、过氧化物酶、细胞色素酶等）和铁传递蛋白中。其余则主要以铁蛋白和含铁血黄素的形式储存于肝脏、脾脏和骨髓的网状内皮系统等组织器官中，需要时可释放入血供机体利用。这部分铁称为储备铁。

二、铁的生理功能

　　(1)铁在人体内以血红蛋白的形式参加氧的转运、交换和组织呼吸过程。
　　(2)铁还参加血红蛋白、肌红蛋白、细胞色素酶与某些酶的合成。
　　(3)铁还与许多酶的活性有关。

三、铁的缺乏

　　如果铁的摄入不足，吸收利用不良时，将使机体出现缺铁性或营养性贫血。

轻度贫血患者症状一般不明显；较重患者，表现为面色苍白，稍微活动就心跳加快、气急，还伴随头晕、眼花、耳鸣、记忆力减退、四肢无力、食欲减退、免疫功能下降或容易感冒等。缺铁严重者，还能造成贫血性心脏病，检查时可发现心脏增大等体征。

四、铁在食物中的存在形式

铁在食物中存在的形式有两类。

❶ 植物性食物中的非血红素铁　主要是以 Fe^{3+} 的形式与蛋白质、氨基酸和其他有机酸结合成的络合物。这种形式的铁必须还原成 Fe^{2+} 后才能被人体吸收。

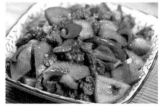

贫血吃什么好？

植物性食物中的植酸、草酸、鞣酸、磷酸等还能与铁形成难溶性的铁盐而影响铁的吸收。植物性食物中铁的吸收率较低，多在 10% 以下，如大米为 1%，菠菜和大豆为 7%，玉米和黑豆为 3%，小麦为 5%，所以植物性食物应该说并没有明确的补血效果。

❷ 动物性食物中的血红素铁　如猪、牛、羊等红肉和动物内脏中含有的铁，是以 Fe^{2+} 形式与血红蛋白和肌红蛋白结合而组成的血红素铁。这种铁不受植酸等有机酸的影响，可直接被吸收。动物性食物中铁的吸收率较高，如鱼类为 11%，动物的肌肉和肝脏可达 22%，但鸡蛋仅为 3%。

胃酸可促使食物中的有机铁分解为铁离子，或使其变为结合较松散的有机铁，所以胃酸有促进铁吸收的作用。维生素 C、半胱氨酸等还原性成分能将 Fe^{3+} 还原成 Fe^{2+}，且能与 Fe^{2+} 形成可溶性络合物，有助于铁的吸收。

所以一般认为动物性食物和植物性食物混合食用，可提高植物性食物内铁的吸收率。

五、铁的供给量和食物来源

铁的供给量，世界卫生组织建议成年男性每日 5～9 mg，成年女性每日 14～28 mg。我国推荐的每日供给量为成年男子 12 mg、成年女子 18 mg、孕妇和哺乳期女性 28 mg、婴幼儿 10 mg。

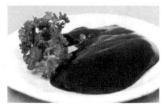

相关知识

铁的主要来源：动物性食物中以动物肝脏、动物血液、瘦肉、蛋黄、鱼类及其他水产品中含量较多，植物性食物以豆类、坚果类、叶菜和山楂、草莓等水果中含量较多。此外葛仙米、发菜、干蘑菇、黑木耳、紫菜、海带、青虾等也含有丰富的铁元素。成人普通的膳食一般不易发生铁的不足，但单纯喂人乳和牛乳的婴幼儿，就容易发生缺铁性贫血。因人乳和牛乳中含铁很少，婴幼儿应该补充食用含铁丰富的食物。

在线答题

任务五　微量元素之碘与锌

任务目标

1.掌握碘与锌的生理功能。

2.能说出碘与锌缺乏症的表现。

3.了解碘与锌的食物来源。

 **任务导入**

有一段时间小佳宁不爱吃东西,还挑食,奶奶想办法变换着花样地给小佳宁做好吃的,可是小佳宁还是提不起兴趣,这可愁坏了奶奶。更糟糕的是,小佳宁对食物没兴趣,但看见烟头、石灰块都要用嘴尝一尝,似乎这些东西更加可口。一天,婶婶下班回来听见厨房里有"窸窣"的声音,赶紧走过去一看,只见小佳宁正捏着炉渣往嘴里填呢,婶婶被吓坏了,急忙和叔叔一起带小佳宁去了医院。在儿童保健科,医生仔细询问了小佳宁的近期表现、吃饭情况和家里的饮食习惯,并且进行了相关检查。医生对他们说,小佳宁是由缺锌造成的异食癖。那什么是异食癖呢?

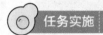 **任务实施**

一、碘

(一)碘的生理功能

(1)成年人身体内含碘量为 20～50 mg,其中 20%存在于甲状腺中。

(2)碘是合成甲状腺素的主要成分。甲状腺所分泌的甲状腺素对机体可以发挥重要的生理作用。

(3)甲状腺素最显著的作用是促进许多组织的氧化作用,增加氧的消耗和能量的产生;促进生长发育,调节和控制机体的基础代谢。

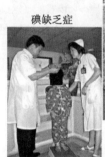
碘缺乏症

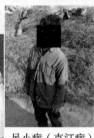
呆小病(克汀病)

(二)碘缺乏症

体内缺碘,甲状腺素合成量减少,体内含碘量降低,可引起脑垂体促甲状腺激素分泌增加,不断地刺激甲状腺而引起甲状腺肿,民间叫"瘿瓜瓜"或"大脖子病"。我国西南、西北及内陆山区均为缺碘地区,是地方性甲状腺肿及克汀病(呆小病)的流行区域。前者,除患甲状腺肿外,还出现心慌、气短、头痛、眩晕,劳动时还可加重。严重时,发生全身黏液性水肿,这种病还有明显的遗传倾向。严重缺碘妇女生的婴儿,会发生呆小病。其患者生长迟缓,发育不全(如性器官发育停止等),智力低下,聋哑痴呆。在高发病区流传着这样的民谣:一代甲(指甲状腺肿),二代傻(指呆小病),三代四代断根芽。这很形象地道出了缺碘的严重后果。呆小病,是因胎儿及婴儿期严重缺碘引起的中枢神经系统损害,甲状腺功能低下及生长发育停滞为主的病变。

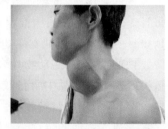

(三)碘的供给量和食物来源

(1)人体所需要的碘,一般都从饮水、食物和食盐中获得。

(2)含碘高的食物主要为海产的动植物如海带、紫菜、海蜇、海虾、海蟹等。

内陆地区,采用食盐加碘预防甲状腺肿最为有效,其比例以 10 万份食盐加碘化钾 1 份为宜,即 1000 kg 食盐加入碘化钾 10 g。有人还建议在流行区除用碘盐外还可用碘油、碘糖等制剂作为普遍预防措施。

碘的推荐供给量为:婴儿 1～6 个月 40 μg,7～12 个月 50 μg;成年人 150 μg;孕妇 170 μg,哺乳期女性 200 μg。

你知道碘过量吗?

二、锌

锌作为人体必需微量元素,广泛分布在人体所有组织和器官,成人体内锌含量为 $2.0\sim2.5$ g,以肝、肾、肌肉、视网膜、前列腺为高。血液中 $75\%\sim85\%$ 的锌分布在红细胞,$3\%\sim5\%$ 分布于白细胞,其余分布在血浆中。锌对生长发育、免疫功能、物质代谢和生殖功能等均有重要作用。

（一）锌的生理功能

(1)促进人体的生长发育。

(2)维持人体正常的食欲。

(3)提高人体免疫力。

(4)维持男性正常的生殖功能。

(5)促进伤口或创伤的愈合。

（二）锌的缺乏

人类锌缺乏的常见表现是生长缓慢、皮肤伤口愈合不良、味觉障碍、胃肠道疾病、免疫功能减退等。儿童缺锌,则多发异食癖。

（三）锌的需要量与膳食参考摄入量

中国营养学会参考近年来国际上锌需要量的研究成果,结合中国居民膳食结构特点,在《中国居民膳食营养素参考摄入量》中,成年男子的锌推荐摄入量(RNI)为每日 15.5 mg,成年男子锌的可耐受最高摄入量(UL)为每日 45 mg。

锌缺乏的并发症

（四）锌的食物来源

不论动物性还是植物性食物都含有锌,但食物中的锌含量差别很大,吸收利用率也不相同。一般来说贝壳类海产品、红色肉类、动物内脏类都是锌的极好来源;干果类、谷类胚芽和麦麸也富含锌。一般植物性食物含锌较少。干酪、虾、燕麦、花生酱、花生、玉米等为良好来源。含量较少者包括动物脂肪、植物油、水果、蔬菜、奶糖、白面包和普通饮料等。精细的粮食加工过程可导致大量的锌丢失。如小麦加工成精面粉大约 80% 的锌被去掉;豆类制成罐头损失了新鲜大豆锌含量的 60% 左右。

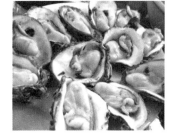

相关知识

在线答题

项目六

维生素

扫码看课件

项目描述

　　本项目主要学习人体必需的一类重要营养素——维生素。从名字我们就可以看出,维生素对人体的生命活动是极其重要的。历史上曾有数百万人死于维生素缺乏症,生活中维生素的缺乏人群也很常见。学习维生素的相关知识并运用到生活和工作实际中,有效地预防和治疗维生素缺乏症,进而增进人体健康,是有重要意义的。

项目目标

　　1.能说出维生素的分类。
　　2.了解人体缺乏维生素的原因。
　　3.认识各类维生素的性质、功能、缺乏症、食物来源及需要量。

任务一　维生素的概念和分类

 任务目标

　　1.掌握维生素的分类。
　　2.了解维生素的共同特点。
　　3.了解维生素的命名。
　　4.认识维生素缺乏的原因。

任务导入

　　维生素的发现是 19 世纪的伟大发现之一。1897 年,艾克曼在爪哇发现只吃精磨的白米即可患脚气病,吃未经碾磨的糙米能治疗这种病。并发现可治脚气病的物质能用水或酒精提取,当时称这种物质为"水溶性 B"。1906 年证明食物中含有除蛋白质、脂类、碳水化合物、矿物质和水以外的"辅助因素",其量很小,但为动物生长所必需。后来,有医学家鉴定出在糙米中能对抗脚气病的物质是胺类,性质和在食品中的分布类似,且多数为辅酶。有的供给量须彼此平衡,如维生素 B_1、维生素 B_2 和维生素 PP,否则可影响生理功能。维生素 B 复合体包括:泛酸、维生素 PP(烟酸)、生物素、叶酸、维生素 B_1(硫胺素)、维生素

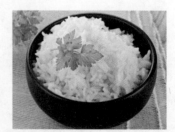

Note

B_2(核黄素)、吡哆醇(维生素 B_6)和氰钴胺(维生素 B_{12})。有人也将胆碱、肌醇、对氨基苯酸(对氨基苯甲酸)、肉毒碱、硫辛酸包括在维生素 B 复合体内。

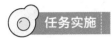
任务实施

一、维生素的概念

维生素是维持机体生命活动过程所必需的一类微量的低分子有机化合物。

二、维生素的共同特点

(1)在机体内它们既不能产生能量也不是构成组织的原料。

(2)人体对其需要量很少(每日仅以毫克或微克计算),但对于维持人体正常生长发育和调节生理功能起着十分重要的作用。

(3)大多数维生素不能在体内合成或合成量不足,也不能大量储存于组织,所以必须经常由食物供给。

(4)许多维生素具有几种结构相似、生物活性相同的化合物,如维生素 A_1 与维生素 A_2,维生素 D_2 与维生素 D_3 等。

三、维生素的命名

维生素的命名有三种方式,一是按照发现的历史顺序,以英文字母顺序命名,如维生素 A、B、C、D、E 等;二是按其生理功能命名,如抗坏血酸、抗干眼病维生素等;三是按其化学结构命名,如视黄醇、硫胺素、核黄素等。

四、维生素的分类

维生素的种类很多,它们的化学性质与结构的差异很大。一般按其溶解性可分为两大类,即脂溶性维生素和水溶性维生素。

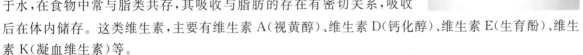

(一)脂溶性维生素

脂溶性维生素溶于脂肪或脂溶性溶剂(如苯、乙醚、氯仿等)而不溶于水,在食物中常与脂类共存,其吸收与脂肪的存在有密切关系,吸收后在体内储存。这类维生素,主要有维生素 A(视黄醇)、维生素 D(钙化醇)、维生素 E(生育酚)、维生素 K(凝血维生素)等。

(二)水溶性维生素

水溶性维生素溶于水而不溶于脂肪或脂溶性溶剂,量多时从尿中排出。此类维生素有维生素 B_1(硫胺素)、维生素 B_2(核黄素)、维生素 PP(烟酸)、维生素 B_6(吡哆醇)、泛酸(维生素 B_3)、生物素(维生素 H)、叶酸、维生素 B_{12}(钴胺素、氰钴胺)、维生素 C(抗坏血酸)等。

当膳食中长期缺乏某种维生素或供给量不足时,都将引起新陈代谢紊乱而发生病态反应,进而产生维生素缺乏症;长期轻度缺乏维生素,可使劳动能力和对传染病的抵抗能力下降。

关于 B 族维生素,你都知道几个?

五、维生素缺乏的原因

(1)食物摄入量不足。

(2)食物中维生素含量不足。

(3)食物储藏加工和烹调烘烤不当而造成维生素的破坏、损失。

（4）外界因素对维生素的影响。

（5）维生素在体内吸收障碍，破坏分解增强或生理需要量增加。

维生素摄入过多时，水溶性维生素常以原形从尿中排出体外，几乎无毒性，但摄入过大（非生理）剂量时，常干扰其他营养素的代谢；大量摄入脂溶性维生素时，由于排出较少，可致体内积存超负荷而造成中毒。为此，必须遵循合理原则，不宜盲目加大剂量。

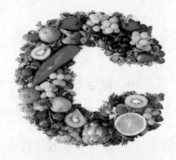

值得注意的是，各种维生素之间，维生素与其他营养素之间保持平衡非常重要，如果摄入某一种营养素不适当，可能会引起或加剧其他营养素的代谢紊乱。

通过对维生素广泛、深入研究，已发现维生素还有许多新的功能作用，特别是对某些慢性非传染性疾病的防治方面，已经有了很多实验研究与人群流行病学调查研究的明确结果。维生素的这些作用告诉我们，适宜的维生素摄入对人类维护健康，远离慢性疾病的困扰无疑是有利的。

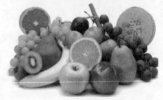

相关知识

在线答题

任务二　脂溶性维生素之维生素 A、维生素 D

任务目标

1. 了解维生素 A 和维生素 D 的存在和性质。
2. 了解维生素 A 和维生素 D 的生理功能。
3. 熟练掌握维生素 A 和维生素 D 的缺乏症。
4. 掌握维生素 A 和维生素 D 的食物来源。

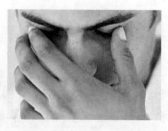

任务导入

夜盲症——尼泊尔孕妇的常见病

由于古老的家族制度和落后的经济发展水平，在 21 世纪的今天，尼泊尔的妇女在社会上仍然处于被支配和被歧视的地位。

苏尼达·拉马是一名典型的尼泊尔山区的妇女，25 岁的她已经是两个孩子的母亲了，如今，她的第三个孩子在腹中也有 5 个月大了。尽管是一名孕妇，但是她每天要在田里进行辛勤的劳作，还要担负煮饭等家务工作，非常辛苦。可是，她做任何事情只能在白天，因为天一黑她就什么都看不见了。她说："我白天能看见东西，一到晚上就不能走动，不能做家务。我周围的孕妇都是这个样子，等孩子一出生就好了。这不是病，每个孕妇都会这样的"。

她们的这种情况真的是孕妇的正常反应吗？实际上，拉马患的是一种叫作夜盲症的病。自古以来，孕妇夜盲症就一直存在。各国的历史书上多有记载，普遍认为多吃动物的肝脏能够治疗该病。我国有句俗语"肝能明目"。但是，人们一直未能发现这是什么原因造成的。直到 20 世纪初，人们才认识到夜盲症是一种维生素 A 的缺乏病。

Note

任务实施

一、维生素 A 和胡萝卜素

(一)性质

维生素 A,又名视黄醇,是一种淡黄色针状结晶物质,对热、酸、碱都比较稳定。一般的烹调方法和罐头加工对食物中的维生素 A 无严重破坏,但易被空气中的氧所氧化而失去生理作用;紫外线照射也可使它受到破坏。此外,脂肪酸败可引起其严重破坏。

维生素 A 只存在于动物性食品中,在植物中不含有维生素 A,植物性食品中含有胡萝卜素。胡萝卜素是一种黄色色素,在黄红色瓜果、蔬菜中含量最多,其中最重要的是 β-胡萝卜素。它们被吸收后,在小肠黏膜和肝脏经酶的作用转化成为维生素 A。所以胡萝卜素是维生素 A 的前身,也叫维生素 A 原。

维生素 A 在食物中常与脂肪混在一起,如果脂肪摄入量过少,或脂肪吸收发生障碍时,相应地维生素 A 的吸收也大为减少。

(二)维生素 A 的生理功能和缺乏症

❶ 维持正常的视觉功能　维生素 A 构成视觉细胞内感光物质的成分。眼球内层视网膜上的感光物质视紫红质,是由维生素 A 与视蛋白结合而成,具有感受弱光的作用,能使人在昏暗光线下看清事物。人从亮处进入暗处,因视紫红质消失,最初看不清任何物体,经过一段时间,待视紫红质再升到一定水平才逐渐恢复视觉,这一过程称为暗适应。暗适应的快慢取决于照射光的波长、强度和照射时间,同时也取决于体内维生素 A 的营养状况。如果维生素 A 缺乏,就会影响到视紫红质的合成速度或停止合成,引起夜盲症,暗适应能力减弱,在黄昏或从明亮处走入暗处时,不能很快看清事物。只要供给足量的维生素 A,症状即可消失。

战士的夜盲症

❷ 维护上皮组织的健康、增强抗病能力　维生素 A 具有维护呼吸道、消化道、泌尿道、性腺和腺体的上皮组织,眼睛的角膜、结膜以及皮肤健康和正常功能的作用,并有增强上皮组织对细菌、病毒等抵抗能力。如缺乏时,上皮组织萎缩、角化,皮肤干燥,呼吸道、泌尿道、腺体上皮组织发生病变,使机体抵抗力下降,容易感染疾病,如上呼吸道感染,或感冒等。维生素 A 缺乏,还可使泪腺上皮细胞组织受损、分泌停止,使眼结膜、角膜干燥而引起干眼病(眼干燥症),其表现为角膜、结膜干燥,出现炎症,严重时角膜软化、溃疡、穿孔、失明。

夜间看手机每次不要超过 45 分钟

❸ 促进生长发育　维生素 A 有提高幼小动物对氮的利用的特殊作用,因而能促进体内蛋白质的合成,加速细胞分裂的速度和刺激新细胞的成长。儿童如果缺乏维生素 A,体内肌肉和内脏器官萎缩,体脂减少,发育缓慢,生长停滞,并易感染各种疾病。

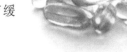

❹ 抗氧化作用　类胡萝卜素能捕捉自由基,提高抗氧化防御能力。

❺ 抑制肿瘤生长　许多饮食和流行病学研究表明,高维生素 A 和 β-胡萝卜素摄入量的人群,患肺癌等上皮癌症的风险减小。

(三)食物来源

维生素 A 最主要的来源是各种动物的肝脏、鱼肝油、鱼卵、全奶、奶油、禽蛋等;维生素 A 原的良好来源是深色蔬菜和水果,如胡萝卜、菠菜、苜蓿、豌豆苗、红心红薯、番茄、油菜、韭菜、辣椒、冬苋菜等有色蔬菜,水果中的杏和柿子。

过量摄入维生素 A 可引起急性中毒、慢性中毒及致畸毒性。β-胡萝卜素是维生素 A 的安全来源。

二、维生素 D

(一)性质

维生素 D 是类固醇衍生物,溶于脂肪和脂肪性溶剂中,化学性质较稳定,耐热,对氧、碱较为稳定,在酸性溶液中则易分解。食品在通常的加工、加热、熟制过程中不会引起维生素 D 的损失,但脂肪酸败时,可造成维生素 D 的破坏。

维生素 D 的种类很多,以维生素 D_2(麦角钙化醇)和维生素 D_3(胆钙化醇)最为重要。植物油、酵母等含的麦角固醇经紫外线照射后可转变成维生素 D_2,市面上出售的维生素 D_2 药品就是由照射麦角固醇而制成的,所以称麦角固醇为维生素 D_2 原。鱼肝油、牛乳、鸡蛋等动物性食品中含有维生素 D_3,人的皮肤中含有 7-脱氢胆固醇,经紫外线或阳光照射后能转变为维生素 D_3,所以称 7-脱氢胆固醇为维生素 D_3 原。维生素 D_2 和维生素 D_3 在体内经肝肾转化为具有生理活性的 1,25-二羟胆钙化醇后,才能发挥其生理作用。

(二)生理功能和缺乏症

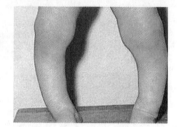

维生素 D 的主要功能是调节体内钙、磷的正常代谢,促进钙、磷的吸收和利用,维持儿童和成人骨质钙化,促使儿童骨骼生长,保持牙齿正常发育。缺乏时,儿童将引起佝偻病,成人则可引起骨质软化病,特别是孕妇和哺乳期的妇女缺乏维生素 D 时,更易发生骨质软化病。

(三)食物来源和供给量

经常晒太阳是人体廉价获得充足、有效的维生素 D_3 的最好方式,在阳光不足或空气污染严重的地区,也可采用紫外线灯作预防性照射。成年人只要经常接触日光,一般不会发生维生素 D 缺乏病。

维生素 D 主要存在于海水鱼、肝、鸡蛋黄等动物性食品及鱼肝油制剂中。人奶和牛奶是维生素 D 较差的来源,蔬菜、谷类及其制品和水果只含有少量的维生素 D 且几乎没有活性。

维生素 D 的供给量:婴儿、儿童每日均为 $10~\mu g$,成年男女为 $5~\mu g$,孕妇及哺乳期妇女 $10~\mu g$。长期从事矿井下、隧道、地下工作的人员以及在户外活动少的婴幼儿因晒不到太阳,应给予适当补充或给予紫外线照射。

由于维生素 D 可在体内储存,因此当维生素 D 摄入过多,可发生慢性中毒。

相关知识

在线答题

任务三 脂溶性维生素之维生素 E、维生素 K

任务目标

1.了解维生素 E 和维生素 K 的名称。

2.了解维生素 E 和维生素 K 的生理功能。

3.掌握维生素 E 和维生素 K 的缺乏症。

4.掌握维生素 E 和维生素 K 的食物来源。

任务导入

　　大象维克是某市动物园的老住户,它 20 多岁,体重有 3 吨左右。虽然以人类的标准来看,维克还是个年轻、健康的大象,但它最近却经历着痛苦的煎熬。几天前它的牙折断了,牙中空洞使它非常疼痛,必须接受麻醉手术。它的肺积水和肌肉损伤情况也不断恶化,导致了感染,它备受折磨。

　　一天早晨,惯于早起的维克没有起身,饲养员无论怎样哄和戳它,都不奏效。为了挽救可怜的维克,电台、报社和大众都提供了很多的方法,但是维克仍然慢慢地走向了死亡。为了找到维克的病因,医生对它进行了多项检查,发现它血液中维生素 E 的水平很低,几乎检测不出来,而且代表肌肉和组织损伤的指标——血液和肌肉的肌酸激酶和乳酸脱氢酶在检测图上也看不到。通常维生素 E 和硒缺乏都能引发这种现象,但检测发现硒的含量是正常的,由此医生断定维生素 E 缺乏是"罪魁祸首"。

任务实施

一、维生素 E

(一)性质

　　维生素 E 因与动物的生育功能有关,所以又叫生育酚,或称抗不育维生素。它是淡黄色的油状物,不溶于水而溶于有机溶剂。在酸性环境中较为稳定,在无氧条件下加热至 200 ℃以上亦不被破坏,但可被碱、紫外线(或阳光)所破坏,也易氧化。因为它对氧不稳定,故为脂肪良好的抗氧化剂。

(二)生理功能和缺乏症

　　❶ 抗氧化作用　　维生素 E 是高效抗氧化剂,在体内保护细胞免受自由基损害。维生素 E 缺乏可使细胞抗氧化功能发生障碍,引起细胞损伤。此功能与抗动脉硬化、抗癌、改善免疫功能及延缓衰老等过程有关。

　　❷ 促进蛋白质更新合成　　维生素 E 能促进人体正常代谢,增强机体耐力。维持骨骼肌、心肌、平滑肌、外周血管系统、中枢神经系统及视网膜正常结构和功能。

　　❸ 预防衰老　　补充维生素 E 可减少老年斑形成,改善皮肤弹性,使性腺萎缩减轻,提高免疫能力。

　　❹ 与动物的生殖功能和精子生成有关　　常用维生素 E 治疗先兆流产和习惯性流产。

　　❺ 调节血小板黏附力和聚集作用　　维生素 E 缺乏时,血小板聚集和凝血作用增强,从而增加心肌梗死及中风危险性。

　　缺乏维生素 E 时可出现视网膜蜕变、溶血性贫血、肌无力、神经退行性病变、小脑共济失调和震动感觉丧失等。

(三)食物来源和供给量

　　维生素 E 主要存在于植物油中,麦胚油、豆油、棉籽油、玉米油、花生油、芝麻油是良好的来源。菠菜、莴笋叶、甘蓝等绿叶蔬菜中的含量也很丰富,在肉类、鱼类、动物脂肪以及多种水果和蔬菜中虽含有但量甚少。

　　维生素 E 的供给量:婴儿初生至 6 个月为 3 mg,7~12 个月为 4 mg,成年男女为 10 mg,孕妇及哺乳期妇女为 12 mg。

二、维生素 K

(一)性质

维生素 K 的化学名称为叶绿醌,因具有凝血的作用,所以又叫凝血维生素。它是一种黄色结晶物质,耐热,在酸性环境中稳定,但易被光、碱破坏。

(二)生理功能和缺乏症

哪些人需要补充维生素 K

在线答题

1 凝血功能 维生素 K 在医学上作为止血药应用,所以它有"止血功臣"之称。维生素 K 不仅是凝血酶原的主要成分,而且还能促使肝脏凝血酶的合成。如果缺乏,将导致血中的凝血酶原含量降低,出血凝固时间延长;还会出现皮下肌肉和胃肠道常出血的现象。

2 与骨钙代谢有关 维生素 K 的补充可以增加钙潴留,减少尿钙分泌量。

(三)食物来源和供给量

主要存在于绿色蔬菜中,如菠菜、苜蓿、白菜中含量最为丰富,肝脏、瘦肉中也含有维生素 K,此外还来源于人体大肠内细菌的合成。维生素 K 的供给量,我国尚无规定,一般认为,成人每人每日供给量为 20～100 μg,婴儿不得少于 10 μg。

任务四　水溶性维生素之维生素 B_1、维生素 B_2

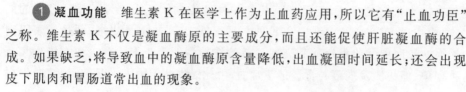
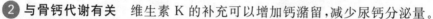

任务目标

1. 记住维生素 B_1 和维生素 B_2 的名称。
2. 了解维生素 B_1 和维生素 B_2 的生理功能。
3. 熟练掌握维生素 B_1 和维生素 B_2 的缺乏症。
4. 掌握维生素 B_1 和维生素 B_2 的食物来源。

任务导入

在祖国的边疆,大雪封山后,哨所与外界的唯一通路被阻断,新鲜蔬菜水果一时运不上来,战士们只能拿罐头当菜吃。三个月后,不少战士的嘴角开始出现糜烂,嘴唇肿胀,发红、发痒,起皮脱屑,直至干裂出血。有的人眼睛怕光,甚至许多战士阴囊上出现了弥漫的红斑,有时伴有丘疹或脱屑,湿痒难熬。

冬去春来,被大雪封住的道路终于通了。部队送来了新鲜的蔬菜水果,这些症状也逐渐好转,不治自愈。现在,战士们已经知道,口角炎、唇炎、阴囊炎以及眼部症状的原因,是因为维生素 B_2 缺乏引起的。

又一年的大雪封山,在医生的指导下,战士们口服补充维生素 B_2,那些令他们苦恼的症状没有再出现。

任务实施

一、维生素 B_1

（一）性质

维生素 B_1 又称硫胺素，是人类发现最早的维生素之一。维生素 B_1 为白色针状结晶，微带酵母气味。维生素 B_1 在空气和酸性环境中较稳定，在碱性环境中遇热容易破坏，所以在烹调食品中，如果加碱过多就会造成维生素 B_1 的损失。因维生素 B_1 易溶于水，故在淘米或蒸煮时，常溶于水而流失。

（二）生理功能和缺乏症

脚气病和脚气的区别

维生素 B_1 能预防和治疗脚气病，能增加胃肠蠕动及胰液和胃液的分泌，可增进食欲，帮助消化，预防心脏扩大，促进糖代谢。维生素 B_1 在小肠吸收后，经血液运至肝，转变为具有活性的焦磷酸硫胺素（TPP）。TPP 作为脱羧酶的辅酶，参与机体的糖代谢过程。如维生素 B_1 缺乏或不足，脱羧酶活性下降，使糖代谢障碍，丙酮酸不能进入三羧酸循环氧化而积存在组织中发生中毒，从而影响整个机体的代谢过程，使肌肉无力，身体疲倦。丙酮酸还有一部分形成乳酸，不仅会使能量供给发生障碍，乳酸堆积侵袭中枢神经系统，还可引起痉挛和神经炎。如长期食用碾磨过于精细的米和面粉，缺乏粗粮和多种副食的补充，就会造成维生素 B_1 的缺乏而引起周围神经炎，其症状是全身倦怠，肢端知觉异常，心悸、胃部有膨满感，便秘甚至水肿。

（三）食物来源和供给量

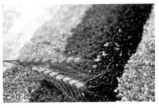

维生素 B_1 食物来源较广，含量最多的是米糠、麸皮、糙米、全麦粉、麦芽、豆类、酵母、坚果及瘦肉、心脏、肝脏、蛋类、乳类等。

维生素 B_1 供给量：成年男性 1.2 mg，女性 1.1 mg，孕妇 1.8 mg，哺乳期女性 2.1 mg。

二、维生素 B_2

（一）性质

维生素 B_2 因色黄而含核糖，所以又称核黄素，为橙黄色结晶体，溶于水不溶于脂肪。其在自然界分布虽广，但含量不多。维生素 B_2 在中性或酸性环境中比较稳定，在酸性溶液中加热到 100 ℃时仍能保存，但在碱性溶液中破坏较快。

（二）生理功能

❶ **参与机体生物氧化与能量代谢**　维生素 B_2 在人体内参与构成许多种酶系统，从而维持蛋白质、脂肪、碳水化合物的正常代谢，促进正常的生长发育，维持皮肤和黏膜的完整性。

❷ **参与维生素 B_6 和烟酸的代谢**　主要是把色氨酸转变为烟酸，维生素 B_6 转变为磷酸吡哆醛。

❸ **其他**　参与体内的抗氧化防御系统和药物代谢。

（三）缺乏症

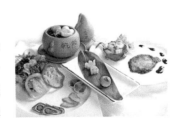

机体中若维生素 B_2 不足，则会导致物质代谢紊乱，将出现多种多样的缺乏症。常见的临床症状有口角炎（口角乳白及裂口）、口角溃疡、舌炎（舌表面的味蕾变红或发紫）、脂溢性皮炎、阴囊皮炎、睑缘炎（烂眼边）、角膜血管增生、畏光与巩膜出血等。长期缺乏还会导致儿童生长迟缓、轻中度缺铁性贫血。

在线答题

（四）食物来源与供给量

维生素 B_2 是我国饮食中最容易缺乏的营养素之一,以动物性食品含量较高,特别是动物肝脏、肾和心脏中含量最多,乳类、蛋类、鳝鱼、螃蟹中含量也较多;植物性食品中绿叶蔬菜、酵母、菌藻类、豆类等含量较多,粮谷类含量较低,尤其是研磨过于精细的粮谷类食物。

供给量:成年男性每日 1.2 mg,女性 1.1 mg,孕妇 1.8 mg,哺乳期女性 2.1 mg。

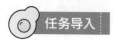

任务五　水溶性维生素之维生素 B_6、维生素 B_{12}

任务目标

1. 记住维生素 B_6 和维生素 B_{12} 的名称。
2. 了解维生素 B_6 和维生素 B_{12} 的生理功能。
3. 能说出维生素 B_{12} 的缺乏症。

任务导入

老张的烦恼

老张是一个乐观的老头,平常大大咧咧。一天,老张早上起床照镜子的时候发现自己的嘴有点歪,他没当回事。第二天,他觉得自己的半边脸有麻酥酥的感觉,下巴上有一些小水疱,他还没把它当回事,随便找了些外用药抹了抹,就过去了。可是后来老张的症状更加严重了。眼睛也歪了,嘴也斜了,说话也不利落了。老张这才意识到严重性,赶紧到医院就诊。

医生给老张开了点药,还开了维生素 B_{12}。老张感到很奇怪,他认为维生素 B_{12} 只是营养补充剂,现在自己的病这么严重,吃点儿维生素 B_{12} 又有什么效果呢?医生听了,笑着对他说,维生素 B_{12} 是促进人体神经组织健康所必需的。人体的神经系统几乎全靠碳水化合物提供能量,凡是妨碍碳水化合物代谢的东西,都会夺走神经系统的能源,干扰其正常功能。谷胱甘肽是参与碳水化合物代谢的几种酶的有机组成部分。维生素 B_{12} 能使谷胱甘肽保持生物活性,因此它具有维护神经系统健康的功效。老张的病是由面部神经麻痹引起的,所以适当补充维生素 B_{12} 会减轻症状,促进疗效。

老张虽然不太明白医生所讲的道理,不过,他听明白了吃维生素 B_{12} 能治病,回去他就遵医嘱服药,不久后他的病就好转了。

任务实施

一、维生素 B_6

（一）性质

维生素 B_6 又叫吡哆素,包括吡哆醇、吡哆醛、吡哆胺 3 种物质。维生素 B_6 为白色晶状体,略带苦味,易溶于水、耐热,对光敏感,在碱性环境中易被破坏。

（二）生理功能

维生素 B_6 是体内多种酶的辅酶,可促进糖、脂肪和氨基酸的分解利用,也能促进肝糖原或肌糖原分解释放能量,故有"主力维生素"之称。维生素 B_6 在维护健康、治疗多种疾病中起了重要作用。如

可使维生素 B_2、维生素 PP 在体内发挥作用;促进维生素 B_{12}、铁、锌的吸收;可制止多余的维生素 C 转化为草酸,预防肾结石。常用维生素 B_6 治疗婴儿惊厥和妊娠呕吐。另外,小细胞低血色素性贫血及神经衰弱,眩晕(前庭器官功能紊乱),甚至皮炎,脂肪肝,动脉粥样硬化、高脂血症等都可用维生素 B_6 来治疗。

（三）缺乏症

单纯的维生素 B_6 缺乏很少见,一般还同时伴有其他 B 族维生素的缺乏。人体维生素 B_6 可导致眼、鼻及口腔周围脂溢性皮炎,并可扩展至面部、前额、耳后、阴囊及会阴处。临床可见有口炎、舌炎、唇干裂,个别出现神经精神症状,出现抑郁及人格改变。此外,维生素 B_6 缺乏可能引起体液和细胞的免疫功能受损,出现高半胱氨酸血症,偶见小细胞低色素性贫血。

（四）食物来源和供给量

维生素 B_6 广泛存在于各种食品中,如各种谷类、豆类、肉类、肝脏、牛乳、蛋黄、酵母、鱼、白菜等。维生素 B_6 的供给量,我国尚未列入供给量标准。维生素 B_6 与氨基酸代谢有关,因而需要量应随蛋白质摄入量的增高而增加,有人建议维生素 B_6 的供给量以每摄入 1 g 蛋白质供给 0.02 mg 维生素 B_6 来计算为宜。例如,一个每日摄入 100 g 蛋白质的成年人,其维生素 B_6 的供给量应为 0.2 mg。

二、维生素 B_{12}

（一）性质

维生素 B_{12} 是结构最复杂,也是唯一含有金属元素(钴(Co))的一种维生素,所以又叫钴胺素。维生素 B_{12} 为粉红色针状晶体,易溶于水,在中性和弱酸性条件下稳定,在强酸强碱下易分解,在阳光照射下易被破坏。

（二）生理功能和缺乏症

维生素 B_{12} 的主要功能是提高叶酸的利用率,从而促进血细胞的发育和成熟。缺乏时会引起恶性贫血、脊髓变性、神经和周围神经退化以及舌、口腔、消化道黏膜炎症等症状。维生素 B_{12} 还参与胆碱的合成,胆碱是脂肪代谢中必不可少的物质,缺乏胆碱会产生脂肪肝,影响肝脏的功能。所以人在患肝炎时,常补充维生素 B_{12} 以防治脂肪肝。

维生素 B_{12}
缺乏的症状

（三）食物来源和供给量

自然界维生素 B_{12} 均由微生物产生,所以通常植物性食物基本不含维生素 B_{12}。肝、肾、瘦肉、牛乳、鸡蛋、海鱼、虾等含量较多。此外发酵的豆制品如腐乳(或臭豆腐)、豆豉、豆瓣酱等含量也较丰富。正常人肠道内的某些细菌利用肠内物质也可合成一些,故一般情况下不易缺乏。

维生素 B_{12} 的供给量,我国尚未列入供给量标准。一般认为成人每日供给 $1\sim3$ μg,孕妇、哺乳期女性每日 4 μg 为宜。患恶性贫血者,口服维生素 B_{12} 不能吸收,需要注射药物,方可治愈。

在线答题

任务六　水溶性维生素之维生素 PP、叶酸、生物素

任务目标

1.能说出维生素 PP 的名称和缺乏症。

2.了解叶酸缺乏的危害。

3.了解不能生吃鸡蛋的原理。

任务导入

都是玉米惹的祸

过去,新疆南部居民常年以玉米为主食,由于副食品供应不足,曾经癞皮病流行,部分地区居民患病率高达 50%,可是,玉米中烟酸含量并不少,为什么还会出现这种情况呢?同时,墨西哥人的主食也是玉米,为什么他们却不患这种病呢?

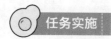

任务实施

一、维生素 PP

(一)性质

维生素 PP 又称烟酸、尼克酸。因它具有防治癞皮病的作用,所以又叫抗癞皮病维生素。维生素 PP 为一种白色针状结晶,易溶于水,不易被酸、碱、热及光所破坏,是维生素中性质最稳定的一种,食物经烹煮后也能保存。维生素 PP 在肠道内被吸收,体内储藏量甚少,过量的则随尿排出体外。

(二)生理功能和缺乏症

你知道"3D"
症状吗?

当人体缺乏维生素 PP 时,代谢物不能进行正常氧化,引起代谢障碍,所以易患癞皮病。早期症状为食欲减退,消化不良,全身无力,继而两手、两颊及机体其他裸露部分出现对称性皮炎、双颊有色素沉着,这时并伴有胃肠功能失常、口舌炎症,甚至出现严重腹泻,有的患者还有精神明显失常、痴呆的症状。因此,维生素 PP 具有维持皮肤和神经健康,防治癞皮病和维持消化系统正常功能的作用。

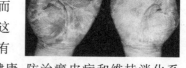

(三)食物来源和供给量

维生素 PP 广泛存在于动植物性食品中,其中以酵母、花生、全谷、豆类及肉类、肝脏内含量最为丰富,绿叶蔬菜也含相当数量,口蘑中可高达 44.3 mg/100 g。人体需要的维生素 PP 除了以食物为主要来源外,色氨酸也可以在体内转变成维生素 PP。因玉米中含色氨酸少,故以玉米为主食而缺乏副食供应的地区,容易发生维生素 PP 缺乏。

二、叶酸

(一)性质

墨西哥人怎
样吃玉米?

叶酸因最初从菠菜叶中提取而得名。它是一种暗黄色结晶粉末,微溶于水,其盐在水中的溶解度较大,在酸性溶液中对热不稳定,光照射易破坏。食物在室温下较长时间储存时叶酸易损失,烹调加工后损失率高达 50%~90%。

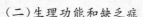

(二)生理功能和缺乏症

(1)叶酸缺乏可引起血红蛋白的合成减少,表现为巨幼红细胞性贫血。

(2)叶酸缺乏会形成高同型半胱氨酸血症,被认为是动脉粥样硬化及心脑血管疾病的重要致病因素。

(3)孕妇孕早期缺乏叶酸是引起胎儿神经管畸形的主要原因。神经管闭合是在胚胎发育的第 3

Note

~4周,叶酸缺乏引起神经管未能闭合而导致脊椎裂和无脑畸形为主的神经管畸形。儿童缺乏叶酸可见生长发育不良。

（4）叶酸缺乏在一般人群主要表现为精神萎靡、健忘、失眠、胃肠功能紊乱、舌炎等。

（三）食物来源和供给量

叶酸主要存在于新鲜绿叶蔬菜、肝、肾和酵母中,其次为牛肉、豆类、花椰菜、乳类、鱼类。人体肠道微生物也可以合成,故一般不易缺乏。

孕妇什么时候补充叶酸？

三、生物素

（一）性质

生物素又名维生素 H,为无色长针状结晶,溶于热水,在常温下性质稳定,高温和氧化剂可使其丧失生理活性。

（二）生理功能与缺乏症

正常情况下,由于生物素来源广泛,很少出现缺乏症,但如果经常食用生鸡蛋,可能引起生物素缺乏。因为生鸡蛋中含有一种抗生物素蛋白,能与生物素结合成一种稳定、无活性又难以吸收的复合物,从而妨碍了生物素的吸收。鸡蛋煮熟后,其中的抗生物素蛋白就被破坏。生物素缺乏的主要特点是皮肤的早期病变,如眼睛周围常出现皮炎,随后头发脱落和肌肉萎缩。其他症状与硫胺素缺乏相似。

相关知识

（三）食物来源

生物素以肝、肾、牛奶、蛋黄和酵母中含量最丰富;其次为花椰菜、坚果、豆类;而肉类、奶制品和谷物中含量较少。人奶中的生物素只有牛奶含量的 1/10。

在线答题

任务七　水溶性维生素之维生素 C

任务目标

1.了解维生素 C 的性质。

2.了解维生素 C 的生理功能。

3.能说出维生素 C 的缺乏症和食物来源。

任务导入

哥伦布是伟大的航海家,他常常带领船队在海洋上乘风破浪,远航探险。

那时,航海生活不光非常艰苦,而且充满危险。船员们在船上只能吃到黑面包和咸鱼。最可怕的是在航海期间很容易得一种怪病,患者先是感到浑身无力,走不动路,接着就会全身出血,然后慢慢地死去。船员们都把这种怪病叫作"海上凶神"。

后来经过研究,人们发现野果子和其他一些水果、蔬菜都含有一种名叫维生素 C 的物质。原来,所谓的"海上凶神"就是"坏血病",它是由于人体内长期缺乏维生素 C 引起的。当身体内补充了适量的维生素 C,坏血病就不治而愈了。

任务实施

一、维生素 C 的性质

维生素 C 是一种抗坏血病的因子,因具有酸性,所以又称抗坏血酸,是一种白色结晶状的有机酸,易溶于水,不溶于脂肪,在酸性条件下稳定,但对热、碱、氧都不稳定,特别是和铜、铁金属元素接触时破坏更快。它是所有维生素中最不稳定的一种。因此在烹调时宜短时间高温,并切忌加碱,烹调好后立即食用,以免维生素 C 被破坏。

二、维生素 C 的生理功能

❶ 增强人体免疫功能　维生素 C 可促进人体内抗体的形成,提高人体对疾病的抵抗力和对寒冷的耐受力,从而增强人体的免疫功能。

❷ 预防和治疗缺铁性贫血　维生素 C 具有较强的还原性,可将食物中的 Fe^{3+} 还原成 Fe^{2+},促进食物铁在肠道内的吸收,有利于预防和治疗缺铁性贫血。

❸ 预防和治疗恶性贫血　人体缺乏叶酸时可患恶性贫血(巨幼红细胞性贫血),而维生素 C 对叶酸具有保护功效,可以减少叶酸在烹调加工过程中的损失,并促进叶酸的活化,从而有利于预防和治疗恶性贫血(巨幼红细胞性贫血)。

❹ 预防和治疗坏血病　人体轻度缺乏维生素 C 时,早期症状表现为感觉疲劳、牙龈出血等,严重缺乏维生素 C 时,则可导致坏血病。保证膳食中维生素 C 的足量供应,有利于预防和治疗坏血病。

❺ 促进胶原的形成和类固醇的代谢　维生素 C 的作用在于促进组织细胞间质中胶原的形成。维生素 C 还可促进胆固醇的代谢,对降低血清胆固醇,防治动脉粥样硬化、高脂血症、冠心病与胆石症都有良好效果。

❻ 有利于维持骨骼和牙齿的正常功能　维生素 C 是一种酸性化合物,可在消化道中形成酸性介质,促进膳食钙的吸收;维生素 C 还可进一步促进钙在骨骼和牙齿中的沉积,有利于维持骨骼和牙齿的正常功能。

❼ 有利于维持细胞膜的完整性　维生素 C 具有较强的还原性(抗氧化性),在谷胱甘肽还原酶的作用下,保护细胞膜。

❽ 对某些有毒物质具有解毒作用　充足的维生素 C 有利于缓解铅化物、砷化物、苯以及细菌毒素的毒性,从而降低这些有害物质对人体健康的危害程度。

❾ 具有抗衰老作用　充足的维生素 C 可抑制体内自由基、过氧化脂质等有害物质的形成,从而延缓人体的衰老。

❿ 其他　具有防癌抗癌作用。

三、维生素 C 的缺乏

缺乏时易发生毛细血管出血,典型症状是坏血病,其主要特征是多处出血,依次出现疲倦、虚弱、关节疼痛、牙龈出血、牙龈炎及牙齿松动等症状,随后因毛细血管脆弱而引起皮下出血。小儿则出现生长迟缓、消化不良,逐渐出现牙龈萎缩、水肿,多处出血以及骨骼脆弱、坏死等症状。

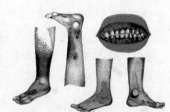

郑和的舰队里,为什么没有人得坏血病?

维生素 C 能用来美容吗?

Note

四、食物来源

维生素 C 广泛存在于新鲜蔬菜和水果中,特别是绿叶蔬菜和酸性水果中含量丰富。水果中以猕猴桃、鲜枣、山楂、柠檬、柑、橘、柚等含量最多。蔬菜含维生素 C 多的有柿子椒、花椰菜、苦瓜、雪里蕻、青蒜、甘蓝、油菜、芥菜、西红柿等。谷类和干豆不含维生素 C,但豆类发芽后,如黄豆芽、绿豆芽则含有维生素 C,这是冬季和缺菜区维生素 C 的来源。动物性食品一般不含维生素 C,肝脏和肾脏仅含少量维生素 C。

五、供给量

因维生素 C 易溶于水,烹调加热过程中又易被破坏,再加之需要的摄入量高,并有益于健康和增强对疾病的抵抗力,因此其供给量应当充裕才能满足机体需要。我国供给量标准:成年男女每日 60 mg,孕妇 80 mg,哺乳期女性 100 mg,婴儿 30 mg。

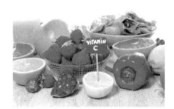

在线答题

项目七

水

扫码看课件

项目描述

　　本项目学习人体必需的一类重要营养素——水。通过学习，使同学们掌握水的基本性质及水的生理功能，了解人体每日需要的水量，水的来源途径以及水在烹饪中的作用与应用。

项目目标

　　1.掌握水的生理功能。
　　2.了解人体水分的需要量。
　　3.掌握水平衡。
　　4.掌握水在烹饪中的作用。
　　5.掌握水在烹饪中的应用。

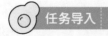　　水的生理功能与需要量

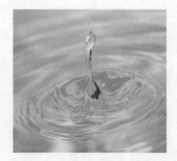

任务目标

　　1.了解水的生理功能。
　　2.掌握水平衡。
　　3.能说出人体对水的需要量。
　　4.学会科学选择饮品，树立科学饮水的观念。

任务导入

"第一超人"的秘密

　　2004年，四川人陈建民被工程车升至15米高，住进专为其制造的透明玻璃房内，他将在里面禁食49天，挑战美国人创造的"禁食43天吉尼斯世界纪录"。49天后，他成功挑战饥饿极限，走出了玻璃屋。从那之后，更多的挑战者跃跃欲试，想要再破49天的纪录。不管这个纪录终能否被破，这些被媒体炒得沸沸扬扬的"超人"真的是什么都没吃吗？我们再仔细看看这些报道就会发现，他们都有一个前提，是在只

喝水的前提下绝食。其中陈建民在绝食的第二天就"闭目养神狂喝水"。

"人可三日无餐,不可一日无水"。这个说法虽然不够精确,但却反映了水在生命中的重要性。

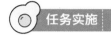 **任务实施**

人对水的需要程度仅次于氧,水是人体最重要的组成成分,也是人体内含量最多的一种化合物。水的重要性超过食物,生理学家经动物实验得知:禁食可维持生命 7～9 天,甚至几周,禁水只能维持 3 天。水在人体内的含量随年龄、性别而异。新生儿体内水占体重的 75%～80%,成年男子为 55%～60%,女子为 50%～55%。这种男女之间的差异,与机体肌肉总量、脂肪含量的多少有关。水与生命活动息息相关,若人体内损失水分 10% 时,许多正常的生理功能就会受到严重的影响。若体内水分损失 20% 时,就会引起狂躁、昏迷而导致死亡。

一、水的生理功能

❶ **水是构成人体的重要成分**　成年人体重的 2/3 是由水组成的。血液、淋巴、脑脊液含水量高达 90% 以上;肌肉、神经、内脏、细胞、结缔组织等含水 60%～80%;脂肪组织和骨骼含水 30% 以下。

❷ **水是良好的溶剂和运输工具**　人体各组织和细胞所需要的营养物质和代谢产物都要靠水作为载体在体内运转,将营养物质运送到全身各组织和细胞以被吸收,将废物运送到排泄器官或直接排出体外。

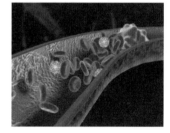

❸ **调节体温**　水的热容量大,1 g 水每升高 1 ℃需 4.18 J 的能量,因此当体内产能量增多或减少时不致引起体温太大波动。水的蒸发潜热很大,1 g 水在 37 ℃时完全蒸发需要吸热 2204 J,所以蒸发少量的汗就能释放出大量的热,这使人体在较高气温环境时仍能维持体温相对恒定。当体内温度升高时,在血液循环中,水可经肺部和皮肤排出,使身体散失一部分能量,对体温起调节作用。

❹ **水是关节、肌肉和体腔的润滑剂**　水可作为如关节液、唾液、泪液、内脏各器官及组织间的润滑液等。因水的黏度小,在各器官、组织的活动中,有使摩擦面润滑而减少损伤的作用。

❺ **为细胞内的物质代谢提供适宜的环境**　人体内的许多化学反应和生理过程是在水的参与下完成的,如呼吸、血液循环、分泌排泄等生理活动,可以说体内的一切代谢活动离开了水就不能进行。

❻ **促进营养素的消化、吸收**　水是许多有机与无机物质的良好溶剂,即使不溶于水的物质如脂肪也能在适当条件下分散于水中,成为乳浊液或胶体溶液,有利于营养素的消化吸收。

二、水的代谢与平衡

人体在正常情况下,经皮肤、呼吸道以及以尿和粪的形式,从体内排出一定数量的水分,因此应当补充相应数量的水,每人每天排出的水和摄入的水必须保持基本相等,这称为"水平衡",即摄入水量＝排出水量。

人体需要的水,约有一半来自饮料(饮水、汤等),另一半则来自食物所含的水和食物在体内氧化时所产生的水。一般正常人水的出入量是平衡的。

三、人体对水的需要量

水的需要量随气候、年龄、工作性质的不同而异。高温作业人员和夏季重体力劳动者就需要增加饮水量,而食用高蛋白质或油腻的食物也需要多饮水。正常成年人每日应供给水分体积的数值与其摄入能量的数值大致相等。如每日摄入能量 2400 kcal,则需要摄入水约为 2400 mL,即可满足需要。

天然水如何成为饮用水?

在线答题

任务二 水在烹饪中的作用与应用

任务目标

1. 能说出水在烹饪中的作用。
2. 了解水在原料中的存在形式。
3. 学会烹饪过程中的几种保水方法。

任务导入

在贵州有一家餐厅,经营面积1000平方米左右,原月收入不到10万元,之后厨师长改用了天然优质饮用水进行烹饪。比如泉水可乐猪这道菜,就是采用了优质矿泉水与食材调和,使得菜肴品质有了很大的提高,深受食客的喜爱。在短短2个月的时间里,餐厅的月收入就突破了40万元。

食材中用水的改变,能激发食材潜在的优越性,增添菜肴的色、香、味,让食材在原有的基础上得到了品质的提升,从而得到了认可,实现了价值的体现、收入的提高。这虽然只是一个个例,也能体现出水对菜肴品质的较大影响。

任务实施

一、水在烹饪中的作用

1 作为传热介质 水的导热性能好,沸点较低,易蒸发,渗透力强,是烹饪中最常用的传热介质。

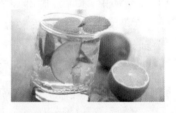

水一般是以对流的方式传热,即通过水分子的运动、扩散、渗透,以及对原料的撞击来传热。在熬奶汤时,一般会用含蛋白质和脂肪较丰富的母鸡、猪骨、猪肘等原料,然后用大火熬煮,由于水分子的运动速度加快,渗透和扩散的作用变强,使原料当中的营养物质析出,而油脂和骨髓中的磷脂析出后,能起到充分乳化的作用,使汤汁变得色白如奶。

2 作为溶剂和浸涨剂 作为溶剂,水可以溶解很多物质。烹饪过程中发生的大部分物理化学变化都在水溶液中进行。比如煮肉时,其细胞破裂,结构松散,水溶性营养物质溶出,再与调味品中的水溶性物质混在一起,便形成了独特的肉香味,水在这里起到了综合风味的作用。鲜黄花菜中含有对人体有害的秋水仙碱,它可以溶于水,如将鲜黄花菜放在水中浸泡两个小时以上或用热水烫后挤去水分,漂洗干净,即可除去秋水仙碱。食材中的高分子物质吸水后,分子体积增大,不能形成水溶液,而是以凝胶或溶胶状态存在,例如支链淀粉在水中加热后能形成黏性很大的胶体溶液,可以用来勾芡,收浓汤汁。

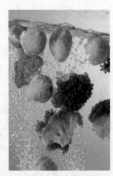

3 优化原料性状 水对原料色泽有一定的影响。比如绿叶类蔬菜经沸水烫后色泽会更加鲜艳,这是因为蔬菜中的叶绿素在活细胞中与蛋白体相结合而存在,受热后细胞死亡,叶绿素就从叶绿体上分离出来。

二、水与食物品质的一些关系

（一）软水与硬水的运用

水有软硬之分，硬水是指含有较多水溶性钙镁化合物的水，而软水就是含有较少水溶性钙镁化合物的水。不同水质环境下，所产原料的品质也有较大差异，比如洞庭湖所产的莲藕淀粉含量高，黏性大，适合煲汤，而大明湖所产的莲藕则口感爽脆，适合凉拌。

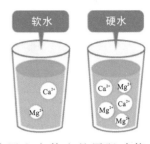

烹饪用水
三忌

由于缺乏矿物质，长期饮用软水将不利于人体健康，而高硬度的水，加热后易生成水垢，由于钙镁离子能与硫酸根结合，会产生苦涩味，长期饮用也会使人的胃肠功能紊乱。

（1）在烹制肉类及豆制品时，不宜使用硬水，这是因为肉类、豆制品中含有许多重金属离子，它们会形成过氧化物而造成脂肪的氧化酸败和影响成菜色泽，而且这些重金属离子也会导致磷酸盐的功能特性减低或丧失，造成肉类和豆制品较难煮至软熟。

（2）腌制品宜用硬水，硬水中含有钙盐，可增加腌制品的脆度，这在制作泡菜时尤显重要。有些地区水质较软，为增加腌制品的脆度，往往在腌制液中加入氯化钙、碳酸钙、磷酸钙等，以增加水的硬度。

（3）蒸馒头、发酵面包宜用中等硬度水，这类水中含有一定数量的矿物质，常以盐类形态被酵母所利用，使面包等发酵得更好，可增强面的筋力。不过，过硬的水会降低蛋白质的溶解性，使面筋硬化过度，从而造成发酵作用延缓。极软水会使面筋变得过度柔软，面团黏性过强，从而使其塌陷。

（二）自由水和结合水的运用

食物中的水有两种存在的状态，一种是与食物内其他物质以结合的形式存在，不能自由移动，称为结合水；还有一部分水是以自由的形式存在的，故称为自由水。食物中这两种水之间没有绝对的分界线。食物的质地除了与本身的组织结构和成分有关外，水是影响其品质的最主要的因素之一。

（1）结合水的多少对食物的口感和风味有重大的影响，当结合水被外力强迫与食物分离时，食物的风味品质就会下降。

（2）鲜肉的蛋白质呈胶凝状，有很高的持水力和弹性，为保持肉类软嫩，除传统的挂糊上浆外，往往还要添加水，比如把肉片、肉丝放小苏打溶液中浸泡一会儿，再利用调料在水中的剧烈运动（即搅拌）渗透进原料内部，增加其水分含量。

（3）在制作茸泥类半成品时，由于在快速搅拌的过程中温度会升高，水的缔合能力下降，因此最好加入雪花状的冰屑（不可使用大块冰）或冰水，以提高盐溶性蛋白质的可溶性，增加肉的保水力。

（4）新鲜的鱼虾、仔鸡等含水分较多，组织结构疏松，如长时间加热，则会使组织纤维破坏，自由水流失而使肉质发柴，因此应用旺火短时间加热，以保持其鲜嫩的质感；对于肉质较老的老鸡、老鸭等，因其所含的结缔组织较多，含水量相对较少，故应采取炖、焖、煨等小火较长时间加热，使成菜酥烂，如果采用了不恰当的加热方法，则会丧失原料中的自由水，使肉质发柴。

（三）烹饪过程中的一些保水方法

（1）驰名中外的北京烤鸭，从鸭子的饲养到鸭坯的烤制，均与水有密切的关系。鸭坯在烤制前，得先往鸭腹内灌满开水，增加原料的含水量，防止烤炙时鸭肉变老。烤炙时，鸭皮还需涂抹吸水性极强的饴糖汁，这样既避免了外皮的焦煳，又促使鸭皮色泽红润光亮，口感酥脆，鲜嫩可口。

（2）上海"小绍兴"的白斩鸡，系选用当年嫩仔鸡，洗净后放入沸水锅便关火——突然受热而使其表皮的蛋白质凝固，鸡内部的水分就不易渗出，焖15分钟后将鸡捞出，趁热剁成块，再迅速放回锅里浸泡30分钟，这样可以保证鸡皮紧绷脆爽、鸡肉柔嫩多汁。

（3）某些要求脆嫩爽口的菜肴，往往利用不同温度的水来达到不同的效果，如生吃鱼片，片好的

在线答题

鱼片需用常温的流动水冲一会儿，使其松软脆嫩；凉拌海蜇，需先将海蜇放入冰水中稍微冰镇，其口感才会更加脆爽；脆皮黄瓜、冰水苦瓜则是将腌好的黄瓜卷、生的苦瓜皮，直接放入冰箱中冷藏，上菜时才取出，这样成菜的口感更佳。

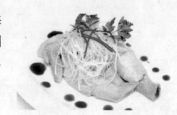

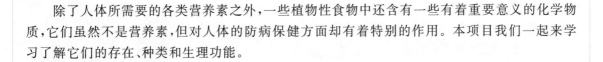

项目八

其他膳食成分

扫码看课件

项目描述

除了人体所需要的各类营养素之外,一些植物性食物中还含有一些有着重要意义的化学物质,它们虽然不是营养素,但对人体的防病保健方面却有着特别的作用。本项目我们一起来学习了解它们的存在、种类和生理功能。

项目目标

1.明确植物化学物质并不是营养素。
2.懂得植物化学物质的重要意义。
3.了解植物化学物质的生理功能。

任务一 植物化学物质

任务目标

1.能说出几种植物化学物质的名称。
2.了解植物化学物质的主要生理功能。
3.培养正确的养生意识。

任务导入

植物化学物质是植物中含有的活跃且具有保健作用的物质,被誉为"植物给予人类的礼物"。植物化学物质是近年来人类一大重要发现,其重要意义可与抗生素、维生素的发现相媲美。现在我们就一起来了解植物化学物质,学习它们的作用和功效吧!

任务实施

植物化学物质是植物中含有的活跃且具有保健作用的一系列化学物质的总称,它们存在于各种蔬菜水果之中,是除营养素之外的对身体有益的物质。一般包括萜类化合物、有机硫化合物、黄酮类、植物多糖等。

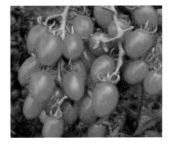

一、植物化学物质的常见种类

植物性食品中含有上百种的植物化学物质,下面列举熟知的几种形式:黄酮类、胡萝卜素类、芥子油苷、有机硫化物、植物雄激素、异黄酮类、柠檬苦素类化合物、番茄红素、对香豆酸、酚及多酚类、植物固醇类等。

二、植物化学物质的存在

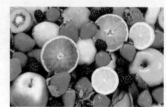

萜类化合物主要在柑橘类水果(特别是果皮精油)、食品调料、香料和一些植物油、黄豆等中含量丰富。有机硫化物多存在于西兰花、卷心菜、甘蓝等十字花科蔬菜和葱、蒜中。黄酮类在柑橘类、苹果、梨、红葡萄、樱桃、黑莓、桃、杏等水果和胡萝卜、芹菜、西红柿、菠菜、洋葱、西兰花、莴笋、黄瓜等蔬菜,以及谷物、豆类、茶叶、葡萄酒、咖啡豆、可可豆中含量较多。植物多糖按其来源分为香菇多糖、银耳多糖、甘薯多糖、枸杞多糖等,在菌藻类中含量较多。

三、植物化学物质的生理功能

很多的植物化学物质在防治心脑血管病等慢性疾病和预防癌症等方面有着不小的益处。许多十字花科植物,比如我们平时常吃的西兰花、卷心菜中含有异硫氰酸盐,它能够抑制由多种致癌物质诱发的癌症,经常食用西兰花能够有效降低胃癌、食管癌以及肺癌的发病率。很多蔬菜水果中都含有黄酮类物质,它有着很强的抗氧化、抗过敏、抗炎的作用,有利于高血压等慢性疾病的预防。还有那些色泽较深的蔬菜,如韭菜,其中含有丰富的丙烯硫化物,能够起到抗细胞突变以及抗癌变的功效,并且它还能阻断细菌所产生毒素的毒性。

总结起来,植物化学物质的生理功能,主要表现在抗氧化作用、调节免疫力、抑制肿瘤、抗感染、降低胆固醇、延缓衰老等方面。

随着科学技术的发展,越来越多的植物化学物质还将不断被发现。因此在条件允许的情况下,我们应该尽可能吃多种蔬菜,这样才能够保证一个多样化的膳食体系,才能够获得尽可能多的对健康有益的植物化学物质。

四、几种大家常见却不熟知的植物化学物质

(一)番茄红素

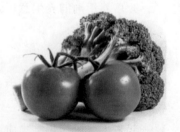

番茄红素是一种天然类胡萝卜素,广泛存在于番茄、番茄制品及西瓜、葡萄柚等水果中的植物化学物质,相关研究表明,番茄红素具有明显防癌抗癌作用,它能有效地预防前列腺癌、消化道癌、肺癌、乳腺癌、皮肤癌等多种癌症,提高免疫力、延缓衰老。目前,番茄红素不仅已广泛用作天然色素,而且也越来越多地应用于功能食品、药品和化妆品中。网络上流传"多吃圣女果能预防色斑",就是因为番茄红素的抗氧化作用。

(二)花青素

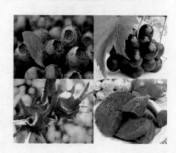

花青素是一类广泛存在于植物中的水溶性黄酮类色素,其浓度随着季节和细胞液成分的变化而变化,从而使花瓣和果实呈现多种色彩。具有抗氧化性、抗炎、抑菌、抗衰老、抗癌以及对肝脏、对心脑血管和视

力保护等作用,能保护人体免受自由基损伤,在食品加工、化妆品、医药等方面有着巨大的应用潜力。常见的含花青素丰富的食物有蓝莓、红心火龙果、树莓、桑葚、紫甘蓝、紫葡萄、紫茄子、黑枸杞等,另外花生红皮、葡萄籽中含量也很丰富。

（三）大豆异黄酮

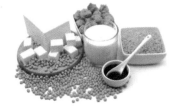

大豆异黄酮是大豆中的一类具有广泛营养学价值和健康保护作用的多酚化合物,在大豆和大豆制品中含量丰富,具有显著的抗氧化和抗肿瘤活性。研究表明,大豆异黄酮作为一种植物性雌激素,具有类雌激素和抗雌激素双重作用,在预防绝经期妇女骨质疏松症方面具有预防甚至治愈作用;可以防止动脉硬化,降低血脂和胆固醇,改善肠道内菌群构成;而且对多种肿瘤细胞有抑制和治疗作用,对肾脏等细胞具有保护作用。人体可以每天食用 30~50 g 的豆类或其制品。

相关知识

植物化学物质虽非人体必需营养素,但其具有的生理功能却是我们不能忽视的,中国居民平衡膳食宝塔建议每人每天食用新鲜的蔬菜类 300~500 g,水果类 200~350 g,尤其是深颜色的蔬菜和水果,就是因为其中含植物化学物质。

在线答题

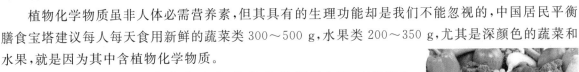

植物化学物质还有很多种,如多酚、姜黄素、类胡萝卜素、有机硫化物、黄酮类、植物多糖等,大部分都有抗癌、抗微生物、抗氧化、抗血栓、调节免疫功能、抑制炎症过程、影响血压、降低胆固醇、调节血糖、促进消化等功能。

模块三

各类烹饪原料的营养价值、特点及应用

谷类的营养

扫码看课件

项目描述

　　谷类是人类的主要食物之一,特别是在我国膳食构成中谷类占有重要地位,谷类也是重要的烹饪原料。谷类包括禾本科的稻米、小麦、玉米、莜麦及其他杂粮,也包括蓼科作物荞麦。谷类经过加工、烹饪可制成各式主食制品,主要给人类提供碳水化合物、蛋白质、膳食纤维及 B 族维生素等。人体每天所需的能量有 60%~70% 来源于谷类,所需的蛋白质也有相当数量是来自谷类及其制品。谷类的营养成分随种类、品种、地区、气候、土壤及施肥、灌溉等耕作措施的不同而不同,也与加工方法和精度有密切关系。

项目目标

1.了解谷类营养素的分布。
2.学会谷类营养素的特点。
3.学会合理利用谷类的营养。
4.了解常见谷类的营养价值及应用。

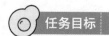
任务一　谷类的营养价值及特点

任务目标

1.了解谷粒的基本构造及营养素的分布。
2.学会如何提高谷类食物的营养价值。

任务导入

　　稻米可加工烹调成为各式食物,其中大米煮成的粥有很大的食疗价值,被称"世界第一补物"。我国食粥历史可谓源远流长,"黄帝炊谷为饭,烹谷为粥",粥历来受到人们的喜爱。《本草纲目》记载:粳米粥利小便,止烦渴,养肠胃。宋代文人张来的《粥记》云:每日起,食粥一大碗。空腹胃虚,谷气便作,所补不细。又极柔腻,与肠胃相得,最为饮食之良。

任务实施

一、谷粒的结构与营养素分布

各种谷类种子的大小、形状有所差异,但结构基本相似(荞麦除外),一般由谷皮、糊粉层、胚乳和胚芽构成。

①　谷皮　谷粒外层的被覆物,包括果皮和皮等,占谷粒的 13%～15%,主要由多层坚实的角质化细胞组成,其成分主要是纤维素、半纤维素等,并含有较多的矿物质、B 族维生素及其他营养素。谷皮在加工过程中作为糠麸被除去,因此相当数量的 B 族维生素和矿物质随糠麸一同流失。

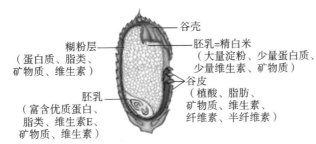

谷壳

糊粉层
(蛋白质、脂类、
矿物质、维生素)

胚乳=精白米
(大量淀粉、少量蛋白质、
少量维生素、矿物质)

谷皮
(植酸、脂肪、
矿物质、维生素、
纤维素、半纤维素)

胚乳
(富含优质蛋白、
脂类、维生素E、
矿物质、维生素)

②　糊粉层　糊粉层介于谷皮与胚乳之间,占谷粒的 6%～7%,由大型多角细胞组成,除含有纤维素外,还有较多的磷和丰富的 B 族维生素及部分蛋白质、脂肪。在碾磨加工时,易与谷皮同时脱落,而混入糠麸中。

③　胚乳　胚乳是谷粒的主要部分,占谷粒的 80%,由许多淀粉细胞组成,含大量淀粉和一定量的蛋白质,是加工成面粉的主要成分。靠近胚乳周围部分蛋白质含量较高,越向胚乳中心,含量越低。其他成分如脂肪、维生素、矿物质和纤维素含量较低。

④　胚芽　胚芽位于谷粒的一端,占谷粒的 2%～3%,由胚根、胚轴、胚芽等组成,富含脂肪、蛋白质、B 族维生素和维生素 E。胚芽质地比较软而有韧性,不易碎,加工时易与胚乳分离进入糠麸中。

二、谷类的化学组成与营养价值

①　碳水化合物　谷类碳水化合物主要是淀粉,其平均含量为 70% 左右,精米可达 90% 左右。依据淀粉分子的结构又可分为直链和支链淀粉两部分,两者的比例因谷物种类不同而稍有差别。淀粉在加工或烹调受热时可发生糊化作用,糊化淀粉又称 α-淀粉,更容易为人体消化吸收,是人体最理想而经济的能量来源。

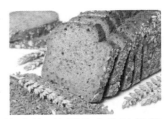

糠麸中膳食纤维含量最高,精米最低。膳食纤维具有多种预防疾病的功效,特别是在防治结肠癌、直肠癌的发生及协助糖尿病的治疗等方面有重要的意义。

②　脂肪　谷粒的总脂肪含量不高,主要集中在谷皮和胚芽中,不饱和脂肪酸占 80%,其中亚油酸 60%。胚芽的营养价值较高,有些现代化谷物加工企业将胚芽进一步深加工成如胚芽油、维生素 E 等抗衰老、抗疲劳的功能性食品。

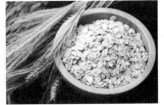

③　蛋白质　谷类蛋白质占 8%～16%,燕麦的蛋白质含量最高,为

15.6%。谷类蛋白质有 4 种不同的组分,即白蛋白、球蛋白、醇溶蛋白和谷蛋白,后两种含量高,是面筋的主要成分。谷类蛋白质的赖氨酸、苯丙氨酸等含量较低,所以生物价较低。谷类食品的第一限制氨基酸是赖氨酸,因此需要强化或提倡与其他食物如大豆蛋白质混合食用,以达到必需氨基酸平

衡,提高蛋白质的营养价值。

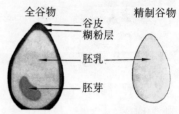

全谷物　　　　　　精制谷物
谷皮
糊粉层
胚乳
胚芽

④ **维生素**　谷类是人体膳食中B族维生素的重要来源,主要集中在谷皮、糊粉层和胚芽中,加工时易进入糠麸中,因此谷物加工越精细B族维生素损失就越大。谷物中的部分烟酸是结合态,适当加工后转变为游离态可被人体利用。谷类一般不含维生素C、维生素D和维生素A,黄色玉米和小米含有少量的胡萝卜素。

⑤ **矿物质**　谷类食物均含有一定数量的矿物质,为$1.5\%\sim3\%$,主要含有钙、铁、锌、磷等,集中分布在谷皮和糊粉层中。

三、谷类加工、烹调对营养价值的影响

(一)加工

谷类加工的目的是经适当碾磨除去谷皮,便于烹饪和利于人体消化吸收,由于谷粒的营养素分布不均一,在加工时会因加工程度不同,产物的营养素含量不同。谷类加工精细、出粉(米)率低,感官性状好,消化吸收率高,但有些维生素和矿物质等重要的营养素进入糠麸中;谷类加工粗糙、出粉(米)率高,营养素损失少,但感官性状差,且消化吸收率也相应降低,由于植酸和纤维素含量较多,还将影响其他营养素的吸收,如植酸与钙、铁、锌等螯合成植酸盐,不能被机体利用,也不易存放。近二十年来,随经济水平快速发展,中国居民精米、精面的食用比例加大,因而在有些人群中出现B族维生素缺乏。为保障人民的健康,应采取对米面的营养强化措施,提倡粗细粮混食等方法来克服精米、精面的营养缺陷。也可研究改良谷类加工工艺与设备,在保持良好感官性状的同时尽可能最多保留糊粉层从而极大限度防止营养素流失。在发达国家,全麦粉的加工食品拥有更多的受众,谷物加工的副产品米糠也被进一步开发应用。

(二)烹调

谷类烹调的目的是让谷类更易于人体消化、吸收、利用,不同的烹调方式营养素损失的程度不同,主要是对B族维生素的影响,因蛋白质和矿物质在烹调中损失不大,但用高温油炸时损失较大。如油条制作,因加碱及高温油炸会使维生素B_1全部损失,维生素B_2和烟酸仅保留一半。面食在焙烤时,还原糖与氨基化合物发生褐变反应(又称美拉德反应)产生的褐色物质,在消化道中不能水解,故无营养价值,而且使赖氨酸失去效能。因此焙烤温度和糖的用量是影响焙烤食品营养价值的因素之一。

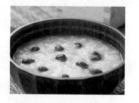

任务二　常见谷类的营养价值及应用

大米、面粉是否越白越好?

在线答题

任务目标

1.掌握大米、面粉、玉米、小米、燕麦的营养价值。
2.掌握几种粮食的应用。
3.了解几种粮食的保健功效。

任务导入

日常人们总说五谷杂粮,《黄帝内经》也写到"五谷为养",那么,你知道"五谷"都是指的哪些品种

Note

吗？其实五谷杂粮包括很多种食物，我们通常指的五谷是稻谷、麦子、高粱、大豆、玉米，而习惯将米和面粉以外的粮食称作杂粮。

"五谷"，古代有多种不同说法，最主要的有两种：一种指稻、黍、稷、麦、菽；另一种指麻、黍、稷、麦、菽。两者的区别是前者有稻无麻，后者有麻无稻。古代经济文化中心在黄河流域，稻的主要产地在南方，而北方种稻有限，所以"五谷"中最初无稻。经常吃谷类对身体有什么好处吗？

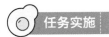 **任务实施**

一、大米（稻米）

（一）品种及特点

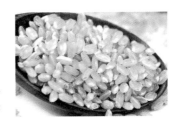

大米为五谷之一，可分为籼米、粳米、糯米三类。籼米的米粒细长、灰白色，半透明，米质疏松，黏性小，胀性大，出饭率高。粳米粒形短圆，色泽白，透明或半透明，质地硬，较籼米黏，胀性小，出饭率低。糯米又称江米，硬度低，吃水量、胀性和出饭率也最低，但黏性最大。糯米色泽乳白，生米不透明，而熟米光泽透明。

（二）营养价值和功能

九五米和八五粉是怎么回事？

大米约含75%的淀粉，含纤维素、半纤维素和可溶性糖。籼米、粳米中直链淀粉含量较多，易溶于水，可被β-淀粉酶完全水解，转化成麦芽糖；而糯米由于含支链淀粉较多，只有54%能被β-淀粉酶水解，所以不易被人体消化吸收。大米中蛋白质含量因品种不同而不同，粳米约11%、籼米为9.8%。大米蛋白质生物价与大豆相当，赖氨酸、苏氨酸等在大米中含量丰富，且各种氨基酸的比值接近人体的需要。此外，大米中还含有丰富的维生素 B₁ 和矿物质，如钙、磷、铁等，其中粳米比糯米磷含量高，钙含量低。值得指出的是糙米由于含较高的膳食纤维、B 族维生素和维生素 E，不仅有预防脚气病的食疗功效，对维持人体血糖平衡也有重要作用。近年来发现糙米能抑制肝癌和结肠癌的生长，并能防止皮肤癌的转移。因此多食糙米有益健康。

大米为我国人民的两大主食之一，特别是南方以大米为主，可煮饭、煮粥。

二、面粉

（一）品种及特点

面粉是用小麦加工而成的。按加工精度不同，可分为特制粉、标准粉和普通粉三个等级，根据使用目的不同，可加工成高筋粉、中筋粉、低筋粉和无筋粉。特制粉加工精度高，色白，含麸量少；标准粉颜色稍黄，含麸量多于特制粉；普通粉含麸量多于标准粉。

（二）营养价值和功能

小麦加工精度不同，营养成分也不同，普通粉、标准粉要比特制粉的营养全面。面粉中主要成分是淀粉，蛋白质含量高于大米，每100 g 小麦面粉（标准粉）含淀粉和碳水化合物1.5 g、蛋白质约1.2 g、脂肪1.5 g，含有维生素 B₁、维生素 B₂、维生素 E 及钙、磷、铁等矿物质。还含有卵磷脂和麦芽糖酶、淀粉酶、蛋白分解酶等。

面粉是两大主食之一，特别是黄河流域以北地区百姓的主食。可制成馒头、面条、饼类等多种面食，也可制作面包、点心等。

三、玉米

（一）品种

玉米又称苞米、苞谷、棒子等。按颜色可分为黄玉米、白玉米、紫玉米；按性质可分为硬粒型、糯

白玉米、黄玉米、红玉米、紫玉米哪个更好？

质型、甜质型、爆裂型等。

（二）营养价值和功能

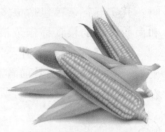

每 100 g 玉米（黄色）中含蛋白质 8.7 g、脂肪 3.8 g、碳水化合物 66 g 左右及维生素、矿物质及膳食纤维。玉米蛋白质中缺乏赖氨酸和色氨酸，所以蛋白质的生物价低。黄玉米中含有一定量的胡萝卜素，可以在人体内转化为维生素 A；玉米中脂肪含量较多，而且富含不饱和脂肪酸，其中 50％为亚油酸，还含有谷固醇、卵磷脂等，常食玉米油能降低血清胆固醇，对预防高血压、冠心病有食疗作用。玉米中富含镁，镁有防癌、抗癌作用。近年，科学家发现玉米中还含有一种长寿因子——谷胱甘肽，所以玉米的保健作用受到重视。

玉米作为主食可煮食或磨成粉煮粥等。玉米也用于饲料工业，并是生产葡萄糖和工业酒精的原料。

四、小米

（一）品种及特点

小米又称粟、粟米，分为粳性小米、糯性小米和混合小米。小米营养优势十分突出，食疗功效好，且一般人皆可食用。一般以色黄、粒大、油润、味佳为好。

（二）营养价值和功能

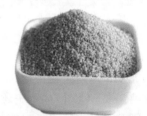

小米营养价值超过大米，热量（能量）也比大米高，特别是蛋白质和维生素 B_1、维生素 B_2 的含量小米占有明显优势。每 100 g 小米含有蛋白质 9 g、脂肪 3.1 g、碳水化合物 73.5 g 左右，其中胡萝卜素、维生素 B_1、铁的含量较为丰富。小米具有独特的保健作用，不但气味香、甜糯、营养好、易于消化吸收；而且有促进食欲、健脾和胃、滋养肾气、补虚清热的功效。小米可煮粥，也可做成米饭食用。用新产的小米熬粥是产妇、患者、婴幼儿的理想食品。中医认为小米粥表面漂浮的一层形如油膏的黏稠物为"米油"，营养极为丰富，"可代参汤"。焖小米饭的锅巴，中医称为黄金粉、焦饭，有补气健脾、消积止泻的功效，对脾虚久泻、食积腹痛、小儿消化不良有显著食疗作用。

五、燕麦

（一）品种

燕麦又名雀麦，主要分布于西北、内蒙古、东北一带的寒冷地区，可分为裸粒燕麦和带壳燕麦两种，裸粒燕麦可食用，带壳燕麦多作饲料。

（二）营养价值和功能

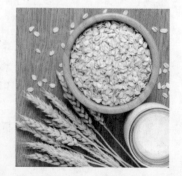

燕麦营养价值与大麦、小麦相当，每 100 g 燕麦片含蛋白质 15 g、脂肪 6.7 g、碳水化合物 61.6 g、钙 186 mg，氨基酸的含量（如赖氨酸）是大米、面粉的 2 倍以上，且含量均衡。燕麦中含丰富的膳食纤维。可溶性的燕麦纤维，容易被人体吸收，有降血脂的作用，特别是裸粒燕麦中含有对人体有益的亚油酸等不饱和脂肪酸，并含有皂苷，可抑制胆固醇水平升高，对降脂有效；燕麦热量（能量）低，既有利于减肥，又适合心脏病、高血压和糖尿病患者对食疗的需要。燕麦中还含有类酯酶、磷酸酶、糖苷酶、脂肪氧化酶等多种酶类，并具有较强的活力，有抗衰老的作用，常食燕麦能抑制老年斑的形成。

燕麦是北方寒冷地区群众的主食之一，可制麦片，磨粉后可作粮食食用。

你会买麦片吗？

粗粮的好处

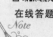
在线答题

豆类的营养

扫码看课件

项目描述

　　本项目主要学习豆与豆制品的分类,大豆及其制品和其他豆类的营养价值。豆类对人体的保健作用,烹调加工对豆类营养价值的影响以及豆类与豆制品的合理利用。提高学生对豆类营养价值和保健意义的认识,树立科学营养的意识。

项目目标

　　1. 掌握豆类与豆制品的营养价值特点。
　　2. 理解加工对豆类营养价值的影响。
　　3. 会根据合理利用的要求选用和加工豆类与豆制品。
　　4. 了解常见豆类营养价值评价。

任务一　豆类的营养价值及特点

任务目标

　　1. 掌握豆类的营养价值。
　　2. 能说出豆类的营养特点。
　　3. 理解加工对豆类营养价值的影响。

任务导入

　　民间自古就有"每天吃豆三钱,何需服药连年"的谚语,我国传统饮食讲究"五谷宜为养,失豆则不良",意思是说五谷是有营养的,但没有豆类就会失去平衡。现代营养学也证明,每天坚持食用豆类食品,只要两周的时间,人体就可以减少脂肪含量,增加免疫力,降低患病的概率。因此,很多营养学家都呼吁,用豆类食品代替一定量的肉类等动物性食品,是解决城市中人们营养不良和营养过剩双重负担的最好方法。怎样才能每天都方便快捷地吃些营养的豆类?

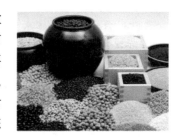

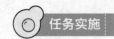 任务实施

一、豆类的定义

豆类泛指所有能产生豆荚的豆科植物,是以收获籽粒兼作蔬菜供人类食用的豆科作物的统称。

二、豆类的分类

豆类分为大豆类和除此之外的杂豆类。大豆类按种皮的颜色可分为黄豆、青豆、黑豆、褐豆和双色豆等五种。杂豆类包括蚕豆、豌豆、绿豆、豇豆、赤豆等。豆制品是以大豆、绿豆、豌豆等豆类为主要原料,经加工而成的半成品食物,包括豆浆、豆腐、豆腐皮等。大多数豆制品是由大豆的豆浆凝固而成的豆腐及其再制品。

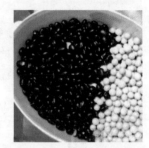

三、豆类的营养价值

豆类含有丰富的营养物质,主要有蛋白质、脂肪、多种微量矿物质元素及多种维生素。与此同时,在某些食用豆类的籽粒中存在不同程度的抗营养因子,在一定程度上影响了某些营养物质的吸收与利用。

(一)蛋白质

常见食用豆类中的蛋白质含量通常在20%~40%,虽然不及动物性蛋白质的含量,但显著高于其他植物性蛋白质资源。如蚕豆中的蛋白质含量达25%~35%;黑豆中蛋白质含量达45%~55%,比大豆高24.5%,等于鸡蛋的3.38倍。豆类中含有人体所必需的多种氨基酸,其中在谷类蛋白质中缺乏的赖氨酸,在豆类蛋白质中含量丰富,其含量是谷类的2.5倍。故大豆蛋白质为优质蛋白质。此外,豆类中蛋白质获取成本较低,经济效益较高,获取同等质量蛋白质的成本远远低于猪肉、牛肉、鸡肉、鸡蛋等。因此,世界上许多国家都已经把食用豆类作为获取膳食蛋白质和其他营养素的重要来源。

(二)脂肪

豆类所含的脂肪量以大豆为最高,可达15%~20%,其不饱和脂肪酸占85%,因而可作食用油的原料,其他豆类脂肪含量较低,一般在0.5%~3.6%。主要的脂肪酸有亚油酸、亚麻酸、油酸及软脂酸,其中不饱和脂肪酸含量较高。由于食用豆类属种不同,其所含脂肪酸组成也有很大差异。例如鹰嘴豆、豌豆、蚕豆和小扁豆的主要脂肪酸是油酸和亚油酸;绿豆的主要脂肪酸是软脂酸、亚油酸和亚麻酸,豇豆、菜豆的主要脂肪酸是亚油酸和亚麻酸。

(三)碳水化合物

常见食用豆类中碳水化合物含量一般在55%~70%(其中淀粉占40%~60%);大豆含碳水化合物20%~30%。豆类的粗纤维含量达8%~10%,大部分存在于种皮中;同时食用豆类中还有一定含量的低聚糖,主要含有水苏糖、棉籽糖和蔗糖等。食用豆类中所含碳水化合物是食品能量的重要来源。食用豆类中膳食纤维的可溶部分与不可溶部分比例比较均衡,可以明显降低人体的血清胆固醇含量,降低冠心病、糖尿病及肠癌的患病概率。

(四)维生素及矿物质

常见食用豆类中含有硫胺素、核黄素、烟酸、抗坏血酸等维生素及钙、磷、铁、钾、锌等多种矿物质。其中,硫胺素和核黄素含量均高于禾谷类或某些动物食品,被视为硫胺素重要来源。在食用豆类的发芽籽粒中含有大量的维生素C,可以作为四季皆宜的新鲜蔬菜。

（五）抗营养因子

常见食用豆类中含有不同程度的抗营养因子，如植酸、蛋白酶抑制剂、单宁等，会影响食用豆类中营养物质的吸收率，而降低其营养价值。

（六）大豆异黄酮

黄酮类化合物中的一种，主要存在于豆科植物中，由于是从植物中提取，又与雌激素有相似结构，因此大豆异黄酮又称类植物雌激素，能够改善皮肤水分及弹性状况，缓解更年期综合征和改善骨质疏松。大豆异黄酮的雌激素作用影响到激素分泌、代谢生物学活性、蛋白质合成、生长因子活性，具有抗氧化、抗癌、降低胆固醇、预防心血管疾病的功效。

四、豆类的保健作用

（一）预防骨质疏松

在骨骼中，钙以矿物质的形式分布存在，是构成人骨骼的主要成分，造成骨质疏松的主要原因就是钙的缺乏。豆类含有丰富的钙及一定量的维生素 D，二者结合可有效预防和改善骨质疏松。

（二）提高机体免疫力

机体在不同年龄、不同生理状态下，对营养的需求也是不同的，要提高机体免疫力首先必须通过膳食的合理搭配来获得平衡的营养，豆类中含有丰富的赖氨酸、不饱和脂肪酸、淀粉、蔗糖以及多种维生素和矿物质，能不同程度地提高机体的抗病能力。

（三）预防便秘

便秘是由于肠蠕动减慢，食物残渣在肠道内停留时间过长，肠道水分被过多吸收所致，长此以往，肠毒被人体吸收后，成为导致肠癌的一个原因。豆类含有丰富的膳食纤维，能促进肠道蠕动并向肠道提供充足的营养素，对防治便秘、肛裂、痔疮、肠癌等有积极的效果。

（四）预防心脑血管疾病

心脑血管疾病的危险因素在于高脂肪膳食、肥胖、高血脂、高血压等，豆类中所含的豆固醇与不饱和脂肪酸有较好的去脂作用，加上其能量很低，可减轻体重。还有豆类含有的磷脂也对肥胖的中老年人预防心脑血管疾病有很好的效果。

（五）减肥作用

豆类的脂肪含量极低，碳水化合物只能吸收一半，肥胖者食用后不仅有饱腹感而且能量比其他食物低，所以有利于减肥。

（六）延缓更年期

豆类中含有丰富的类雌激素、维生素 E 以及大脑和肝脏所必需的磷脂，对更年期女性延缓衰老，改善更年期症状有明显作用。

豆类的食用对疾病治疗也有一定疗效，豆类属于优质蛋白质，赖氨酸多，蛋氨酸少，是唯一能代替动物蛋白的植物性食物，但有肾脏疾病如肾病综合征，急、慢性肾小球肾炎，肾功能衰竭者以及痛风、皮肤病患者不可过多食用。

五、加工对豆类营养价值的影响

豆类加工的方法有浸泡、磨浆、发酵、粉碎、煮沸、保温发芽、减盐等。由于天然大豆有厚实的植物细胞壁，存在难以消化的碳水化合物成分和抗营养因子，影响了人体对大豆营养素的消化与吸收，因此豆类的加工制作方法对其营养价值尤为重要。

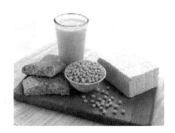

相关知识

在线答题

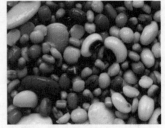

经过加工的豆类蛋白质的消化吸收率都有所提高。大豆经浸泡、磨浆、加热、凝固等多道工序后,可除去了大豆中的纤维素、抗营养因子。如炒大豆蛋白质的消化吸收率只有 50%,整粒煮熟大豆的蛋白质消化吸收率为 65%,加工成豆浆后蛋白质消化吸收率可提高至 85%,制成豆腐可达 92%~96%,大大提高了大豆的营养价值。

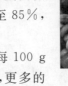

大豆经浸泡和保温发芽后制成芽菜,维生素 C 从无增至每 100 g 芽菜中含 5~10 mg。由于酶的作用还促使大豆中的植酸降解,更多的钙、磷、铁等矿物质被释放出来,增加了大豆中矿物质的消化吸收率。

但是,在豆制品加工中也有一部分 B 族维生素溶于水,在加热时损失,如豆腐加工中,大部分维生素、大豆异黄酮在凝固时随水分流失。

任务二　常见豆类的营养价值及应用

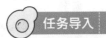
任务目标

1. 掌握常见豆类的分类。
2. 能说出各种豆类的营养价值。
3. 了解合理选用豆类与豆制品的要求和方法。

任务导入

中国是大豆的故乡,中国栽培大豆已有约五千年的历史。同时也是最早研发生产豆制品的国家。西周至春秋时期,人们把大豆(即菽)当作主要食粮。《辞源》记载:以豆为之。造法,水浸磨浆,去渣滓,煎成淀以盐卤汁,就釜收之,又有入缸内以石膏收者。相传为汉淮南王刘安所造。大豆富含优质蛋白质,它还有丰富的膳食纤维、异黄酮等活性物质,被当作健康的食物备受推崇。不过,很多人都知道,吃大豆或者大豆类食品后胃部可能会胀气,还会矢气,真是尴尬。吃大豆为什么会胀气?如何才能避免呢?

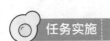
任务实施

一、大豆的营养价值

大豆,为豆科大豆属一年生草本植物,原产我国。根据大豆的种皮颜色和粒形分为:黄豆、青豆、黑豆、其他大豆(种皮为褐色、棕色、赤色等单一颜色的大豆)等。大豆中含丰富的蛋白质、脂类,比较多的矿物质,其 B 族维生素的含量也高于谷类。

(一)蛋白质

大豆的蛋白质含量平均为 30%~50%,是一般谷类的 3~5 倍,大豆类以黄豆最为常见,含有 35%~40% 的蛋白质,为谷类的 4~6 倍,是植物性食品中蛋白质含量最高的。大豆蛋白质的 8 种必需氨基酸的组成与模式也符合人体的需要,而且富含谷类蛋白质较为缺乏的赖氨酸,但除蛋氨酸含量略低以外,可与谷类配合食用,发挥蛋白质的营养互补作用,是最好的植物性优质蛋

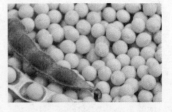

Note

白质来源。

（二）脂类

大豆所含脂肪为 15%～20%，平均约为 18%，其中不饱和脂肪酸约占 85%，饱和脂肪酸占 15% 左右，且以亚油酸最多，高达 50% 以上，油酸含量为 32%～36%，亚麻酸为 2%～10%，磷脂约为 1.5%，其中主要为大豆磷脂，其含量高于鸡蛋。此外大豆油中含有 2%～3% 的磷脂和具有较强抗氧化能力的维生素 E。大豆不含胆固醇，可防治冠心病、高血压、动脉粥样硬化等疾病。

（三）碳水化合物

大豆中碳水化合物含量不高，占 25%～30%，其中一半为淀粉、阿拉伯糖、半乳聚糖、蔗糖等，另一半则是人体所不能消化的棉籽糖、水苏糖等，以及由阿拉伯糖和半乳糖所构成的多糖。其中棉籽糖和水苏糖在大肠中能被微生物发酵，产生气体，引起腹胀，但同时也是肠内双歧杆菌的生长促进因子。因而，在计算大豆的碳水化合物的含量时，应折半计算。

（四）维生素

大豆中 B 族维生素含量较高，如维生素 B_1、维生素 B_2 和烟酸的含量也比谷类多数倍。其维生素 E 含量很高。黄豆中含有少量胡萝卜素，不含维生素 C 和维生素 D，但经发芽制成豆芽后其含量明显提高。

（五）矿物质

大豆含有丰富的磷、铁、钙，明显多于谷类，每 100 g 大豆含钙 191 mg，为鸡肉的 21 倍多，大豆铁含量较高，每 100 g 为 8.2 mg，是鸡肉的 6 倍，是儿童和老人膳食钙、铁的极好食物来源。但由于膳食纤维的存在，钙与铁的消化吸收率并不高。大豆还是一类高钾、高镁、低钠食品，适合于高血压、低血钾患者食用。

除营养物质外，大豆还含有多种有益的生物活性物质，如大豆皂苷、大豆异黄酮、大豆固醇、大豆低聚糖等。近年来研究发现，大豆具有降低血脂、抗氧化、抗衰老、抗肿瘤、免疫调节等多种功能。

二、其他豆类的营养价值

豌豆、蚕豆、赤小豆、绿豆、芸豆、刀豆等豆类营养素的组成和含量与大豆类有很大的区别。其碳水化合物含量高于大豆类，为 50%～60%，蛋白质的含量低于大豆类，约为 25%，脂类含量较少，约为 2%。我国上述豆类的种植比较广，品种比较多，下面介绍常见的几种。

（一）豌豆

豌豆中蛋白质含量为 20%～25%，氨基酸组成中色氨酸的含量较多，蛋氨酸相对比较缺乏；脂类含量低，只有 1% 左右；碳水化合物的含量高，为 55%～60%；B 族维生素的含量比较丰富，钙、铁的含量也比较多。未成熟的豌豆含有一定量的蔗糖，因而，有一定的甜味，并含有一定量的维生素 C。

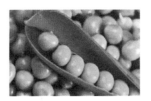

（二）蚕豆

蚕豆中蛋白质含量为 26%，其中含有多种黄酮类物质。研究表明，这些黄酮类物质具有降血脂、抗动脉硬化、抗肿瘤、抗骨质疏松等作用，是极有医学价值的一类物质。蚕豆中碳水化合物含量约为 50%，脂类含量低，只有 1.2% 左右，每 100 g 钙的含量为 100 mg。在我国蚕豆蛋白质的开发利用，特别是蚕豆中的生理活性物质的提取和应用方面有待于广泛深入研究。

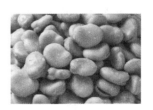

（三）赤小豆

赤小豆中蛋白质含量为 19%～23%，以球蛋白为主，胱氨酸与蛋氨酸为其限制氨基酸；脂类含量

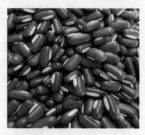

也远远低于大豆，为 1%～2%，碳水化合物的含量为 55%～60%，其中一半为淀粉，另一半为戊糖、半乳糖、蔗糖、糊精等。磷、铁、B 族维生素的含量与豌豆相似。

（四）绿豆

绿豆营养素的组成和含量与赤小豆相似，每 100 g 绿豆中还含钙 81 mg、磷 268 mg、铁 6.5 mg 以及粗纤维、氨基酸、胡萝卜素、磷脂、硫胺素、核黄素等丰富的微量营养素，但绿豆中的碳水化合物主要为戊聚糖、糊精和半纤维素，用它制成的粉丝韧性特别强，久煮不烂，因而常用于粉丝的制作。

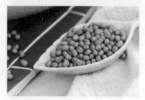

三、豆制品的营养价值

豆制品不仅指以大豆为原料的制品，还包括其他豆类原料生产的制品。如：豆浆、豆腐、豆腐干、豆腐皮、腐竹等；发酵豆制品，如：腐乳、豆豉、豆瓣酱等。下面介绍几种经常食用的豆制品。

（一）豆腐

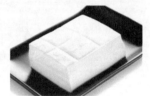

豆腐是我国人民发明并喜爱的一种豆制品，豆腐的原料为大豆，制成的成品含水量为 80% 以上，蛋白质含量在 6%～10%，脂肪含量一般在 3% 左右，另外还含有一些碳水化合物。

豆腐在加工的过程中除去了大量的膳食纤维，各种营养素的利用率都有所增加，以蛋白质为例，整粒大豆蛋白质的消化率为 65% 左右，加工为豆腐后，蛋白质的消化率提高 92%～96%。此外，钙、铁、锌等矿物质的消化率也有所提高。

（二）豆浆

豆浆是我国人民常饮的一种豆制品，含蛋白质 1.5%～5%，主要与原料使用的量和加水量有关；其脂肪含量不高，为 0.5%～1.5%；其碳水化合物的含量在 1.5%～3.7%。豆浆的这种营养素结构与含量比较适合老年人及高血脂者饮用，因为豆浆中的脂肪含量低，可以避免全奶中高含量的脂肪对老年人及心血管系统疾病患者的不利影响。

（三）豆腐干与豆腐皮

与豆腐相比，豆腐干中水分的含量明显降低，为 65%～78%，因而，各种营养素的含量都有所增加。豆腐皮即千张，又称百叶，水分含量更低，只有 50%～65%，蛋白质的含量可达 20%～35%，其他的各种营养素含量都有不同程度的增加。

（四）发酵豆制品

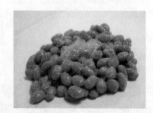

发酵豆制品包括豆豉、豆瓣酱、豆腐乳、臭豆腐等。大豆经过发酵工艺后，蛋白质部分分解，较易消化吸收，其中某些营养素的含量增加，特别是核黄素，由于微生物在发酵过程中可以合成，因而，以豆豉为例，每 100 g 中核黄素的含量约为 0.61 mg，明显高于其他豆制品。

（五）豆芽

大豆与绿豆都可以制作豆芽。豆芽除含有豆类的营养素外，其显著的特点是豆类在发芽的过程中能产生维生素 C，虽然其含量受发芽情况的影响而有很大的不同，但在一些特殊气候与环境条件下，却是一种良好的维生素 C 的来源。

相关知识

在线答题

Note

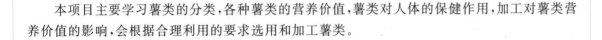

薯类的营养

扫码看课件

项目描述

　　本项目主要学习薯类的分类,各种薯类的营养价值,薯类对人体的保健作用,加工对薯类营养价值的影响,会根据合理利用的要求选用和加工薯类。

项目目标

　　1.掌握薯类的营养价值特点。

　　2.理解加工对薯类营养价值的影响。

　　3.会根据合理利用的要求选用和加工薯类。

　　4.了解薯类营养价值评价。

任务一　薯类的营养价值及特点

任务目标

　　1.掌握薯类的营养价值。

　　2.掌握薯类的营养价值特点。

　　3.理解加工对薯类营养价值的影响。

　　4.掌握常见薯类的分类。

任务导入

　　许多减肥者认为土豆(马铃薯)淀粉含量高,因而产能量大,是增肥食品。而营养学家的研究结果却是要减肥,请多吃些薯类。土豆中固然含有淀粉,但真正的淀粉含量仅为16.5%,比米、面类主食低得多。而其脂肪含量极低,仅有约0.1%,是所有食物都望尘莫及的。同时,土豆的含水量相当高,达70%以上,且其中还含有能够产生"饱腹感"的膳食纤维。这些正是减肥食品必备的特征。可是,为什么土豆一直被人们看成是发胖食品呢? 一是因为烹调不当,如炸薯条、炸薯片;二是因为不用土豆来代替主食,而是把它当成蔬菜。据《中国药膳》记载:土豆性味甘平,功效健脾健胃、益气和中。适应胃痛、便秘及十二指肠溃疡等症。土豆中含有大量的优质纤维素,在肠道内可以向肠道

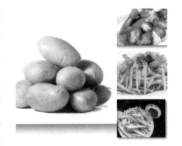

微生物供给大量营养,促进肠道微生物生长发育。同时还可以促进肠道蠕动,保持肠道水分,有预防便秘和防治癌症等作用。

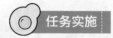 **任务实施**

一、薯类及分类

薯类作物又称根茎类作物,主要是作物的块根和块茎,生长在土壤中。常见的薯类有甘薯、马铃薯、木薯、芋薯,其中甘薯又称为红薯、白薯、地瓜等,马铃薯又称为土豆、洋芋,木薯又称为树薯、木番薯,芋薯包括有芋头(芋艿)、山药(薯蓣)。

二、薯类的营养价值

薯类不仅含有蛋白质、维生素、碳水化合物及微量元素,还含有生物活性物质,对人体具有保健作用。药理研究证明,薯类具有清除自由基、抗衰老、降低胆固醇、防止动脉硬化、补气养血和健脑益智等功效。

(一)蛋白质

与其他谷类食物相比,鲜薯类食品的蛋白质含量较低,在 $1\%\sim2\%$ 之间,是不完全蛋白质,但赖氨酸的含量丰富,正好补充谷类所缺乏的赖氨酸。按照干重计算时,薯类食品的蛋白质含量可与谷类相媲美。例如,马铃薯的粗蛋白质含量平均约为 2%,按照 80% 的水分含量计算,则相当于干重的 10%,与大米相当;而甘薯则为 1.4% 左右,按照 72.6% 的水分计算,相当于干重的 52%,略低于谷类。

从蛋白质中的氨基酸组成来看,薯类蛋白质的质量相当于或优于谷类蛋白质。马铃薯蛋白质的氨基酸平衡良好,其中富含赖氨酸和色氨酸,可以与谷类食物蛋白质互补。

(二)脂肪

薯类脂肪主要由不饱和脂肪酸组成,含量通常低于 0.5%,按干重计算也低于糙米和全麦。但薯类与脂肪结合的能力极强,故而薯类经过油炸的加工品往往含有较高的脂肪,如炸薯条、炸薯片等。薯类与富含油脂的动物原料共同烹调之后,也会大量吸收其中的油脂。

(三)碳水化合物

薯类淀粉含量达鲜重的 $8\%\sim30\%$,达干重的 85% 以上,超过谷类中的碳水化合物含量。薯类淀粉容易被人体消化吸收,血糖生成较少,故而可以用作主食。薯类食物中含有优质的淀粉,尤其是有木薯淀粉,极易消化,常适宜于婴儿及病弱者食用。甘薯中含有较多可溶性糖,使其具有甜味。

薯类淀粉颗粒大,容易分离,也常被用来提取淀粉或者制作各种淀粉制品。马铃薯和甘薯均为我国重要的淀粉原料。其中马铃薯淀粉具有良好的持水性和柔软的口感,故而马铃薯粉被添加于多种加工食品当中,包括糕点面包、肉制品等当中,用来改善其口感。薯类中富含膳食纤维,以纤维素为主,特别是甘薯含量最高。

(四)维生素及矿物质

薯类中含有除了维生素 B_{12} 之外的各种 B 族维生素以及维生素 C,可以在膳食中部分替代蔬菜。例如,马铃薯和甘薯中的维生素 C 含量每百克可食部均在 $25\ \mathrm{mg}$ 左右,经常食用薯类时,特别是在蔬菜不足的冬季,它是膳食中维生素 C 的重要来源之一。由于其中所含淀粉对维生素 C 具有一定保护作用,薯类食品经蒸制之后,维生素 C 的损失率较低。

薯类食物中含有一定量的 B 族维生素,其中维生素 B_1 含量较高,按干重计算,可达大米的 $2\sim3$ 倍。红心甘薯中含有较丰富的胡萝卜素,是膳食中维生素 A 的补充来源。

薯类富含矿物质,以钾含量最高,其次为磷、钙、镁、硫等。马铃薯中的磷含量较高,而甘薯中含量较低。部分地区用薯类替代精白米和精白面作为主食,有利于改善膳食中的矿物元素平衡,增加钾元素摄入量。

(五)其他营养成分

薯类中含有多种营养成分。甘薯、山药和芋头中均含有黏蛋白,对预防慢性疾病有一定作用。甘薯和山药对抗衰老有一定意义。其中还有皂苷、多糖等生理活性成分,对于预防心脏病、糖尿病等多种慢性疾病均有益处。高血脂和高血糖患者用薯类替代一部分精白米(面)是有益健康的,不必因为害怕淀粉远离薯类。

三、薯类的保健作用

(一)抗癌作用

饮食中最具有抗癌作用的营养物质是β-胡萝卜素(维生素 A 前体)、维生素 C 和叶酸。甘薯富含钾、β-胡萝卜素、叶酸、维生素 C 和维生素 B_6。一个小甘薯(约 100 g)可提供 2 倍量的人体每天所需维生素 A、1/3 量的每天所需维生素 C 和约 50 μg 的叶酸,故甘薯被誉为是"抗癌食品"。

(二)抗糖尿病

研究提示白皮甘薯有一定的抗糖尿病作用。奥地利维也纳大学的一项临床研究发现,2 型糖尿病患者在服用白皮甘薯提取物后,其胰岛素敏感性得到改善,有助于控制血糖。

(三)利于减肥

薯类中含有丰富的膳食纤维,具有很好的饱腹感,所以在吃薯类的时候就可以相应减少其他主食的摄取,同谷类相比,薯类所产生的能量较低,薯类中的膳食纤维进入肠道后能够吸水膨胀使肠内的内容物体积增大,从而促进肠道蠕动,起到防止便秘的作用,所以有利于减肥。

(四)和胃健脾

中医认为马铃薯性平味甘无毒,能健脾和胃,益气调中,缓急止痛,通利大便。对脾胃虚弱、消化不良、肠胃不和、脘腹作痛、大便不畅的患者效果显著。现代研究证明,马铃薯对胃溃疡、习惯性便秘、热咳及皮肤湿疹也有治疗功效。马铃薯所含的纤维素细嫩,对胃肠黏膜无刺激作用,有解痛或减少胃酸分泌作用。常食马铃薯已成为防治胃癌的辅助食疗法。

(五)抗衰老作用

马铃薯含有丰富的维生素 B_1、维生素 B_2、维生素 B_6 和泛酸等 B 族维生素及大量的优质纤维素,还含有微量元素、氨基酸、蛋白质、脂肪和优质淀粉等营养元素。这些成分在人的机体抗老防病过程中有着重要的作用。

(六)降血压,调节虚弱体质

薯类含有丰富的矿物质元素,其中的钾能够使体内的钠与尿一同排出体外,有辅助降血压作用。另外,马铃薯中还含有一种类似转换酶的物质,具有降压药类似的功效,能使血管舒张、血压下降。

四、加工对薯类营养价值的影响

薯类有适合淀粉加工和食品加工两类。一般食用的品种不要求淀粉含量高,而要求薯肉质密。做菜用时,要求薯肉熟而不成糊状,或煎、炒时不易粉碎成糊状。薯类用蒸、煮或做汤制作方式,这样可以保留较多营养素且吸收好。如果选用油炸或烤的加工方法,维生素类损失比较大,矿物质也有一定量的损失,并且增加了脂肪,使能量成倍提高,因此,要避免吃油炸薯条。

相关知识

在线答题

任务二 常见薯类的营养价值及应用

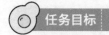**任务目标**

1.能说出几种常见薯类的营养价值。
2.了解合理选用薯类的要求和方法。

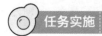**任务导入**

甘薯中高含量的膳食纤维有促进胃肠蠕动、预防便秘和结肠癌、直肠癌的作用。有研究者从甘薯中提取出一种活性物质——去雄酮,它能有效地抑制结肠癌和乳腺癌的发生;还有一所美国大学研究发现,甘薯已被营养学家当作一种药食兼用、营养均衡的食品,它的能量只有同等重量大米所产生能量的1/3,而且几乎不含脂肪和胆固醇。常吃甘薯有益于人体健康,并有一定减肥功效。但吃甘薯别一次吃得太多,以免出现烧心、反酸或腹胀等不适症状。

任务实施

一、马铃薯

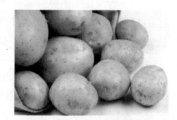

马铃薯又称为土豆、洋芋,不仅在中国种植非常普遍并且在全世界其他国家也广泛种植,作为薯类食物的代表备受喜爱。其营养价值很高,马铃薯中碳水化合物含量约为17.2%,因此可以当成主食,还可加工成淀粉及粉丝、粉条和粉皮等产品,也可用作方便食品、休闲食品的原料。马铃薯蛋白质质量较好,含有人体必需的8种氨基酸,尤其是赖氨酸和色氨酸含量丰富,是谷类蛋白质良好的补充。

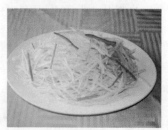

马铃薯含有丰富的B族维生素、维生素C等,尤其是维生素C和胡萝卜素含量每百克可达27 mg和30 μg,可与蔬菜媲美,是人体抗氧化剂的来源。此外维生素B_1、维生素B_2、维生素B_6含量也很丰富,能促进消化。马铃薯还含有大量的膳食纤维,可以有助于减少胆固醇的合成、降低餐后血糖升高的幅度,能宽肠通便,帮助机体及时排泄代谢毒素,防止便秘,预防肠道疾病的发生。还能供给人体大量有特殊保护作用的黏液蛋白,能保持消化道、呼吸道以及关节腔、浆膜腔的润滑,预防脂肪沉积,保持血管弹性,有一定的美容、抗衰老作用。

马铃薯块茎中的矿物质含量为0.4%～1.9%,以钾含量最高,占2/3以上,其他矿物质如磷、钙、镁、钠、铁等元素含量较高,在体内代谢后呈碱性,对平衡食物的酸碱度有重要作用。马铃薯脂肪含量低于1%,是减肥者比较理想的食物。事实上,马铃薯加全脂牛乳就可提供完全平衡的膳食,可见马铃薯是一种营养成分较全面的食物,所以,营养学家将马铃薯列为"十全十美"的食品。

二、甘薯

甘薯是我们常见的食物,又名番薯、红薯、山芋、地瓜、红苕、线苕、白薯、金薯、甜薯、朱薯、枕薯等,是我国人民喜爱的粮、菜兼用的大众食品,有极高的营养和保健价值。

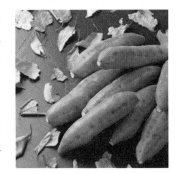

甘薯中膳食纤维的含量较面粉和大米高,可促进胃肠蠕动、预防便秘,并能降胆固醇和预防心血管疾病。甘薯中含有丰富的维生素,尤其是胡萝卜素和维生素 C,这些抗氧化营养素的存在是甘薯具有抗癌功效的重要原因。此外,甘薯中含有较多的维生素 B$_1$、维生素 B$_2$ 和烟酸。矿物质中钙、磷、铁等元素含量较多。

甘薯中蛋白质含量约为 1.2%,赖氨酸含量丰富,脂肪含量仅为 0.2%,而碳水化合物的含量高达 25%。甘薯最大的特点是能供给人体大量由胶原蛋白和黏液多糖类形成的物质,它对人体的消化系统、呼吸系统和泌尿系统各器官的黏膜有特殊的保护作用。每 500 g 甘薯约可产生能量 500 kcal,含蛋白质 5.5 g、碳水化合物 11.5 g、脂肪 1 g、钙 115 mg、铁 2.5 g、胡萝卜素 0.4 mg,另含有维生素 B$_1$、维生素 B$_2$、维生素 C 与烟酸、亚油酸等。特别是甘薯含有丰富的赖氨酸,而大米、面粉恰恰缺乏赖氨酸,甘薯与米面混合食用正好可发挥蛋白质的互补作用,提高营养价值。

根据科学研究,甘薯是高碳水化合物、低蛋白质、低脂肪的食物,含热量(能量)非常低,是理想的减肥食品。甘薯中还含有一种类似雌性激素的物质,对保护人体皮肤、延缓衰老有一定的作用。甘薯还可以制作粉丝、糕点、果酱等食品。吃甘薯的时候也要注意不要空腹吃,容易感觉烧心,也不要吃太多,否则容易出现淀粉消化不良的症状,比如反酸、胃胀等。

三、山药

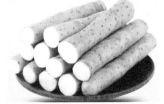

山药含有大量植物性蛋白质、碳水化合物、钙、磷、铁、胡萝卜素及维生素等多种营养成分,还有淀粉酶、胆碱、黏液汁酶及薯蓣皂苷等。山药营养丰富,低脂低热还富含丰富的膳食纤维,偶尔食用山药有保健养生效果。山药具有滋养强壮,助消化,敛虚汗,止泻之功效。

山药中含有丰富的山药淀粉酶以及多酚氧化酶等天然营养成分,这些营养物质可以直接作用于人类的脾胃,能促进脾胃消化,缓解脾胃虚弱,对人类的脾胃虚寒、脾胃不和以及食少体倦和腹部胀痛都有很好的预防作用。除了含有淀粉酶和植物性蛋白质以外,它含有多种对人体有益的矿物质和维生素,同时,黏液蛋白也是山药中最重要的存在,这种物质不但能调节血糖,预防血糖升高,还能清除血管壁上的胆固醇与脂肪,能预防血管老化,更能提高机体免疫力。

山药有收涩的作用,故大便燥结者不宜食用;腹胀、便秘者建议少吃。另外山药的淀粉量较高,糖尿病患者吃山药一定要控制好量,避免食用过多。

四、木薯

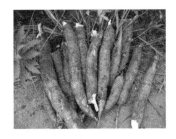

木薯原产于美洲热带地区,在我国南亚热带地区也有出产,木薯是仅次于水稻、甘薯、甘蔗和玉米的第五大作物。

木薯中含有淀粉比较多,蛋白质和其他营养素含量比较低,因为木薯干物质中绝大部分是淀粉,在鲜薯中淀粉含 25%~30%,在薯干中约含 80%,是一种优良的淀粉生产原料。木薯块根粗纤维含量少(1%~2%),脂肪含量低,钙、钾含量高而磷低,含有植酸和少量的维生素 C、维生素 A、维生素 B$_{12}$。木薯块根可以食用也可以磨成木薯粉。木薯最主要的用途是作为粮食,在热带地区的发展中国家,木薯是很重要的粮食作物。

五、芋头

芋头蛋白质含量约为 2.2％，富含钙、磷、铁、钾、镁、钠、胡萝卜素、维生素 C、B 族维生素等多种成分，所含的矿物质中，氟的含量较高，具有洁齿防龋、保护牙齿的作用。芋头含有一种黏液蛋白，被人体吸收后能产生免疫球蛋白，或称抗体球蛋白，可提高机体抵抗力。

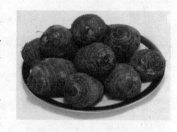

芋头含有丰富的黏液皂素及多种微量元素，可帮助机体纠正微量元素缺乏导致的生理异常，同时能增进食欲，帮助消化，故中医认为芋头可补中益气。

六、魔芋

魔芋含淀粉 35％，蛋白质 3％，以及多种维生素和钾、磷、硒等矿物质元素，还含有人类所需要的魔芋多糖，即甘露聚糖，含量高达 30％。

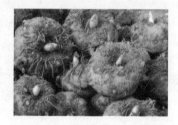

魔芋是理想的天然食品，其碳水化合物为甘露聚糖，不能被人体消化液中的酶分解，少食即有饱腹感，是比较理想的减肥食品。另外，魔芋的营养保健作用就是发挥膳食纤维对营养不平衡的调节作用，如防治便秘、降血脂、降血糖等。

相关知识

在线答题

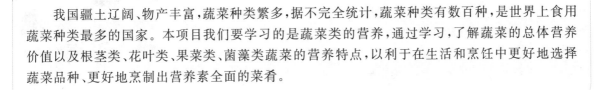

蔬菜类的营养

扫码看课件

项目描述

　　我国疆土辽阔、物产丰富，蔬菜种类繁多，据不完全统计，蔬菜种类有数百种，是世界上食用蔬菜种类最多的国家。本项目我们要学习的是蔬菜类的营养，通过学习，了解蔬菜的总体营养价值以及根茎类、花叶类、果菜类、菌藻类蔬菜的营养特点，以利于在生活和烹饪中更好地选择蔬菜品种、更好地烹制出营养素全面的菜肴。

项目目标

　　1.了解蔬菜的分类。
　　2.熟悉蔬菜中所含有的几种常见营养素。
　　3.能够根据蔬菜中所含有的营养素种类、数量的不同，合理进行膳食搭配。

任务一　蔬菜的总体营养价值

任务目标

　　1.了解蔬菜的分类。
　　2.能说出蔬菜的营养成分。
　　3.熟悉野菜的营养价值及食用禁忌。

任务导入

　　"餐餐有蔬菜，顿顿讲营养"是当代人对生活质量的追求，是机体健康运营的重要保证。成年人每天的蔬菜摄入量应保证在 300～500 g，深色蔬菜占 1/2 以上，对降低食管癌和结肠癌发病率，预防胃癌和结肠癌发病，遏制中风和冠心病的发病以及心血管疾病的死亡有重要意义。学习蔬菜的总体营养价值，对菜肴制作、宴席设计以及治疗或预防饮食不当造成的饮食疾病具有重要意义。

任务实施

一、蔬菜的分类

蔬菜种类繁多，一般按食用部位不同可分为叶菜类、茎菜类、根菜类、花菜类、瓜果类蔬菜（包括

Note

果荚类)以及菌藻类蔬菜(包括食用菌)等类别。

二、蔬菜类的营养价值

(一)碳水化合物

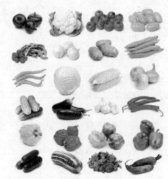

蔬菜中所含有的碳水化合物主要有淀粉、果胶、纤维素和半纤维素。通常,根茎类蔬菜中淀粉含量较多,如马铃薯、红薯、山药、莲藕等,碳水化合物的含量可达到 10%～25%;有些地区人们把薯类作为主食或次主食,在膳食结构中具有很大的比例,成为人体能量供给的重要来源之一;常见的一般蔬菜中淀粉的含量仅有 2%～3%;带有甜味的一些蔬菜含有少量的葡萄糖和蔗糖,如红薯、胡萝卜、番茄等。膳食结构中,蔬菜是供给人体需要膳食纤维(纤维素、半纤维素、果胶)的重要来源。纤维素与半纤维素含量较多的蔬菜主要集中在茎叶类蔬菜中,如竹笋、茭白、莴笋、蒜薹、蕨菜等。

(二)维生素

蔬菜中含有丰富的维生素。其中,维生素 C 与胡萝卜素含量较高,维生素 A 和维生素 D 含量较低。

1 维生素 C 维生素 C 主要分布在代谢旺盛的茎、叶、花等组织结构中,与叶绿素的分布相平行,即绿色越深处维生素 C 的含量越丰富。青椒、花椰菜、雪里蕻、油菜等含量较高。与叶菜类相比,大多数根茎类与瓜果类蔬菜中维生素 C 的含量相对较低,但由于它们可以生食,如黄瓜、番茄等,不会因烹饪过程而破坏维生素 C,其利用率反而不低。

2 β-胡萝卜素(维生素 A 原) β-胡萝卜素在人体内可转化成维生素 A,同时也成了人体补充维生素 A 的良好替代品。胡萝卜素与蔬菜中的其他色素共存,各种绿色、红色、橙色、紫色蔬菜中都含有;深色的叶菜类更是含有较多的胡萝卜素,如韭菜、油菜、芹菜叶、萝卜缨、菠菜、苋菜、莴笋叶、紫苏叶、西兰花、荠菜、胡萝卜等,每 100 g 含量在 3 mg 左右。而花椰菜、白萝卜等浅色蔬菜的含量较低,每 100 g 含量仅有 0.02 mg 左右,相差较大,在膳食搭配时应注意平衡膳食,合理进行蔬菜色泽搭配。

3 矿物质 蔬菜类是人体所需矿物质的重要来源,主要有钾、钠、钙、镁、磷、氯、氟等矿物质。除此之外,蔬菜类还含有铜、铁、锌、碘、钴、钼、锰等微量元素。其中含钙较多的蔬菜有豇豆、菠菜、油菜、小白菜、

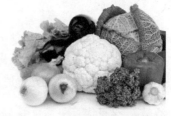

雪里蕻、冬苋菜、芫荽、马铃薯、荠菜、芹菜、韭菜、嫩豌豆等;含钠比较多的蔬菜有芹菜、马兰头、榨菜、茼蒿等;含钾比较多的蔬菜有鲜豆类、辣椒、榨菜、蘑菇、香菇等。

蔬菜中还含有一定的微量元素,主要有铁、铜、锌、碘、钼等。其中含铁量比较丰富的蔬菜主要有荠菜、芹菜、芫荽、荸荠、小白菜等;含铜比较多的蔬菜主要有芋头、菠菜、茄子、茴香、大白菜、荠菜、葱等;含锌比较多的蔬菜主要有大白菜、萝卜、茄子、南瓜、马铃薯等。

值得注意的是,由于大多数蔬菜中含有较高的草酸及膳食纤维,会影响矿物质的吸收。草酸量高的蔬菜有菠菜、空心菜、苋菜、茭白、鲜竹笋、洋葱等。

4 蛋白质和脂肪 蛋白质在蔬菜类原料中的含量较少,大部分蔬菜中仅有 1%～3%,但鲜豆类中的含量普遍较高,最高可达 12% 左右,如毛豆、蚕豆、豌豆等。脂肪在蔬菜中的含量最少,有的仅有 0.5%,有的蔬菜甚至不足 0.1%。

5 芳香类物质、天然色素和酶类 芳香类呈味物质能够赋予蔬菜良好的天然香气,常见的含有芳香类物质的蔬菜有辣椒、韭菜、芫荽、洋葱、芹菜等。此外,还有用作调料的葱、姜、蒜、紫苏等原料,

因本身具有挥发性,经油炸后还能赋予菜肴特殊的香气,刺激食欲,促进人体的消化吸收。

蔬菜中还含有多种色素,能赋予蔬菜以不同的色泽,如叶绿素、叶黄素、胡萝卜素、花青素、番茄红素等。搭配菜肴时,可将不同颜色的蔬菜进行合理的搭配,制作出来的菜肴能够给人一种美的视觉享受,增强食欲。

蔬菜中除了含有上述物质,还含有酶类、杀菌物质和一些具有特殊功能的物质。如萝卜中含有淀粉酶,生食可助消化;大蒜中含有植物杀菌素和含硫的香精油,可以预防肠道传染病,并有刺激食欲的作用。

三、野菜的营养价值

随着人们对营养、美味的追求和对饮食健康的需求,野菜也逐步走向人们的餐桌。经分析野菜的营养价值,发现野菜中含有丰富的维生素 C、胡萝卜素、核黄素等维生素,比一般蔬菜含量较高。其中,蛋白质含量也稍高于普通蔬菜,且氨基酸组成比较平衡,有利于人体的消化吸收。

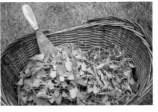

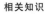

相关知识

野菜不同于普通蔬菜,有的野菜具有一定的毒性或烹饪过程中会产生有毒有害物质,所以烹饪野菜前需要了解野菜的食用性和安全性,烹制时需使用合理的烹调方法。常见的可食野菜有荠菜、蕨菜、香椿、马齿苋、鱼腥草、地皮菜、南苜蓿、马兰头等,无须脱毒处理,可以直接烹调。

在线答题

任务二 常见根茎类蔬菜的营养价值及应用

任务目标

1.了解根茎类蔬菜的种类。
2.熟悉一些根茎类蔬菜的营养价值。
3.了解一些根茎类蔬菜的保健作用。

任务导入

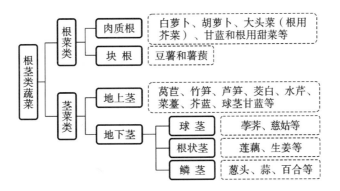

任务实施

根茎类蔬菜是以植物的膨大变态根、嫩茎或变态茎作为主要食用部位的蔬菜。常见的根茎类蔬菜有白萝卜、胡萝卜、芜菁(大头菜)、莴苣(莴笋)、竹笋、芦笋、茭白、牛蒡、辣根、豆薯、甘薯、土豆、山药、莲藕、慈姑、芋头、香芋、榨菜等。

一、白萝卜

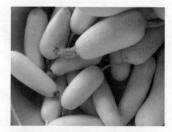

白萝卜又称莱菔、芦菔。在我国种植白萝卜已有 2000 余年的历史。根据白萝卜的生长季节不同,可分为春萝卜、夏秋萝卜、冬萝卜、四季萝卜等,是一年四季常见菜。

每 100 g 白萝卜中含有蛋白质 0.8 g、脂肪 0.2 g、碳水化合物 4.1 g,还含有矿物质、维生素等,其中维生素 C 含量高于梨 8～10 倍,还含有芥子油和木质素,更值得一提的是白萝卜还含有较多的干扰素诱生剂,能促进机体增强抗病毒的能力和抑制癌细胞增殖的作用。"冬吃萝卜夏吃姜,不劳医生开药方",其中就说明了白萝卜具有食疗、食补的功效。常吃白萝卜可以降血脂,预防冠心病和动脉硬化,并有明显的减肥作用。

二、胡萝卜

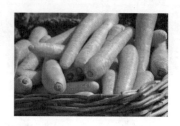

胡萝卜又名丁香萝卜、红萝卜,通常有紫红、橘红、橘黄等颜色。

胡萝卜中胡萝卜素含量居蔬菜之首,素有"小人参"的美誉,对恶性肿瘤、心血管疾病均具有食疗作用。其中所含有的胡萝卜素经小肠消化吸收后转变成维生素 A,所以又称维生素 A 原,具有阻止肿瘤形成,减少紫外线对人体的辐射损伤,提高人体的免疫力,延缓人体细胞衰老的功能,并具有保护视力、养颜和促进儿童生长发育之效。由于胡萝卜素是合成视紫红质的主要原料,食用胡萝卜可以补充视紫红质,预防对视网膜的伤害。

三、莲藕

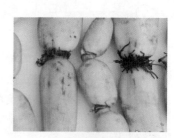

莲藕营养丰富,含多种维生素和矿物质。每 100 g 含有蛋白质 1.9 g、脂肪 0.2 g、碳水化合物 15.2 g。莲藕全身都可作药用。生莲藕味甘、性寒、有凉血散瘀、止渴除烦等功效。熟莲藕性温,可安神益胃,有养胃滋阴功能。

四、洋葱

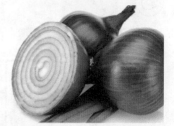

洋葱按颜色不同,可分为红皮、白皮、黄皮洋葱三种。洋葱含有挥发性芳香物质,有特殊的风味。每 100 g 洋葱含蛋白质 1.1 g、脂肪 0.2 g、碳水化合物 8.1 g,还含有维生素 B_1、维生素 B_2、烟酸等多种维生素及钙、磷、铁等矿物质。现代研究认为,其所含的环蒜氨酸和含硫氨基酸等化合物能溶解血栓,抑制高脂饮食引起的血胆固醇水平升高,改善动脉粥样硬化。

五、芦笋

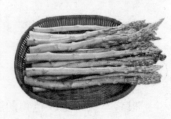

芦笋按颜色分有三种:白芦笋、绿芦笋、紫芦笋。每 100 g 芦笋中含有蛋白质 1.4 g、脂肪 0.1 g、碳水化合物 3 g,还含有维生素 C、维生素 B_1、维生素 B_2、烟酸等多种维生素及钙、磷、铁等矿物质。芦笋是食疗良药,经常食用有助于消除疲劳、降低血压、改善心血管功能。

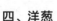

六、莴笋

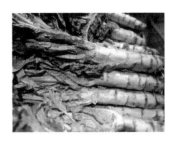

相关知识

莴笋可分为圆叶莴笋和尖叶莴笋。每 100 g 莴笋(茎)中含有蛋白质 1 g、脂肪 0.1 g、碳水化合物 2.2 g,还含有胡萝卜素、维生素 C、B 族维生素和烟酸等多种维生素及钙、磷、铁等。莴笋叶的维生素比莴笋茎高 5～6 倍,因此不应丢弃莴笋叶。

在线答题

任务三　常见花叶类蔬菜的营养价值及应用

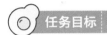　任务目标

1. 了解花叶类蔬菜的种类。
2. 熟悉一些花叶类蔬菜的营养价值。
3. 了解一些花叶类蔬菜的保健作用。

任务导入

世界卫生组织推荐的十大健康食品中,西兰花榜上有名。多项研究指出,长期食用西兰花可以降低患乳癌、直肠癌及胃癌的发生概率,最佳的食用方法是,简易烹调后使劲地咀嚼。白菜、豆芽也是不错的选择。也就是说,十字花科的花叶类蔬菜具有较高的营养价值和较强的保健作用。下面我们就一起走近它们。

任务实施

花菜类蔬菜是以花作为使用部位的蔬菜,常见的有花椰菜、黄花菜、韭菜花等;叶菜类蔬菜以叶片和叶柄作为食用部位,常见品种有大白菜、结球甘蓝、芥蓝、油菜、菠菜、芫荽、芹菜、大葱等。

一、花椰菜

花椰菜又叫花菜、菜花,是一种特殊蔬菜,食用部位是其幼嫩花朵,花球一般呈圆形或扁圆形。

花椰菜花球质地柔嫩,纤维素含量少,食后容易消化,适于患者食用。每 100 g 新鲜花椰菜含有蛋白质 2.1 g、脂肪 0.2 g、碳水化合物 3.4 g、维生素 C 61 mg。花椰菜中含有防癌化合物硫莱菔子素,能启动体内的防御功能,有抗癌作用。

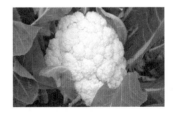

二、西兰花

西兰花又叫绿菜花,西兰花中的营养成分,不仅含量高,而且十分全面,主要包括蛋白质、碳水化合物、脂肪、矿物质、维生素 C 和胡萝卜素等。据分析,每 100 g 新鲜西兰花的花球中,含蛋白质 3.5～4.5 g,是花椰菜的 3 倍、番茄的 4 倍。此外,西兰花中矿物质成分比其他蔬菜更全面,钙、磷、铁、钾、锌、锰等含量都很丰富,比同属于十字花科的花椰菜高出很多。西

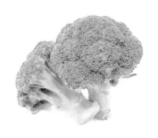

兰花具有较强的抗氧化能力,是一种高质量的蔬菜。

三、大白菜

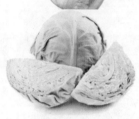

大白菜是中国蔬菜之王,分为早、中、晚熟三个品种。每 100 g 新鲜大白菜含有蛋白质 1.4 g、脂肪 0.1 g、碳水化合物 2.1 g,尤以胡萝卜素和维生素 C 含量丰富。大白菜中锌含量较高,常食用对预防动脉硬化、心血管病、便秘有效。

四、结球甘蓝

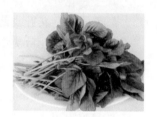

结球甘蓝又叫洋白菜、包心菜、卷心菜,每 100 g 结球甘蓝含有蛋白质 1.6 g、脂肪 0.2 g、碳水化合物 3.6 g,维生素 C 含量高达 39 mg,比橘子多 1 倍,比西瓜多 20 倍。结球甘蓝的浓汁含维生素 U,可防治胃溃疡,所含的果胶和纤维素能阻止肠道内胆固醇、胆汁酸的吸收,对动脉硬化、胆石症及肥胖患者有益。

五、苋菜

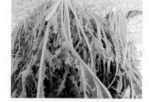

苋菜是细菜品种,色泽多为绿色、紫红或红绿相间。每 100 g 紫苋菜含钙 200 mg,含铁 8 mg 左右,含胡萝卜素 0.82～3.19 mg,烟酸 1.3 mg,以上几种营养素的含量都比茄果、瓜类、萝卜多 2 倍以上。其中钙和铁的含量是新鲜蔬菜中最高的。苋菜是具有食疗作用的蔬菜,尤以紫苋菜最佳。

相关知识

六、雪里蕻

雪里蕻是芥菜的一种,又称雪菜。每 100 g 雪里蕻含胡萝卜素 2.69 mg,比大白菜、萝卜、豆类蔬菜多十几倍;每 100 g 雪里蕻含维生素 C 83 mg,比大白菜、豆类蔬菜多 2～3 倍;含硫胺素 0.07 mg、核黄素 0.14 mg、烟酸 0.8 mg,又比大白菜、结球甘蓝多 1～3 倍。雪里蕻有一定的药效,能止咳、除冷气、通肺豁痰、利膈开胃。

在线答题

任务四　常见瓜果类蔬菜的营养价值及应用

任务目标

1.了解瓜果类蔬菜的常见品种。
2.熟知瓜果类蔬菜的营养成分。
3.了解瓜果类蔬菜的应用。

任务导入

你知道"狐狸的果实"吗?

西红柿又名番茄、洋柿子,原产于秘鲁和墨西哥,最初称之为"狼桃"。其果实营养丰富,具特殊风味。可以生食,煮食,加工制成番茄酱、汁或整果罐藏。西红柿最早生长在南美洲,因为色彩娇艳,

Note

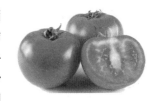

人们对它十分警惕,视为"狐狸的果实",只供观赏,不敢品尝,后来一个画家,在画西红柿的时候,饥渴难耐,实在忍不住吃了一个。从此以后西红柿才进入到餐桌之上,西方人叫作番茄,传入中国之后,因为跟我国的柿子外形相似,所以我们称之为"西红柿",而今它却是人们日常生活中不可缺少的美味佳品。西红柿含有丰富的胡萝卜素、番茄红素。据营养学家研究测定:每人每天食用 50～100 g 鲜西红柿,即可满足人体对几种维生素和矿物质的需要。

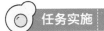

一、辣椒

辣椒又称番椒、辣子、辣茄等。根据果形不同,可分为灯笼椒、长椒、簇生椒、圆锥椒。

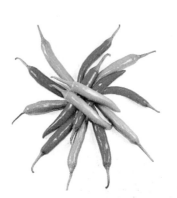

辣椒营养价值较高,含有丰富的维生素 C 和胡萝卜素,其中,维生素 C 含量居蔬菜类之首。每 100 g 辣椒中含维生素 C 144 mg、胡萝卜素 1.39 mg、蛋白质 1.3 g、脂肪 0.4 g、碳水化合物 5.7 g,以及维生素 B_1、维生素 B_2、烟酸和多种矿物质。

辣椒营养丰富,除含辣椒碱、龙葵苷、辣椒红素等营养素外,干辣椒中含量特别高的维生素 B_1,为其他蔬菜的 6～10 倍,人缺乏维生素 B_1,会得脚气病,出现消化系统、神经系统、循环系统的异常,适当摄食辣椒可对上述疾病有较好的食疗作用。此外,辣椒中还含有辣椒素,具有强烈的辛辣味,被称为各种蔬菜中不受国界"限制"的"世界菜"。

二、茄子

茄子有圆、扁圆、卵圆和长棒形,果皮颜色有紫黑色、紫红色和白色、绿色等。

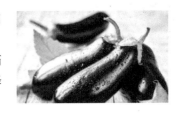

每 100 g 茄子中含蛋白质 1.1 g、脂肪 0.2 g、碳水化合物 3.6 g,茄子中芦丁含量最为丰富。芦丁是黄酮类化合物,具有增强血管弹性、降低毛细血管通透性、防治毛细血管破裂的生理功能。

由于茄子中含有丰富的维生素 E,所以茄子具有特殊的食疗价值。维生素 E 有"抗不育维生素"的美称,可用它来防治不育症和习惯性流产。维生素 E 还具有抗氧化功能,可保护维生素 A 不受氧化,延长维生素 A 在人体内的储存期,间接地起到预防癌症的作用。茄子纤维中的"皂草苷",能降低血液中的胆固醇含量,因此,茄子适合高血压、高脂血症和动脉粥样硬化症患者食用。

三、番茄

番茄俗称西红柿、洋柿子、火柿子等,因其肉厚多汁,味道甘甜爽口,被誉为"蔬菜中的水果"。按形状、色泽不同,可分为圆形、扁圆、梨形等;有红色、黄色、粉红色等品种。每 100 g 番茄中含蛋白质 0.9 g、脂肪 0.2 g、维生素 C 约 19 mg,番茄含维生素 C 氧化酶较其他蔬菜少,即使在烹调后,所含的维生素 C 仍可存留在食物中。

番茄中具有较低的淀粉含量,是减肥理想的低热量(能量)蔬菜。此外,番茄中含有的番茄红素是强抗氧化剂,有助消化和利尿功能,可预防前列腺增生。肝炎患者每天吃 2 个番茄,对身体大有益处。番茄与其他蔬菜不同的是,它含有多种有机酸,如柠檬酸、苹果酸等,这些酸可使维生素 C 稳定而不易被破坏,同时有分解脂肪的作用。此外,番茄可以补充人体维生素和矿物质的消耗。番茄内还含有抗癌、抗衰老的物质——谷胱甘肽和番茄红素,番茄红素对前列腺癌有预防作用,对多种细菌和真菌有抑制作用。总之,番茄是高营养、低热量(能量)的食品。

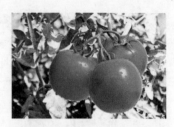

四、黄瓜

每 100 g 黄瓜中含蛋白质 0.7 g、脂肪 0.1 g、碳水化合物 2.4 g、钙 20 mg、磷 33 mg、铁 0.6 mg、胡萝卜素 0.42 mg、硫胺素 0.05 mg、核黄素 0.04 mg、烟酸 0.3 mg、维生素 C 12 mg。

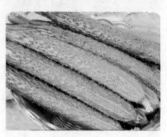

黄瓜不仅是佐餐的佳肴,也是一味食疗佳品,有除热、利水、解毒、利尿等作用,可治疗烦渴、咽喉肿痛。黄瓜含水量为 96%,为蔬菜中含水量之最。黄瓜中所含的葡萄糖苷、果糖、甘露醇、木糖等不参与通常的糖代谢,故糖尿病患者用以代粮充饥,不会使血糖升高。鲜黄瓜中含有丙醇二酸,可抑制碳水化合物转化为脂肪,所以多吃黄瓜可减肥。

黄瓜蒂味苦,含葫芦素。葫芦素能激发人体免疫功能,起抗肿瘤作用,故肿瘤患者可食用,有一定治疗价值。此外,黄瓜所含细纤维素有促进肠道中腐败食物的排泄的作用。

五、南瓜

每 100 g 南瓜中含蛋白质 0.3 g、糖 1.2～2.5 g、粗纤维 1.0 g、钙 8～12 m、磷 7～25 mg、铁 0.3 mg、胡萝卜素 0.94 mg、硫胺素 0.01～0.02 mg、核黄素 0.02 mg、维生素 C 4 mg。南瓜性温、味甘;入脾、胃经。

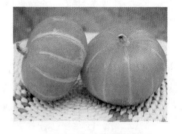

南瓜有降血糖的作用,是治疗糖尿病、高血压病、动脉粥样硬化的食疗良药,并可吸附及清除体内有害物质,如重金属和放射性元素等。常食生南瓜子有预防前列腺增生的食疗作用。

六、冬瓜

每 100 g 冬瓜中含蛋白质 0.4 g、脂肪 0.2 g、碳水化合物 1.9 g、粗纤维 0.5～1.0 g、钙 23 mg、磷 7～9 mg、铁 0.1～0.4 mg、硫胺素 0.01 mg、核黄素 0.016 mg、烟酸 0.2 mg、维生素 C 12 mg。与其他蔬菜不同的是冬瓜含钠量低,含脂肪极少,不但肥胖症患者食之可减肥,而且肾脏病、水肿病、糖尿病患者食之大有益处。冬瓜性凉、味甘,入肺、大肠、膀胱经,有利水、消痰、清热、解毒的作用。

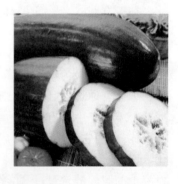

在线答题

任务五 **常见菌藻类蔬菜的营养价值及应用**

任务目标

1. 了解菌藻类蔬菜的种类。
2. 熟悉常见食用菌类的营养价值。

任务导入

王老师前些日子听了一个养生报告，里面有一段关于食物的说法，是"四条腿的不如两条腿的，两条腿的不如一条腿的"。什么食物只有一条腿呢？其实一条腿的食物就是食用菌类，也就是我们常说的蘑菇。

任务实施

一、香菇

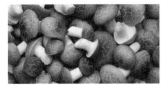

香菇又名香菌、香蕈、板栗菌、冬菇等，其味道鲜美、香气独特，被誉为"素菜之王""食用菌皇后"。香菇按外形可分为花菇、厚菇、薄菇和菇丁四种。

香菇营养丰富，含 10 余种氨基酸，还含有维生素 B_1、维生素 B_2 及矿物质，还含有 30 多种酶，有抑制血液中胆固醇升高和降低血压的作用。香菇中含有干扰素诱生剂，从而抑制病毒的繁殖。其中有一种天然的"滤过性病毒体"，能作为一种抗体阻止癌细胞的生长发育，而对已突变的异常细胞则具有明显的抑制作用。香菇中还含香菇精、月桂醇、鸟苷酸等芳香物质，具有浓郁的特殊香味。香菇中含有腺嘌呤，可降低胆固醇，预防心血管疾病和肝硬化。香菇中的香菇多糖，有抗癌作用。

二、草菇

草菇因喜欢生长在腐烂的稻草上而得名。草菇肉质细嫩、味道鲜美、营养丰富，是深受人们喜爱的食用菌之一。草菇中除含有蛋白质、脂肪、碳水化合物、维生素 C 等营养素之外，还含有一种异体蛋白质，能抑制癌细胞的生长。

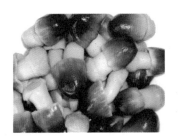

三、金针菇

金针菇又称朴菇、毛柄金钱菇、金菇等，是菌体细长、丛生簇状的食用菌。因其干品形似金针菜（黄花菜），故名金针菇。金针菇菌柄脆嫩、菇盖黏滑，味道鲜美。

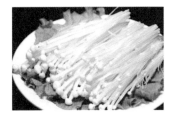

金针菇营养极其丰富，含 18 种氨基酸，其中人体必需氨基酸占总量的 40%～50%，高于一般菌菇，尤其是赖氨酸和精氨酸含量高达 10.24 mg/100 g、12.31 mg/100 g；另外，金针菇有提高智力之功效，金针菇中含有的金针菇素有抗癌作用。

四、鸡枞

鸡枞又称鸡枞菌、鸡脚菇、白蚁菇、鸡菌等，历来被视为"山珍"之一。鸡枞肉质细嫩、洁白如玉，味似鸡肉，鲜香可口。

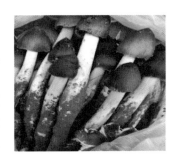

鸡枞营养丰富，尤以蛋白质的含量最高，蛋白质中含有 20 多种氨基酸，其中人体必需的 8 种必需氨基酸种类齐全。每 100 g 鸡枞含蛋白质 28.8 g、碳水化合物 42.7 g，含有钙、磷、铁及多种维生素，营养丰富，

蛋白质的含量较高且含有丰富的氨基酸,大多都能为人体所消化吸收。鸡枞具有较高的药用价值,现代医学研究发现,鸡枞中含有治疗糖尿病的有效成分,对降低血糖有明显的功效。

五、竹荪

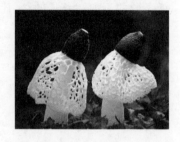

竹荪是一种世界上著名的营养丰富、香甜可口、口味浓郁、酥脆爽口的珍贵稀有食用菌;与肉同食,具有提味增鲜、防腐保质的"功效"。竹荪营养价值较高,含有人体所需要的 19 种氨基酸。其中,谷氨酸的含量较高,这也是竹荪味道鲜美的原因。此外,竹荪中还含多种酶和高分子糖,具有很高的药用价值。常食用竹荪有利于高血压、高血脂、糖尿病等的防治。

相关知识

六、黑木耳

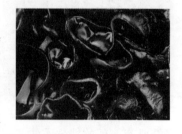

每 100 g 干品中含蛋白质 12.1 g、脂肪 1.5 g、碳水化合物 35.7 g,以及多种维生素、钙、磷、铁等,其中以铁的含量最为丰富,最高达 97.4 mg。除此之外,黑木耳还含有一种植物胶质,可清除人体消化道的有害物质,减少环境污染对人体的损害。现代营养学家称赞黑木耳为"素中之荤",这是因为它具有荤菜的营养成分,如含蛋白质、碳水化合物、维生素、脂肪、多种微量元素、磷脂、甾醇及腺苷等物,是补血食品。黑木耳中含有水溶性物质腺苷,有抑制血小板凝集,降低血清甘油三酯和脂蛋白,降低血液黏稠度、减少动脉粥样硬化、抗血栓形成等功能。因黑木耳有明显的涤垢除污功能,被称为血管的"清道夫",是长年从事化纤、纺织、理发、养路、教学等职业者的滋补保健品。

在线答题

项目五

水果类的营养

扫码看课件

项目描述

　　水果在人们日常饮食中占有较为重要的地位。因其口感独特、口味甜美、气味清香的特点广受人们热爱。同样也因水果中富含大量水分、维生素、碳水化合物、果酸等丰富的营养元素，而成为人们日常饮食中不可代替的一部分。本项目主要学习各类水果的营养价值。

项目目标

　　1.能说出水果类中所含的营养成分种类。
　　2.能说出水果类中的营养成分及特点。
　　3.能说出常见水果类的营养价值及应用。

任务一　水果类的营养价值及特点

任务目标

　　1.了解水果类原料的分类。
　　2.掌握水果类原料的营养成分及特点。
　　3.了解常见水果类原料的营养价值及保健作用。

任务导入

　　水果是人们日常生活中重要的食物，人们常常把蔬菜水果相提并论。虽然水果的营养价值与蔬菜相近，但水果有其自身的特点。水果中可食部分的主要成分是水、碳水化合物、矿物质和维生素，以及少量含氮物和微量的脂肪。此外，水果还含有有机酸、多酚类物质、芳香物质、天然色素等成分。但是从营养素整体含量和总抗氧化能力来说，水果不如蔬菜。

任务实施

　　水果品种繁多，分类方法也各不相同，有按照果皮的质地分类、按果皮的性质分类、按果树种类分类等。一般情况下，人们通常是以果皮的质地与性质分类。
　　水果的营养成分及特点如下。

一、水

水是大多数水果的最重要组成部分,水果中的水分搭载着各类营养成分,是较好的天然生物水,也正是这些水分及可溶物质,使人类能够感受到其口味上的独特。一般新鲜水果中的水分含量在65%～95%,这类水果通常是低能量食物,但也正是其较高的水分含量,为微生物与酶创造了有利环境,从而在运输储藏过程中更易腐化变质。

二、碳水化合物

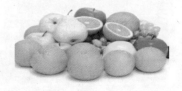

水果中的碳水化合物以糖、淀粉为主,纤维素和果胶的含量也很高。但水果的品种很多,不同品种的水果中碳水化合物的种类和含量有一定的区别。

苹果、梨等仁果类水果的碳水化合物以果糖为主,因而口感比较甜;浆果类水果如葡萄、草莓、猕猴桃等以葡萄糖和果糖为主;桃、杏等核果类水果以及柑橘类水果,蔗糖的含量比较高。由于单糖和双糖的甜味不同,因而水果中单糖和双糖的含量和比例直接影响水果的甜度以及风味,使水果各具特色。

未成熟的水果中含有一定量的淀粉,随着水果的成熟,淀粉逐步转化为单糖或双糖。例如,香蕉未成熟时淀粉的含量为26%,成熟的香蕉淀粉含量只有1%,而糖的含量则从1%上升到20%。

水果中的膳食纤维主要以果胶类物质为主,由原果胶、果胶和果酸组成。山楂、苹果、柑橘含果胶类物质比较多,具有很强的凝胶性,加适量的糖和酸就可以加工制成果冻和果浆、果酱产品。

三、维生素

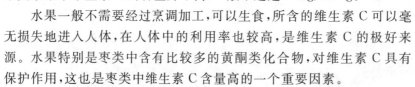

水果中含有丰富的维生素,特别是维生素 C,在鲜枣中的含量特别高,可达到 300～600 mg/100 g;其他水果如山楂、柑橘,其含量也比较高,可分别达到 90 mg/100 g、40 mg/100 g。但苹果、梨、桃、李、杏等仁果类水果中维生素 C 的含量并不高,一般不超过 5 mg/100 g。

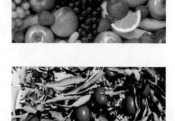

水果一般不需要经过烹调加工,可以生食,所含的维生素 C 可以毫无损失地进入人体,在人体中的利用率也较高,是维生素 C 的极好来源。水果特别是枣类中含有比较多的黄酮类化合物,对维生素 C 具有保护作用,这也是枣类中维生素 C 含量高的一个重要因素。

一些黄色和橙色的水果中含有一定量的胡萝卜素,例如芒果、杏、枇杷中胡萝卜素的含量分别为 3.8 mg/100 g、1.3 mg/100 g、1.5 mg/100 g。对于动物性食物摄入不足的人群来说,水果中的胡萝卜素也是膳食中维生素 A 的主要来源。

四、矿物质

水果中含有多种矿物质,特别是钾、钙、钠、镁、铁、铜等。其中钾的含量较多,而钠的含量较低。但不同种水果间含量差别很大,如橄榄、山楂、荔枝中含钙较多,葡萄、杏、草莓含铁较多,香蕉含钾、磷较多。

五、有机酸

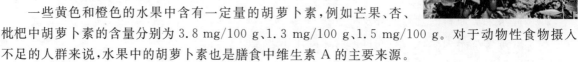

水果中含有各种有机酸,主要有苹果酸、柠檬酸和酒石酸等,这些成分一方面可以使食物具有一定的酸味,可刺激消化液的分泌,有助于食物的消化;另一方面,使食物保持一定的酸度,对维持维生素 C 的稳定性具有一定的作用。另外,水果还含有纤维素和果胶,能促进胃肠蠕动和消化液分泌,对提高食欲

和帮助消化有重要作用。

六、芳香物质

水果中存在的油状挥发性化合物中的醇、酯、醛、酮等物质使水果具有独特的香味,可刺激食欲,有助于食物的消化吸收。水果的品种很多,其色、香、味都能给人们以愉快感,对于丰富人类生活、充实膳食内容、增进食欲等方面,都有独特的作用。

相关知识

七、酚类物质

水果所含的酚类物质包括酚酸类、黄酮类、花青素类、原花青素类、单宁等,其不仅对果品的色泽和风味有很大的影响,并且对机体具有特殊的保健作用,如抗氧化、防癌抗癌、防治心血管疾病等。

在线答题

任务二　常见水果的营养价值及应用

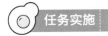 **任务目标**

1. 了解常见水果的种类。
2. 了解常见水果的营养特点。
3. 了解常见水果的保健意义。

任务导入

你知道世界四大水果吗?

葡萄、苹果、柑橘和香蕉并称为世界四大水果。

苹果的果糖含量堪称水果之冠。葡萄是当今世界栽培面积最大、产量最多的水果。它是一种树姿优美,适应性强,易繁殖,及庭院绿化的理想果树。柑橘具有生津止渴、化痰去瘀、润肺止咳等多种功效。香蕉是广为人知的果品之一,它有促使胃黏膜细胞生长的物质,有防治胃溃疡的作用。它们都有很高的营养价值,有利于身体的生长发育。

任务实施

一、苹果

苹果是世界四大水果之一。苹果的品种有 8000～9000 种之多,主要有国光、富士、金帅、元帅等。每 100 g 鲜苹果中含碳水化合物 6.7～14 g、蛋白质 0.2～0.7 g、脂肪 0.1～0.4 g,苹果中钾含量较高,是高血压患者的理想食疗食品。此外,苹果中含有大量的苹果酸,可使体内的脂肪分解,降低胆固醇,缓解动脉粥样硬化,预防肥胖。

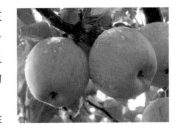

苹果能润肠通便,用于大便秘结、通而不畅,苹果还有益肠止泻作用,用于慢性腹泻、消化不良。常食苹果可润肤、益心气、利尿消肿。

苹果不仅可以鲜食,在日常生活中的加工与应用也较为广泛,例如果醋、果汁、果酒等饮品,果脯、果酱及罐头等。有些国家常将苹果放进汉堡等快餐套餐中,我们中国人也常拿它做文章,比如酥香苹果圈、拔丝苹果等。

二、葡萄

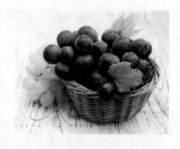

葡萄名列世界四大水果之首。葡萄的品种繁多,优良品种有玫瑰香、巨峰、吐鲁番红葡萄、红地球、黄金香、牛奶葡萄等。

葡萄含有较丰富的营养成分,如葡萄糖、果糖,少量的木糖、蔗糖、酒石酸、柠檬酸、果酸等。每 100 g 葡萄中含蛋白质 0.5 g、维生素 C 25 mg、胡萝卜素 50 μg、维生素 B_1 0.04 mg、维生素 B_2 0.02 mg、烟酸 0.2 mg 及钙、磷、铁等矿物质。葡萄中所含的葡萄糖、有机酸、维生素等,对大脑神经有补益和兴奋作用。葡萄中含有的白藜芦醇可以阻止健康细胞癌变,并能抑制癌细胞扩散。葡萄性味甘、平、微酸,入肺、脾、肾经,有益气增智,调补肝肾之功,用于肝肾阴血不足及心脾两虚造成的腰膝酸软、头昏眼花、惊悸多汗。可生津止渴、利水除湿,久服滋养容颜,具有抗癌防癌作用。

葡萄鲜食最佳,可制葡萄干、葡萄汁、酿酒以及用于烘烤点心制馅。

三、柑橘

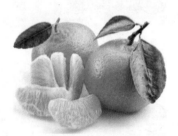

柑橘含有丰富的有机酸和维生素,是维生素 C、胡萝卜素和钾的丰富来源,此外含陈皮苷、陈皮素、挥发油、铁、磷、钙、枸橼酸等。柑橘中的多种有机酸和维生素能调节人体的新陈代谢,尤其对老年人的心肺功能有补益作用。柑橘还含有黄酮苷,有扩张冠状动脉、增强血管流量、增强微血管韧性的功效。传统营养学认为柑橘甘、微温、酸,入肺、胃、脾经,能开胃健脾,用于肝胃气滞之脘腹胀痛、纳谷不香,胃气上逆之呃逆、嗳气;理气化痰,用于咳嗽、痰白、不易咳出;醒酒解渴,用于酒后口干。柑橘可生食、榨汁及制作果脯、果酱。柑橘皮可泡水代茶。

四、梨

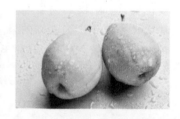

梨有“百果之宗”的美称。每 100 g 梨中含有碳水化合物 2.6～12.4 g、蛋白质 0.1～0.6 g、脂肪 0.1～0.5 g 及钙、磷、铁、胡萝卜素、维生素 C、维生素 B_1、维生素 B_2 和烟酸等。其中糖类(碳水化合物)包括葡萄糖、果糖和蔗糖,有机酸为苹果酸、柠檬酸和绿原酸等。传统营养学认为梨甘、微寒、酸,入心、肺,有清心润肺、利大小肠、化痰、止咳、解酒毒的功效。梨可生食、绞汁、蒸或制成膏等食之。

五、香蕉

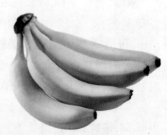

香蕉含有较丰富的营养成分,每 100 g 果肉中含有碳水化合物 25.8 g、蛋白质 1.2 g、脂肪 0.1 g 及钙、磷、铁、钾、胡萝卜素、维生素 C、维生素 B_1、维生素 B_2 和烟酸等,尤以钾的含量较为丰富,高达 330 mg。此外还含有果胶、5-羟色胺的前体等。传统营养学认为香蕉性凉,入肺、大肠经,有清热润肺、健脾开胃之功;用于肺胃津伤、口干唇燥、便秘、痔血等;香蕉可以降低胃酸,保护胃黏膜,促进溃疡愈合。

香蕉生食、熟食均可,生食止渴除烦,熟食治小儿营养不良性腹泻。胃痛、便溏者不宜吃。

六、猕猴桃

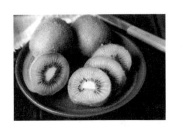

相关知识

猕猴桃营养价值较高,富含维生素 C。每 100 g 果肉(中华猕猴桃)中含碳水化合物 119 g、蛋白质 0.8 g、脂肪 0.6 g、维生素 C 62 mg、胡萝卜素 130 μg、钙 27 g、磷 26 g、铁 1.2 g,还含有维生素 B_1、维生素 B_2、烟酸、有机酸和猕猴桃碱等。猕猴桃所含生物活性物质可抑制体内致癌物质亚硝胺的合成,对胃癌、食管癌、直肠癌均有防治作用,并可降低胆固醇和甘油三酯,用于高血压、冠心病的食疗。传统营养学认为猕猴桃甘、酸、寒,入胃、肾经。可清热解毒、通淋利水、和胃降逆。用于肺热咽燥、烦渴、咽痛、胃热呕逆上气。

猕猴桃可生食、榨汁,或制成饮料和面点馅心。

在线答题

扫码看课件

坚果类的营养

扫码看课件

项目描述

　　坚果，是闭果的一个分类，果皮坚硬，内含 1 粒或者多粒种子，如板栗、杏仁等。坚果是植物的精华部分，一般都营养丰富，蛋白质、脂类、矿物质、维生素含量较高，对人体生长发育、增强体质、预防疾病有极好的功效。本项目主要介绍坚果类的营养。

项目目标

　　1.能说出坚果类所含的营养素种类。
　　2.能说出坚果类的营养特点。
　　3.能说出常见坚果的营养价值及应用。

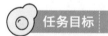

任务一　坚果类的营养价值及特点

 任务目标

　　1.能说出坚果类的营养成分。
　　2.了解坚果类的营养特点。

 任务导入

　　很多人都喜欢吃坚果，如核桃、松子、开心果、杏仁等，可以用作配菜，可以当作零食，还可以当作招待客人的佳品。那么，坚果主要含有哪些营养成分？具有什么样的营养特点呢？

 任务实施

一、蛋白质

　　含油脂较高的坚果中蛋白质含量高，如南瓜子蛋白质含量高达 30％以上，花生的蛋白质含量在 25％左右。碳水化合物含量较高的坚果中蛋白质含量低，仅为 5％～10％。

　　坚果中的蛋白质多为植物性蛋白质，和动物性蛋白质相比还是存在缺陷。单个种类坚果中的氨基酸种类含量不够齐全，都有各自的限制氨基酸，在芝麻中赖氨酸就是它的限制氨基酸。综上所述，要想达到较好的营养效果就要利用蛋白质的互补作用，多种坚果混合食入。

二、脂类

在某些坚果中脂肪的含量很高，一般为 $40\%\sim70\%$。可以用作榨取食用油脂的油料作物例如花生、葵花籽等，其脂肪含量分别高达 40% 和 50%。坚果脂肪中的卵磷脂都非常丰富。在一些碳水化合物含量较高的坚果中脂肪的含量就比较低，一般在 2% 左右。

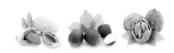

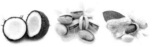

坚果中的脂肪绝大部分是亚油酸和亚麻酸等不饱和脂肪酸。其中单不饱和脂肪酸对心脑血管疾病的预防有一定作用。与此同时，坚果中的蛋白质、膳食纤维和少量的碳水化合物可以减缓油脂进入血管中的速率，比动物性油脂要缓慢。所以这比只通过摄入富含单不饱和脂肪酸的食用油脂更有利于血脂的平稳。

三、维生素

由于坚果的脂肪含量普遍较高，所以含有大量脂溶性维生素，其中维生素 E 含量最为突出。因此脂肪含量较少、碳水化合物含量较高的浆果中脂溶性维生素含量就低，维生素 E 的含量也较低。除了维生素 E，坚果中的 B 族维生素含量也较其他植物性食物多。

坚果中的 B 族维生素主要包括维生素 B_1、维生素 B_2（核黄素）、叶酸和烟酸。在杏仁中核黄素的含量最为突出，是良好的核黄素补充来源。一些坚果中除了含有 B 族维生素，还含有维生素 C，例如榛子中维生素 C 的含量高达 22 mg/100 g。

坚果中除了含有维生素 E，同时在极少的品种中还含有少量的胡萝卜素，如板栗、开心果等，胡萝卜素含量都在 0.1 mg/100 g 以上。

四、矿物质

油脂含量较高的坚果中锌、铁、磷、硒等元素含量与其他食品相比是很突出的，其含量高于一般的豆类和谷类，是多种常量元素和微量元素良好的补给来源，在整个营养价值体系中有着重要的价值和意义。

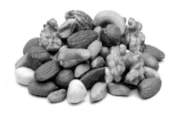

在总体上来看，淀粉含量丰富的坚果中矿物质的含量要明显低于含油脂较多的坚果。所以在食用坚果类食物时还是建议多种类一同食用，这样可以保证营养素摄入全面。

五、碳水化合物

油脂含量丰富的坚果中含有较少的可消化性碳水化合物，一般都在 15% 以下。碳水化合物含量较丰富的坚果根据其中直链淀粉和支链淀粉的含量不同也会造成坚果口感的不同。支链淀粉含量较高者，口感会偏向软糯，稍带黏性；直链淀粉含量较高者，口感会偏向松散，黏性较低。

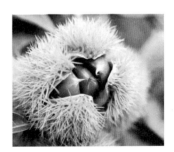

吃核桃能提高智力吗？

坚果中还含有大量的膳食纤维，虽然人体没有可以分解纤维素的消化酶，无法消化和吸收膳食纤维，也不提供任何能量。但是不可否认膳食纤维对维持人体健康也有举足轻重的作用。当肠道中的脂肪以及胆固醇等被膳食纤维吸附住以后，能够很好地随着粪便的排出被一同排出体外，因此坚果能起到预防高血压、冠心病、动脉粥样硬化等心血管疾病的一些作用。

在线答题

任务二　常见坚果的营养价值及应用

任务目标

1.了解常见坚果的营养价值和应用。

2.了解常见坚果的保健意义。

任务导入

坚果那么多,挑哪些比较好?巴旦木、杏仁傻傻分不清,碧根果原来是美国的山核桃?巴西栗又是什么?

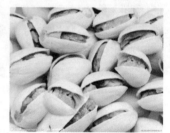

如果说坚果家族的老前辈,那一定非开心果莫属。考古学家在土耳其找到一个距今九千年的古村落遗址,在古物中发现了残余的开心果,证实了早在其前三百年,土耳其人就已经开始食用这种美味的坚果了。在中东各国流传着一个美丽的传说:一对深深相爱的恋人,如果在月圆之夜相约在开心果树下,听见成熟的开心果裂开时的"啵啵"声响,他们将会得到幸运之神的眷顾,白头到老。从古至今,开心果不仅是伊朗的经济命脉,在中东地区更有着不可动摇的崇高地位,当地人称之为"沙漠的绿金"。

任务实施

一、板栗

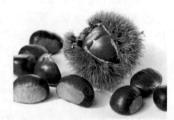

板栗营养丰富,每100 g栗子中含碳水化合物40.5 g、蛋白质4.2 g、脂肪0.7 g及多种维生素和矿物质,如维生素A、维生素B_1、维生素B_2、维生素C、胡萝卜素、钙、磷、铁、锌等矿物质。板栗口味香甜,热量(能量)不高,基本上与大米热量相同,并含有一定的膳食纤维,是很好的粮食替代品。板栗具有健脾补肝、强身壮骨的保健功效,对预防高血压、冠心病、动脉粥样硬化等有较好功效。

板栗的运用也较为广泛,板栗肉芳香浓郁,是备受欢迎的高级营养补品。既可带壳炒食,也可去壳后加工成各种食品如栗脯、栗糕、栗酱、栗酒和板栗粉等。板栗在烹饪中的运用也十分广泛,适用于烧、炒、炖、扒、焖、煮等,多用作菜肴的配料,如栗子鸡、栗子猪肉汤、栗粉大枣粥等。

二、核桃

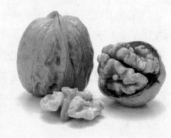

核桃含有丰富的脂肪,每100 g干核桃中含脂肪高达58.8 g,主要成分为亚油酸、亚麻酸和油酸。此外,还含有多种维生素及钙、磷、铁等矿物质,尤以磷的含量较为丰富。磷对脑神经有良好的营养作用。此外,还含有维生素E、锌、锰、铬等微量元素,以及金丝桃苷、胡桃苷、黄酮类、槲皮素、山奈醇等,对保持心血管健康、保持内分泌的正常功能和抗衰老等起重要作用。

三、花生

花生含有丰富的蛋白质和脂肪，每 100 g 生花生仁中含蛋白质 25 g、脂肪 44.3 g、碳水化合物 16 g、多种维生素及钙、磷、铁等矿物质。花生中的脂肪大多为油酸和亚油酸等不饱和脂肪酸。此外，花生还含有丰富的卵磷脂和脑磷脂。现代研究认为，花生中的不饱和脂肪酸和甾醇，均具有降低胆固醇和润泽肌肤的功效。所含的卵磷脂和脑磷脂是神经系统和大脑所不可缺少的营养物质，能延缓大脑功能的衰退。

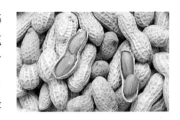

四、松子

松子含有丰富的脂肪，每 100 g 生松子仁中含脂肪高达 62.6 g，主要为油酸、亚油酸等不饱和脂肪酸，还含有蛋白质、碳水化合物、挥发油、多种矿物质和维生素。松子中磷的含量极为丰富，每 100 g 松子中含磷高达 620 mg，故有补脑强身的作用，能增强记忆力，对骨骼、牙齿的发育有促进作用，可润肺、止咳、通便。具有润皮肤、泽面、乌发，轻身、抗衰老，治疗动脉粥样硬化及肾肝不足之耳鸣耳聋、头昏眼花等功效。

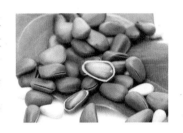

五、白果

白果营养极为丰富，是高级滋补品。据分析，每 100 g 鲜白果中含蛋白质 13.2 g、碳水化合物 72.6 g、脂肪 1.3 g、多种维生素及钙、磷、铁等矿物质。白果的药用价值很高，含少量的白果酸，是结核杆菌、皮肤真菌、葡萄球菌等的抑制剂；中医学认为，白果性平，味甘、苦、涩，能敛肺气、止带浊、缩小便，有化痰、止咳、补肺、通经、利尿等功效。临床上白果是止咳平喘的良药。

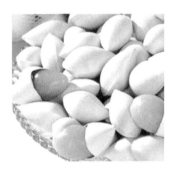

六、杏仁

杏仁含有丰富的蛋白质及脂肪，每 100 g 杏仁中含蛋白质 24.7 g、脂肪 448 g，其脂肪中的脂肪酸主要为油酸、亚油酸等不饱和脂肪酸。还含有碳水化合物、维生素 B_1、维生素 B_2、维生素 C、胡萝卜素及钙、磷、铁等矿物质。中医认为甜杏仁性平，味甘，入肺、大肠经，无毒（苦杏仁有小毒），具有润肺平喘的功效，可治虚痨咳喘、健脾、润肠通便。用于老人肠枯津少、肠燥便秘等症及脾虚食少、乏力消瘦。

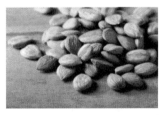

甜杏仁含有 50% 的脂类、25% 的蛋白质、10% 的碳水化合物及扁豆苷、杏仁油等，微量苦杏仁苷，亦为高热量、高蛋白质的食物，是生长发育差及体质羸弱者的滋补佳品，且为糖尿病患者的食疗佳品之一。甜杏仁偏于滋养，有润肺止咳定喘功能，对干咳无痰、肺气虚弱者，早晚嚼食炒熟的甜杏仁 7~10 粒，有一定效果。

相关知识

在线答题

项目七

畜肉类的营养

扫码看课件

项目描述

　　畜肉类肉质细腻,味道鲜美,易于消化吸收,同时含丰富优质的蛋白质、脂肪、维生素和矿物质,营养价值很高,是人类膳食的重要组成部分,人均肉类消费量是衡量国民营养状况的重要指标。随着生活水平的不断提高,如今过多摄入动物脂肪给人体健康带来的危害也越发引起人们的关注。

　　我国主要的畜肉为猪肉,其次为牛、羊肉,部分地区也食用马肉、驴肉和狗肉等。

项目目标

　　1.能说出畜肉类所含的营养素种类。
　　2.能说出畜肉类的营养成分及特点。
　　3.能说出常见畜肉类的营养价值及应用。

任务一　畜肉类的营养价值及特点

 任务目标

　　1.了解畜肉类的营养成分及特点。
　　2.能说出畜肉类的呈味物质的名称。

 任务导入

　　从食物角度讲畜肉是家畜宰杀后可食部分的统称。它既包含"肉",即骨骼肌肉,还包括可食的器官如内脏以及舌、脑、血、皮、骨等。畜类主要有猪、羊、牛、兔、马、驴、狗、骡、鹿等哺乳类动物。这类动物肉类蛋白质的氨基酸组成接近于人体组织蛋白,吸收率高,营养丰富,滋味鲜美,食用价值很高。

　　畜肉的组织包括肌肉组织、脂肪组织、结缔组织、骨组织。肌肉组织,也就是"瘦肉"部分,占40%～60%。在组织学上分为三类,即骨骼肌、平滑肌和心肌。心肌仅来源于动物心脏;此外内脏器官的肌肉多为平滑肌组织,如猪肚;人们最常食用的瘦肉,就是骨骼肌。脂肪组织,包括内脏脂肪与皮下脂肪,不同的动物种类、产地、身体部位以及畜龄,其体内脂肪含量也完全不同。结缔组织的含量比较恒定,大约占12%,骨组织含量在20%左右。

任务实施

一、畜肉的营养成分及特点

（一）水分

畜肉中水分含量为 $50\%\sim80\%$，其含水量多少与肉中脂肪含量有关，脂肪含量高则水分含量相对降低，瘦肉的含水量相差很小，为 $74\%\sim78\%$。肌肉组织的 75% 是水分，瘦猪肉的含水量最小，约为 74%；小牛肉含水量较多，约为 78%，这些水分分别以结合水、不易流动水和自由水的形式存在。含水越多的肉也越容易腐败变质。肉中的水分煮熟后约有 50% 释放出来，所以熟肉的重量比生肉减轻很多。

（二）蛋白质

畜肉蛋白质含量为 $10\%\sim20\%$，绝大部分蛋白质来自肌肉组织部分；脂肪组织的蛋白质含量仅为 1% 左右。牛肉、马肉、鹿肉、骆驼肉、兔肉的蛋白质含量较高，均达到 20% 左右，猪肉蛋白质含量较低，为 15% 左右，羊肉的蛋白质含量介于猪肉和牛肉之间，狗肉蛋白质含量在 $16\%\sim18\%$ 之间。畜肉蛋白质中的氨基酸含量及利用率与蛋类蛋白质接近，除苯丙氨酸和蛋氨酸比值略低外，其余氨基酸均满足人类需要，属于优质蛋白。

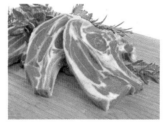

肉经烹调后，蛋白质中有一部分可浸于肉汤中，也有一部分水解为氨基酸溶于肉汤中。当肌肉加热至 $70\,^{\circ}\!C$ 以上时，肌红蛋白即开始变性，肉的颜色由红色变为灰白色，所以肉的加热程度可从肌肉颜色的变化判断出来。肉汤冷却后可凝结成冻，这是肌凝蛋白和间质蛋白由溶胶变为凝胶的缘故。

不同部位的肉，因肥瘦程度不同，蛋白质含量差异较大。牛里脊肉的蛋白质含量为 22%，后腿肉约 20%，腑肋肉约 18%，前腿为 16%；猪里脊肉蛋白质含量约为 21%，后臀尖约 15%，肋条肉约 10%，奶脯仅 8%；畜类肝脏含蛋白质较高，为 $18\%\sim20\%$，心肾含蛋白质 $14\%\sim17\%$，同时脂肪含量较少。

畜类的皮肤与筋腱主要由结缔组织构成。结缔组织的蛋白质含量为 $35\%\sim40\%$，其中绝大部分是胶原蛋白和弹性蛋白。由于胶原蛋白和弹性蛋白缺乏色氨酸和蛋氨酸等人体必需氨基酸，为不完全蛋白质，不能作为补充动物性蛋白质的主要来源。骨骼是一种坚硬的结缔组织，含 20% 左右的不完全蛋白质。

畜类血液中蛋白质含量分别为猪血 12%、牛血 13%、羊血约 7%。其血浆蛋白质含所有人体必需氨基酸以及组氨酸，营养价值高。

（三）脂肪

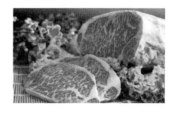

脂肪造就了畜肉滋润的丰富口感，畜肉类脂肪含量平均为 $10\%\sim30\%$，主要是各种脂肪酸的甘油酯，还有少量卵磷脂、胆固醇、游离脂肪酸及脂溶性色素。在动物内脏中胆固醇含量较高，尤以脑、肝、肾、肺为甚。各种动物脂肪的熔点接近其体温，由于熔点较高，其在人体中消化率较低。畜肉脂肪中必需脂肪酸的含量一般低于禽类和植物油。饱和脂肪酸含量一般较植物油高。所以有高脂血症和动脉粥样硬化的患者，不宜多食动物脂肪。

脂类的含量与肌肉间脂肪组织的分布与含量有密切关系。不同种类、年龄、肥瘦状况、部位，脂肪含量差别很大。畜类瘦肉中，猪瘦肉脂肪含量最高，为 6.2%；羊瘦肉为 3.9%；牛瘦肉为 2.3%。畜龄越高，脂肪含量越高。

按分布部位不同,动物脂肪分为蓄积脂肪和组织脂肪两大类。蓄积脂肪是动物储能的主要形式,包括皮下脂肪、肾周围脂肪、大网膜脂肪和肌肉间脂肪;组织脂肪为肌肉脂肪及脏器内脂肪。

脂肪以微粒形态存在于脂肪细胞内。脂肪细胞可以单独分布在结缔组织中,也可以成群地构成脂肪组织。脂肪组织的中性脂肪含量高达 90%,另外含有 7%～8% 的水分、2%～3% 的蛋白质,以及少量磷脂、糖脂和固醇酯。

(四)碳水化合物

畜肉中碳水化合物含量极低,其主要是糖原,在动物宰杀和排酸时会消耗掉大部分的糖原。

(五)维生素

在瘦肉中硫胺素、核黄素、烟酸等 B 族维生素含量较多,而肝脏是含各种维生素最丰富的器官,不但含有丰富的维生素 A、维生素 D,也含有多量的 B 族维生素,其中叶酸、维生素 B_1、胆碱均很多,所以是贫血和肝病患者的良好食品。其他内脏如肾、心、胃、肠、肺等,也是 B 族维生素的较好来源。

肌肉中所含的维生素有硫胺素、核黄素、维生素 A、维生素 E、维生素 B_{12}、烟酸、生物素、叶酸、泛酸、胆碱等。其中脂溶性维生素很少,而水溶性维生素较多,尤其是 B 族维生素非常丰富,但维生素 C 含量极微。

畜肉是 B 族维生素的极好来源,尤其是猪肉中 B 族维生素含量特别高。硫胺素达 0.54 mg/100 mg,是牛肉的 8 倍、羊肉的近 4 倍。不同畜肉中核黄素的含量差别不大,范围在 0.1～0.2 mg/100 mg 之间。此外,牛肉中的叶酸含量较高,为 10 mg/10 g,是猪肉和羊肉的 3 倍多。肉类含泛酸丰富,是泛酸的最佳来源。家畜内脏含有多种维生素,其中,核黄素、生物素、叶酸及脂溶性维生素(维生素 A、维生素 D、维生素 E)含量都不同程度地高于畜肉。家畜的肝脏中各种维生素含量较高,特别是维生素 A、维生素 D、叶酸和维生素 B_2,显著高于畜肉。

(六)矿物质

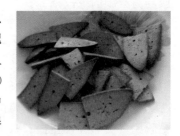

肌肉矿物质含量在 0.6%～1.1% 之间,包括钾、钠、钙、镁、磷、硫、氯,以及微量的铁、铜、锰、钴、锌等,以动物内脏和瘦肉中含量较多,肥肉中含量很少。肌肉中钙含量较少,为 7～10 mg/100 g,而且过量摄入畜肉蛋白质后还会引起人体内的钙流失。畜肉中含磷较多,平均为 130～170 mg/100 g 且吸收率也很高。畜肉是铁、锌的重要来源。肉类中的矿物质吸收率不受食物中各种干扰物质的影响。肝脏是铁的储藏器官,含铁量位居各内脏器官之首。动物肝、肾中含铁以血红素铁的形式存在,比较丰富,生物利用率高,是铁的良好来源。畜肉中锌、铜、硒等微量元素较为丰富,且其吸收利用率比植物性食品高。家畜内脏也是锌、铜、硒等微量元素的良好来源,铜和硒的含量高于畜肉。畜血含有多种矿物质,吸收利用率高,尤其是膳食铁的优质来源。

二、畜肉类的呈味物质

畜肉中的含氮浸出物是溶于水的含氮物质的总称,是肉品呈味的主要成分。肉汤中含氮浸出物(包括肌蛋白、肌肽、肌酸、肌酐、嘌呤碱和氨基酸)越多,味道越浓、越鲜,刺激胃液分泌的作用也越大。一般来说幼小动物的肉比成年动物的肉含氮浸出物少。

含氮浸出物为非蛋白质的含氮物质,占肌肉化学成分的 1.65%,占总含氮物质的 11%,多以游离状态存在,可分为核苷酸类、胍基化合物类、嘌呤、游离氨基酸、肉毒碱、尿素、胺等。

磷脂和胆固醇

在线答题

任务二 常见畜肉的营养价值及应用

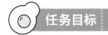

任务目标

1. 了解猪肉的营养成分和特点。
2. 了解牛肉的营养成分和特点。
3. 了解羊肉的营养成分和特点。

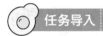

任务导入

在日常生活中,肉类是我们餐桌上常见的食物,有些人不吃肉,而有些人则无肉不欢,那经常吃肉到底对身体有什么好处与坏处呢?

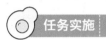

任务实施

一、猪肉的营养价值及应用

猪的品种繁多,我国就有100多种。猪肉营养丰富,可炖、炒、烧、烤、炸、爆、溜、扒、熏、酱、腌,各有风味。猪的可食部位很多,可谓浑身是宝。不同部位蛋白质、脂肪含量差别很大,但总体而言脂肪含量较高,即使是纯瘦肉,脂肪含量亦达6%左右,是牛瘦肉脂肪的3倍,羊肉的1.5~2倍。

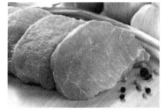

猪肉含有丰富的优质蛋白质,并提供血红素(有机铁)和促进铁吸收的半胱氨酸,能改善缺铁性贫血。猪肉脂肪以饱和脂肪酸为主,猪肉中胆固醇含量偏高,多食可能导致心血管疾病发生,故肥胖人群及血脂含量较高者不宜多食。猪内脏的胆固醇含量很高,尤其是猪脑,有的品种含量可高达3000 mg/100 g以上。猪骨含丰富骨胶原蛋白,含钙量尤高,但一般烹饪过程猪骨中的钙溶解极少。

猪蹄、猪尾、猪耳的主要可食部分为皮肤,猪耳、猪尾还含有大量软骨成分,因此骨胶原蛋白含量丰富。人们常常利用猪皮、猪脸肉、猪耳等这类食材胶原蛋白丰富的特点制成肉冻,或者将猪皮熬煮后添加到其他馅料中增强馅心的可塑性等。猪肝含铁丰富,是很好的补铁食品。猪肉营养素含量见表 3-7-1。

表 3-7-1 每 100 g 不同部位猪肉中的营养素含量

营养素名称	里脊	奶脯	蹄筋	脑
蛋白质/g	20	8	35	11
脂肪/g	8	35	1	10
维生素 A/μg	5	39	—	—
维生素 B_1/mg	0.47	0.14	0.01	0.11
维生素 B_2/mg	0.12	0.06	0.09	0.19
维生素 B_3/mg	5.2	2	2.9	2.8

腌肉的营养变化

续表

营养素名称	里脊	奶脯	蹄筋	脑
钙/mg	6	5	15	30
铁/mg	1.5	0.8	2.2	1.9
锌/mg	2.3	0.7	2.3	1
硒/μg	5.3	2.2	10.3	12.7
胆固醇/mg	55	98	79	2571

二、牛肉的营养价值及应用

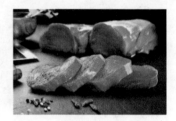

牛分为黄牛、水牛、牦牛等,肉用牛多为黄牛。牛的常食部分包括肉(按部位可分为腿肉、牛胸、牛腩、里脊、牛排、肋排、肘子等)、牛肚、牛尾等。除牛肚外,一般较少食用牛内脏(西餐中有食用小牛胸腺)。牛肉的脂肪含量较低,但也和分布部位有关,牛腩中脂肪含量较高;牛瘦肉的脂肪含量仅为2.3%。日本的松阪牛肉又称为雪花牛肉,脂肪含量很高,达18%以上,肉的横切面呈现大理石样,风味质地绝佳,是牛排的上好原料。牛尾是西餐的常用材料。

牛肉富含肌氨酸、肉毒碱、丙氨酸、维生素 B_6、维生素 B_2 以及丰富的钾、锌、铁、镁和必需氨基酸,这些营养物质可以促进新陈代谢,增加肌肉力量,修复机体损伤,从而起到强壮身体的作用。牛肉中的维生素 B_6,有助于增强免疫力,促进蛋白质的新陈代谢和合成。牛肉中的肌氨酸含量明显高于其他畜类食品,对增长肌肉、增强力量效果显著。牛肉中的肉毒碱含量远高于禽类、鱼类,有利于促进脂肪的代谢,产生支链氨基酸,对增长肌肉也有重要作用。牛肉中富含大量的铁,有助于缺铁性贫血的治疗。牛肉中含有的锌是一种有助于合成蛋白质、能促进肌肉生长的抗氧化剂,对防衰抗癌具有积极意义。牛肉中含有的钾对心脑血管系统、泌尿系统疾病有改善作用。含有的镁则可提高胰岛素合成代谢的效率,有助于糖尿病治疗。中医学认为,牛肉补中益气、滋养脾胃,寒冬食牛肉有暖胃作用,为冬季补益佳品。牛肉营养素含量见表3-7-2。

表 3-7-2　每 100 g 不同部位牛肉中的营养素含量

营养素名称	肥肉	瘦肉	蹄筋
蛋白质/g	20	20	34
脂肪/g	4	2	1
维生素 A/μg	7	6	—
维生素 B_1/mg	0.04	0.07	0.07
维生素 B_2/mg	0.14	0.13	0.13
维生素 B_3/mg	5.6	6.3	0.7
钙/mg	23	9	5
铁/mg	3.3	2.8	3.2
锌/mg	4.7	3.7	0.8
硒/μg	6.5	10.6	1.7
胆固醇/mg	84	58	—

三、羊肉的营养价值及应用

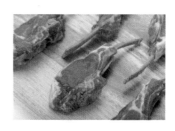

羊肉含有丰富的蛋白质,每 100 g 瘦羊肉中含蛋白质 20.5 g 左右、脂肪约 4 g,是铁、锌、磷的良好来源。羊肉中含有大量的左旋肉碱,可促进脂肪燃烧,能增强酶和激素的活力,对心脏的营养起着重要的作用。羊肉质地细嫩,容易消化。羊肉较猪肉和牛肉的脂肪含量少,胆固醇含量低,是冬季防寒温补的美味之一;羊肉性温味甘,既可食补,又可食疗,为优质的强壮祛疾食品,有益气补虚、温中暖下、补肾壮阳、生肌健力、抵御风寒之功效。

羊肉营养丰富,其蛋白质、脂肪、维生素 A 含量也较高。羊肉营养素含量见表 3-7-3。

表 3-7-3　每 100 g 不同部位羊肉中的营养素含量

营养素名称	肥肉	后腿肉
蛋白质/g	19	15.5
脂肪/g	14	4
维生素 A/μg	22	8
维生素 B_1/mg	0.05	0.06
维生素 B_2/mg	0.14	0.22
维生素 B_3/mg	4.5	4.8
铁/mg	2.3	1.7

在线答题

项目八

禽类的营养

扫码看课件

项目描述

　　家禽指人工豢养的鸟类动物,主要为了获取其肉、卵和羽毛,也有作为其他用处,如信鸽、宠物等。一般为雉科和鸭科动物,如鸡、鸭、鹅等,也有其他科的鸟类如火鸡、鹌鹑和各种鸣禽。家禽除提供肉、蛋外,它们的羽毛和粪便也有重要的经济价值。家禽的肉、蛋营养丰富。家禽的肉富含蛋白质,同时也含有丰富的磷和其他矿物质,以及大量的复合维生素 B。与多数牛肉和猪肉相比,家禽的肉脂肪含量更低,同时家禽的肝富含维生素 A。

项目目标

　　1.能说出禽类各营养成分的特点。
　　2.能说出常见禽类的营养价值。
　　3.能说出常见禽类副产品的营养价值。

任务一　禽类的营养价值及特点

 任务目标

　　1.熟悉禽肉的营养价值。
　　2.了解禽蛋的营养特点。
　　3.了解禽类内脏的营养特点。

 任务导入

　　禽类原料是指家禽的肉、蛋、副产品及其制品的总称,也包括未被列入国家保护动物目录的野生禽鸟类原料。

　　世界上的禽鸟类资源极为丰富,全世界有 9000 余种,我国有 1100 多种,依据生活方式分为陆禽、水禽和飞禽。然而,随着地球上森林面积的不断缩减,以及过度狩猎和环境污染等因素,某些禽鸟类的数量急剧减少或濒临灭绝。因此并非所有的禽鸟类都可作为烹饪原料。作为人类烹饪原料的仅仅是指少部分饲养的家禽,并且随着饲养技术的不断提高和食品工业的迅猛发展,家禽在动物性食品中的比例越来越高,禽类的养殖也逐渐专门化,同时育种科学的进步使得食用禽类的品种增多,例如人们通过对鸡的长期选育,形成肉用、蛋用、肉蛋兼用、药用等品种。

任务实施

一、禽肉的营养成分及特点

（一）脂肪

禽肉脂肪含量很不一致，鸡肉约为 2.5％，而肥鸭、肥鹅可达 10％ 或更高。禽肉脂肪含有丰富的亚油酸，其含量约占脂肪总量的 20％，营养价值高于畜肉脂肪。

（二）蛋白质

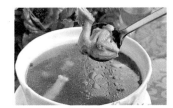

禽肉含蛋白质 10％～22％。其中鸡肉 22％，鸭肉 17％，鹅肉 10％，能提供各种必需氨基酸，属于优质蛋白质。禽肉结缔组织较畜肉柔软并均匀地分布于肌肉组织内，比畜肉更细嫩，更容易消化。

（三）碳水化合物

禽肉中碳水化合物主要是指动物淀粉，一部分存在于肝脏，一部分存在于肌肉组织中，其含量约为动物体重的 5％。

（四）维生素

禽肉中维生素分布的特点与畜肉相同，脂溶性维生素较少，水溶性维生素（除维生素 C）尤其是 B 族维生素含量丰富，与畜肉相当。禽肉中烟酸的含量特别丰富，鸡胸脯肉含量高于一般肉类。此外，泛酸在禽肉等白色肉类中含量较为丰富。禽肉中含有一定量的维生素 E，由于维生素 E 具有抗氧化、提高运动能力和抗衰老的作用，因此食禽肉对中老年人的健康特别有益。

（五）矿物质

禽肉中钙、磷、铁、锌含量等均高于畜肉，微量元素硒含量明显高于畜肉。禽肝中的铁为猪、牛肝中含量的 1～6 倍。

二、禽蛋的化学成分

禽蛋是一个完整的、具有生命的活卵细胞，包含着自胚胎发育、生长成幼雏的全部营养成分，同时还具有保护这些营养成分的物质。禽蛋中蛋壳及蛋壳膜重量占全蛋的 12％～13％，蛋白占 55％～66％，蛋黄占 32％～35％。不同禽蛋的化学成分见表 3-8-1。

相关知识

表 3-8-1　不同禽蛋的化学成分

种类	水分/（％）	固形物/（％）	蛋白质/（％）	脂肪/（％）	灰分/（％）	碳水化合物/（％）
鸡全蛋	72.5	27.5	13.3	11.6	1.1	1.5
鸭全蛋	70.8	29.2	12.8	15.0	1.1	0.3
鹅全蛋	69.5	30.5	13.8	14.4	0.7	1.6
鸽子蛋	76.8	23.2	13.4	8.7	1.1	—
火鸡蛋	73.7	25.7	13.4	11.4	0.9	—
鹌鹑蛋	67.5	32.3	16.6	14.4	1.2	—

三、禽类内脏的营养特点

禽类内脏中各种维生素含量均较高，尤其是肝脏，除其硫胺素的含量高于禽肉外，还富含维生素

在线答题

A,核黄素的含量也明显高于禽肉。例如:鸡肝中维生素 A 和核黄素的含量分别为 10.414 mg/100 g 和 1.1 mg/100 g。此外,肝脏也是维生素 D 和维生素 E 的良好来源。丰富的维生素 A 和维生素 B_2,对视觉细胞内感光物质的合成与再生,维持正常视觉有重要作用。禽类内脏也含有较高的胆固醇,血脂高的人不宜食用过多。

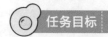

任务二 **常见禽类的营养价值及应用**

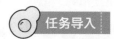

任务目标

1.熟知常见禽类的营养价值。
2.了解常见禽类副产品的营养价值。

任务导入

为什么老母鸡汤味道更鲜美

煲汤时人们总是喜欢用老母鸡,很少听说用公鸡和仔鸡的。鸡肉的营养主要存在于其所含的蛋白质和脂肪等中,老母鸡和仔鸡中这些营养成分含量差不多,只是老母鸡由于生长期比较长,其肉质中所含的肌酐、肌酸等产生鲜味的含氮浸出物更加丰富,所以炖出的鸡汤味道更浓厚、鲜美。但这些含氮浸出物并不具有很高的营养价值,所以喝汤更要吃肉。本次任务我们就来学习常见禽类所具备的营养价值。

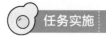

任务实施

一、常见禽类的营养价值

（一）鸡

鸡是我国人民最喜爱的禽类食物,鸡肉营养价值较高,因为鸡肉内含有较高的蛋白质,脂肪含量较低。此外鸡肉中富含人体必需的氨基酸,其含量与蛋、乳中的氨基酸极为相似,为优质蛋白质来源。另外鸡肉也是磷、铁、铜、锌的良好来源,并且富含维生素 B_{12}、维生素 B_6、维生素 A、维生素 K。它们都含有较多的不饱和脂肪酸——油酸和亚麻酸,能够降低对人体健康不利的低密度脂蛋白胆固醇。

鸡肉对营养不良、胃寒、怕冷、乏力疲劳、贫血、虚弱等有很好的食疗作用。中医认为,鸡肉有益中补气、补虚填精、健脾胃、活血脉、强筋骨之功效。鸡脯肉内含有较多的 B 族维生素,具有消除疲劳、保护皮肤的作用。鸡脑内含有较多的铁质,可改善缺铁性贫血。鸡翅膀中含有丰富的骨胶原蛋白,具有强化血管肌肉、肌腱的功能。

（二）乌鸡

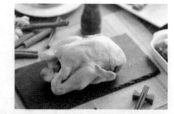

乌鸡是我国地方珍禽品种之一,为特有的药膳鸡种。乌鸡营养丰富,每 100 g 乌鸡肉中含蛋白质 22.3 g,脂肪 2.3 g,以及多种矿物质和维生素。乌鸡体内的黑色物质富含铁和铜等元素,在乌鸡的骨骼、皮、肉、脂肪中还含有大量的黑色素和紫胶素,具有滋阴养血、补肾填精的功效,对病后、产后贫血者有补血、促进康复的作用。另外,乌鸡还含有某些生物调节物质,具有抗疲劳、耐缺氧和降低人体脂类及过氧化物的作用。

(三)鸭

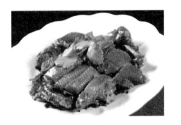

鸭的品种较多,可分为肉用鸭、蛋用鸭、肉蛋兼用鸭三种。鸭的品种不同,营养成分含量也不同。每 100 g 中含蛋白质 9.3 g、脂肪 41.3 g 左右,还含有多种矿物质和维生素。鸭肉所含蛋白质略少于鸡肉,脂肪含量高于鸡肉。鸭肉是含 B 族维生素和维生素 E 比较多的肉类,对心肌梗死等心脏病有保护作用,可抗脚气病、神经炎和多种炎症。在禽肉类中鸭肉钾含量最高,维生素 A 和核黄素的含量比鸡肉多,铁、锌、铜的含量也多于鸡肉。鸭的生活环境多在水边,故其肉性寒味甘,具有滋阴养胃、利水消肿、健脾、补虚、清暑的功效。凡体内有热的人适宜食鸭肉,体质虚弱、食欲不振、发热、大便干燥和水肿的人食之更为有益。

(四)鹅

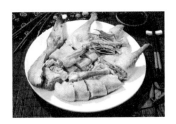

鹅肉蛋白质含量略低于鸡肉,脂肪含量高于鸡肉 1 倍多,含有多种维生素,核黄素比鸡肉的含量高,矿物质元素铁、锌、铜等含量高于鸡肉。鹅肉性平味甘,具有益气补虚的作用,适宜身体虚弱、气血不足、营养不良之人食用,凡经常口渴、乏力、气短、食欲不振者,可常喝鹅汤、食鹅肉。鹅肉可辅助治疗和预防咳嗽病症,尤其对治疗感冒和急慢性气管炎、慢性肾炎、老年水肿、肺气肿、哮喘痰壅等有良效,且特别适合在冬季进补。

(五)鹌鹑

鹌鹑营养价值高,具有"动物人参"之美称,是高蛋白质、低脂肪、低胆固醇肉类。每 100 g 鹌鹑肉中含蛋白质 20.2 g、脂肪 3.1 g 左右及多种维生素和矿物质,消化吸收率高。

现代医学临床证明,鹌鹑肉、蛋对神经衰弱、白细胞减少有一定的疗效,对结核病、孕产贫血、糖尿病、动脉粥样硬化等有一定调理作用。其味鲜美,易消化吸收,适宜孕妇、产妇、老年体弱者食用,肥胖症、高血压病患者也可选食。

(六)鸽子

鸽子肉营养丰富,营养保健作用与鸡肉类似,而且比鸡肉更易消化吸收。每 100 g 鸽子肉中含蛋白质 16.5 g、脂肪 14.2 g 左右,还含有多种维生素和矿物质。鸽子肉含蛋白质十分丰富,血红蛋白也较多,脂肪含量比较低,维生素 E、烟酸、核黄素等的含量都比鸡肉高。鸽子肉对用脑过度引起的神经衰弱、健忘、失眠、夜尿频繁都有一定的食疗效果。

(七)珍珠鸡

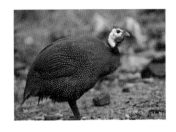

珍珠鸡是由非洲肯尼亚的一种野禽驯化的肉用禽种,因其羽毛色泽鲜艳,周身布满白色圆点,形似珍珠,被称为珍珠鸡。珍珠鸡肉质细嫩,口味鲜美,营养丰富,是一种优质保健禽类。珍珠鸡肉的蛋白质含量高达 23.3%,并富含人体必需的氨基酸、矿物质元素。在高蛋白质、低胆固醇的食材中,吃起来明显感到野味浓郁,还具有特殊的营养功能,对神经衰弱、心脏病、冠心病、高血压病、妇科病,均有一定的食疗作用。珍珠鸡食用后对于维持人体蛋白质结构、参与脂肪代谢、增强免疫力等方面有良好作用,被视为高级滋补食品,可用于营养不良和肝脏疾病、心血管疾病和神经官能症的辅助治疗,还可缓解心率过速症状。

二、常见禽类副产品营养价值及其应用

（一）鸡蛋

鸡蛋是一种营养丰富的食品，鸡蛋蛋白质的氨基酸比例很适合人体生理需要，易为机体吸收，利用率高达 98% 以上，营养价值很高。鸡蛋中钙、磷、铁和维生素 A 含量很高，B 族维生素也很丰富，还含有其他许多种人体必需的维生素和微量元素，是小儿、老人、产妇以及肝炎、结核病、贫血及手术后恢复期患者的良好补品。

但是好东西并不是吃得越多越好，吃得太多，反而会给身体带来一些不良影响。吃鸡蛋过多，会造成血胆固醇含量过高，引起动脉粥样硬化和心、脑血管疾病的发生，以及营养过剩、肥胖等。从营养学的观点看，为了保证平衡膳食、满足机体需要，又不致营养过剩，在一般情况下，老年人每天吃 1～2 个鸡蛋比较好。对于青年和中年人，从事脑力劳动或轻体力劳动的，每天吃 2 个鸡蛋也比较合适；从事重体力劳动，消耗营养多的每天可吃 2～3 个鸡蛋；少年和儿童，由于机体代谢快，每天也可吃 2～3 个。

（二）鸭蛋

鸭蛋性凉味甘，具有滋阴清肺的作用，入肺、脾经；有大补虚劳、滋阴养血、润肺美肤等功效；适合病后体虚、燥热咳嗽、咽干喉痛、高血压、腹泻痢疾等病患者食用。用于膈热、咳嗽、喉痛、齿痛。

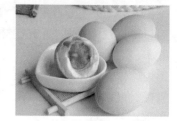

沿海地区的海边滩涂养殖的海鸭以小海鲜为食，它们所产的蛋称为海鸭蛋。跟鸡蛋比，这类蛋卵磷脂含量较高、胆固醇含量较低，具有较高的营养价值。

（三）鹅蛋

鹅蛋性温，味甘，归脾经、胃经，具有补中益气、健脾养胃的功效，适宜脾胃气虚的人食用。在寒冷的节气里，多食用一些鹅蛋，可达到滋补身体、抵御寒冷的作用。鹅蛋全身都是宝，不仅蛋液可食用，蛋壳也具有较强的药用价值。中医认为，鹅蛋的外壳有消痈止血的功效。鹅蛋中含有丰富的营养成分，其中的卵磷脂含量较高，有助儿童和青少年大脑的发育。此外老年人经常食用，可有效增强记忆力。

（四）鹌鹑蛋

鹌鹑蛋虽然个头很小，但它含有丰富的蛋白质、卵磷脂、铁、维生素等营养物质，其所含的赖氨酸、胱氨酸等都多于鸡蛋，因而有"卵中佳品"之称，一般人都可以食用。但是鹌鹑蛋的胆固醇含量高，中老年人特别是患有高血压、高脂血症者不宜多吃。

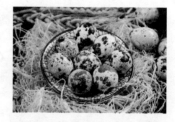

红皮鸡蛋、白皮鸡蛋，营养有差别吗？

相关知识

在线答题

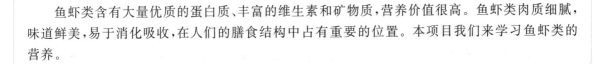

鱼虾类的营养

项目描述

　　鱼虾类含有大量优质的蛋白质、丰富的维生素和矿物质,营养价值很高。鱼虾类肉质细腻,味道鲜美,易于消化吸收,在人们的膳食结构中占有重要的位置。本项目我们来学习鱼虾类的营养。

项目目标

　　1.能说出鱼虾类所含的营养素种类。
　　2.能说出鱼虾类的营养成分及特点。
　　3.能说出常见鱼虾类的营养价值及应用。

任务一　鱼虾类的营养价值及特点

任务目标

　　1.了解鱼虾类的营养成分及特点。
　　2.了解鱼虾类的呈味物质。
　　3.了解鱼虾类的保健意义。

任务导入

　　我国拥有众多的海湾,各地的水产品种类繁多、各具特色。其中鱼虾类是被人们广泛喜爱的水产食物,适合于多种烹制方法,其味道鲜美、营养丰富,更是胜于其他动物性食品;同时鱼虾类所含有的保健成分更是能为人类健康做出贡献。下面我们就来学习鱼虾类的营养价值及特点。

任务实施

一、鱼虾类的营养成分及特点

(一)蛋白质

　　鱼虾等水产类原料的肌肉组织含量比较高,平均在 $10\%\sim20\%$,肌纤维细短,肌纤维中的结缔组织比畜肉少,含水量较高,故鱼虾肉组织软而细嫩,其消化率达 90% 以上,与蛋、奶相同,比畜、禽肉更易消化。鱼虾类肉中脂肪含量少,在干物质中蛋白质含量高达 60%~90%;而猪、牛、羊肉除去脂肪后,干物质中蛋白质含量仅为 15%~60%。因此,鱼虾类是一种高蛋白质、低脂肪和低热量的食品。鱼虾类蛋白质中赖氨酸丰富,色氨酸含量偏低。鱼类结缔组织和软骨中胶原和黏蛋白,是形成鱼汤冷却后凝胶的主要物质。鱼肉中的牛磺酸,它对人体的肝脏具有解毒作用,并能预防动脉粥样硬化,还有调节血压的作用。

(二)脂类

鱼类脂肪含量为 1%~10%,多数为 1%~3%,是一类低脂肪食品,但海鲫鱼含量可达 13.7%,鲥鱼脂肪含量高达 17%,河鳗鱼含脂肪约 10%。鱼类脂肪多由不饱和脂肪酸组成,通常呈液态,易被人体消化,其消化率在 95% 左右,但容易被氧化,不易保存。

海洋鱼类中的多不饱和脂肪酸,如二十碳五烯酸(EPA)、二十二碳六烯酸(DHA),可将人体内动脉粥样硬化斑块上的胆固醇运走,在血管中还有抑制血小板凝集和扩张血管作用,可防止血栓形成和动脉粥样硬化,它们具有人体必需脂肪酸的生物活性,也是大脑所需要的营养物质,被称为"脑黄金"。

(三)矿物质

鱼虾中的矿物质含量高于畜禽类,为 1%~2%,其中钾、钙、钠、镁、铁、锌含量均较丰富;海产鱼虾类还含有丰富的碘和钴。其中牡蛎是锌和铜含量最高的海产品,每 100 g 牡蛎锌含量高达 128 mg,是食物中锌的很好来源。

鱼虾体内钙的含量较畜、禽肉高,是钙的良好来源,小虾皮中钙含量达 1000 mg/100 g,为肉类钙含量的 100 倍以上。鱼肉中铁含量为 5~30 mg/kg。其中含肌红蛋白多的红色肉鱼类,如金枪鱼、鲣、鲐、沙丁鱼等含铁量较高。鱼肉中硒的含量达 1~2 mg/kg(干物),较畜禽肉含量高 1 倍以上,比植物性食品含量更高,是饮食中硒的重要来源。

(四)维生素

相关知识

鱼虾类物质是人类所需的视黄醇、核黄素、烟酸和维生素 E 的良好来源,虾中含有较多的维生素 A,海鱼的肝脏含极丰富的维生素 A 和维生素 D,常作为生产药用鱼肝油的来源。若食用鱼肝较多,也可引起维生素 A、维生素 D 过多症。鳝鱼体内含有丰富的核黄素。生的鱼虾中含硫胺素酶,如果经常食用生鱼虾类食物或鱼虾在生的状态下放置过久,可破坏食物中的硫胺素,加热可破坏此酶,所以鲜鱼虾应尽快加工,避免吃生鱼虾,以减少硫胺素的损失。

二、鱼虾类的呈味物质

鱼类的含氮浸出物比较多,占鱼体重量的 2%~3%,主要包括三甲胺类、次黄嘌呤核苷酸、游离氨基酸和尿素等。氧化三甲胺是鱼类鲜味的重要物质,而三甲胺则是呈现鱼腥味的主要成分。

在线答题

鱼虾类动物的呈味氨基酸中赖氨酸、精氨酸和谷氨酸等的含量与牛肉、羊肉、猪肉相似甚至更高(牡蛎与鱿鱼较低),因此肉味鲜美。中国对虾、鲢鱼、鲫鱼、中国鳖的呈味氨基酸含量明显高于其他鱼虾,因此它们的肉味更鲜美。

任务二 常见鱼虾类的营养价值及应用

任务目标

1.了解常见鱼虾类的营养价值。

2.了解常见鱼虾类的应用。

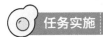

任务导入

经研究发现,爱斯基摩人(因纽特人)罹患心血管疾病的比例很低,原来是因为他们的饮食中有大量富含 EPA 及 DHA 的海鱼类;在日本地区的调查也发现沿海渔村的居民罹患心血管疾病的比例较内地农民低。鱼肉中 EPA 及 DHA 这两种特别的 ω-3 系列脂肪酸,可降低血脂,特别是甘油三酯及低密度脂蛋白胆固醇(坏的胆固醇),且会抗血小板凝集,而有预防血栓形成引起之心血管疾病及中风的功效,可以保护心脏。

任务实施

一、常见鱼类的营养价值及应用

(一)鲤鱼

鲤鱼又称鲤拐子,有赤鲤、黄鲤、白鲤等品种,营养价值较高。鲤鱼的蛋白质不但含量高,而且质量也很高,人体消化吸收率可达 96%。每 100 g 鲤鱼肉中含蛋白质 17.6 g、脂肪 4.1 g、钙 50 mg、磷 204 g,并含有能供给人体必需的氨基酸、矿物质、维生素 A 和维生素 D。鲤鱼对肝硬化腹水或水肿、慢性肾炎水肿均有利水消肿的效果,颇有药用功能。

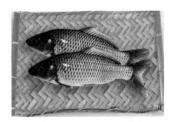

(二)青鱼

青鱼又名青鲩鱼、黑鲩鱼;肉厚且嫩,味鲜美,富含蛋白质、脂肪,刺大而少,是淡水鱼中的上品,为我国"四大家鱼"之一。青鱼营养丰富,每 100 g 肉中约含蛋白质 19.5 g,脂肪 5.2 g,含多种维生素和硒、碘等微量元素,有增强体质、延缓衰老等作用。

(三)带鱼

带鱼又名鞭鱼、海刀鱼、牙带鱼、鳞刀鱼等。带鱼为高脂鱼类,含蛋白质、脂肪、维生素 B_1、维生素 B_2、维生素 A、烟酸、钙、磷、铁、碘等成分。带鱼表面有一层银色的膜就是它的鳞,含较多的磷脂,还有一种抗癌成分 6-硫代鸟嘌呤,能预防急性白血病和其他癌症。此外,带鱼鳞的丰富油脂中还含有多种不饱和脂肪酸,它能增强皮肤表面细胞的活力,使皮肤细嫩、光洁。由于带鱼肥嫩少刺,易于消化吸收,是老人、儿童、孕妇和患者的理想食品。

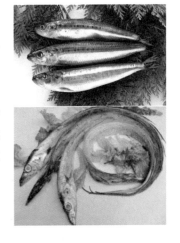

(四)鲫鱼

鲫鱼又名鲋鱼,俗名鲫瓜子、土鲫、河鲫。从非洲引进的鲫鱼称黑鲫鱼、罗非鱼。鲫鱼肉质细嫩,蛋白质含量高,仅次于对虾,每 100 g 肉含蛋白质 13 g、脂肪 11 g,并含有大量的钙、磷、铁等矿物质。鱼肉中含有 16 种氨基酸,其中人体所必需的赖氨酸和苏氨酸含量较高。鱼油中含有大量维生素 A 等,这些物质均可影响心血管功能,降低血液黏稠度,促进血液循环。鲫鱼对慢性肾小球肾炎水肿和营养不良性水肿等病症有较好的调补作用。

(五)泥鳅

泥鳅属于高蛋白质、低脂肪食品,含有多种微量元素,并富含维生素 A、硫胺素、核黄素、维生素 B_6 和烟酸,每 100 g 肉中含水 83 g、蛋白质 9.6 g、脂肪 3.7 g、碳水化合物 2.5 g、灰分 1.2 g、钙 28

mg、磷 72 mg、铁 0.9 mg。与鲤鱼、鲫鱼、黄鱼、带鱼等相比,泥鳅的营养价值更胜一筹,是老人、儿童、孕妇和肝炎、贫血患者的理想食物。泥鳅体内还含有丰富的核苷,核苷是各种疫苗的主要成分,能提高身体抗病毒能力。

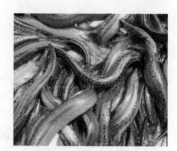

(六)黑鱼

黑鱼学名鳢鱼,又名生鱼、乌鱼、乌鳢、蛇皮鱼等。黑鱼蛋白质含量比鸡肉、牛肉高,脂肪含量较低,钙、磷、铁和维生素较丰富,其营养价值与青鱼相近。每 100 g 黑鱼肉含蛋白质 19.8 g、脂肪1.4 g、能量 384.6 kJ、钙 57 mg、磷 163 mg、铁 0.5 mg、硫胺素 0.03 mg、核黄素 0.25 mg、烟酸 2.8 mg。黑鱼具有去瘀生新、滋补调养等功效,外科手术后食用黑鱼具有生肌补血,促进伤口愈合的作用。

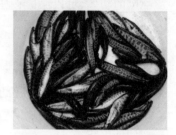

(七)鳗鱼

鳗鱼又名白鳝或白鳗、蛇鱼、青鳝、鳗、鲡、河鳗,被称作是水中的软黄金,在中国以及世界很多地方从古至今均被视为滋补、美容的佳品。鳗鱼含钙和磷较高,维生素 A 也很丰富。中医学认为鳗鱼有抗结核作用。日本人在冬天常吃香喷喷的烤鳗饭以驱走严寒,保持充沛精力。鳗鱼营养成分丰富,每 100 g 鲜生鳗鱼含水分 61.1 g、蛋白质 16.4 g、脂类 21.3 g、碳水化合物 0.1 g、维生素 230 mg。鳗鱼肉质中富含不饱和脂肪酸,对生命的成长及皮肤健康具有一定帮助。

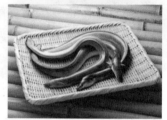

二、常见虾类的营养价值及应用

(一)中国对虾

中国对虾又名大虾、对虾、黄虾(雄)、青虾(雌)、明虾等,虾体长大而侧扁。通常雌虾个体大于雄虾。每 100 g 虾肉中含蛋白质 18.6 g、脂肪 0.8 g、钙 62 mg、磷 222 mg 及多种维生素,富含微量元素硒。对虾肉质鲜嫩味美,是高蛋白质营养水产品。虾干、虾米等干品为上乘的海珍品。功用有补肾、滋阴、健胃等。

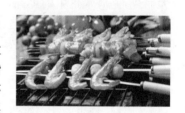

(二)口虾蛄

口虾蛄又名皮皮虾、虾爬子。其营养丰富,每 100 g 肉中含蛋白质 72.12 g、脂肪 7.88 g、钙 38 mg、磷 221 mg;氨基酸含量全面,组成合理,易于人体消化吸收,尤其是赖氨酸等必需氨基酸含量较高,并富含谷氨酸、甘氨酸,故食用口感味道鲜美。

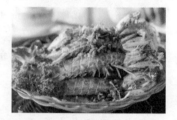

(三)小龙虾

小龙虾也叫克氏原螯虾、红螯虾和淡水小龙虾。小龙虾体内的蛋白质含量很高,且肉质松软,易消化,对身体虚弱以及病后需要调养的人是极好的食物。虾肉内还富含镁、锌、碘、硒等,其中镁对心脏活动具有重要的调节作用,能保护心血管系统,它可减少血液中胆固醇含量,防止动脉粥样硬化,同时还能扩张冠状动脉,有利于预防高血压及心肌梗死。小龙虾含有虾青素,虾青素是一种很强的抗氧化剂,日本大阪大学的科学家发现,虾青素有助消除因时差反应而产生的“时差症”。另外,小龙虾还可入药,能化痰止咳,促进手术后的伤口生肌愈合。

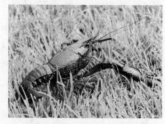

相关知识

在线答题

Note

项目十

蟹贝类的营养

扫码看课件

项目描述

　　蟹贝类同鱼虾类一样,含有大量优质的蛋白质、丰富的脂肪、维生素和矿物质,营养价值颇高。蟹贝类肉质细腻,味道鲜美,易于消化吸收,在人们的膳食结构中占有重要位置。

项目目标

　　1.能说出蟹贝类所含的营养素种类。
　　2.能说出蟹贝类的营养成分及特点。
　　3.能说出常见蟹贝类的营养价值及应用。

任务一　蟹贝类的营养价值及特点

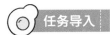 **任务目标**

　　1.了解蟹类的营养价值。
　　2.了解贝类的营养价值。
　　3.熟悉蟹贝类的呈味物质。

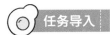 **任务导入**

看着横行霸道，吃着美味绝妙

　　阳澄湖大闸蟹盛产于苏州，驰名大江南北，因独特的生长环境造就了阳澄湖大闸蟹的肉质鲜嫩。阳澄湖除盛产螃蟹外，湖区尚产其他淡水鱼贝类。秋季是吃蟹的时节。当你感到有薄薄的秋风刮起（农历九月左右），那时的大闸蟹就会很肥美了。一直至年尾都会有蟹买，但是农历九月及十月时吃最好，有"九雌十雄"之说法，而以阳澄湖莲花岛原产地出产的阳澄湖清水大闸蟹最为著名。

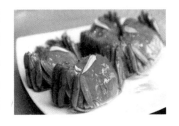

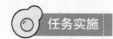 任务实施

一、蟹类的营养成分及特点

(一)蛋白质

一般蟹类蛋白质含量为 15％～20％,必需氨基酸种类多、含量较高,属于优质蛋白质,蟹黄的蛋白质含量高于蟹肉。蟹类的蛋白质含量略低于虾类,其中,缬氨酸、赖氨酸含量低于鱼类,色氨酸含量明显高于鱼类。

(二)脂肪

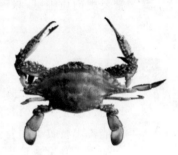

蟹类的脂肪含量很低,为 1％～4％,显著高于虾类,中华绒螯蟹脂肪含量高达 5.9％。蟹肉中含有较多的不饱和脂肪酸,其中,二十五碳五烯酸(EPA)能有效降低胆固醇,防止血栓形成,降低动脉粥样硬化发生率,还具有抗癌防癌功效;二十二碳六烯酸(DHA)是大脑和视网膜的重要构成成分,对胎儿和婴儿智力和视力的发育至关重要。但蟹黄中脂肪和胆固醇的含量均较高,高胆固醇血症患者要少食用。

(三)碳水化合物

蟹类碳水化合物含量都在 1％以下,以中华绒螯蟹最高,为 7.4％。蟹壳中含有丰富的甲壳质,其衍生物广泛应用于食品、医药和建筑行业。

(四)维生素

蟹类富含维生素 B_1、维生素 B_2 和烟酸等维生素,但脂溶性维生素 A 和维生素 D 含量极少,但中华绒螯蟹维生素 A 含量却高达 389 μg/100 g。

(五)矿物质

蟹类的矿物质含量丰富,钙、磷、铁、锌、硒含量较高。蟹类可食部钙含量在 50～100 mg/100 g,铁一般为 0.5～2.0μg/100 g,铜一般为 1.3～4.8 μg/100 g,海蟹的含硒量超过 50 μg/100 g。

二、贝类的营养成分及特点

(一)蛋白质

一般贝类蛋白质含量为 8％～15％,其中必需氨基酸的种类、数量都比较丰富,且搭配均衡。第一限制氨基酸大多为含硫氨基酸,少数为缬氨酸,能够与米、面搭配,通过蛋白质的互补作用,有效改善食物蛋白质的营养。贝类比鱼类含有更多的牛磺酸,这是一种非蛋白质氨基酸,具有良好的保健作用,能促进胎儿和婴儿的大脑发育,防止动脉粥样硬化,维持血压,保护视力。

(二)脂肪

贝类脂肪酸大多是 14～20 碳的脂肪酸,分为饱和脂肪酸、单烯酸和多烯酸,同样富含 ω-3 系列的脂肪酸,如 EPA、DHA。贝类的胆固醇含量高于一般鱼类。

(三)碳水化合物

贝类碳水化合物含量平均为 3.5％,其中牡蛎较高,为 6％～7％,其他多数在 3％以下。碳水化合物主要以糖原形式存在,糖原含量高于鱼肉。

(四)维生素

 Note

贝类维生素含量与鱼类相似,含有较多的维生素 A、烟酸和维生素 E,维生素 B_1 的含量普遍较

低。河蚌中含有较多的维生素 A，泥蚶、扇贝和贻贝中含有较多的维生素 E。

（五）矿物质

贝类的矿物质含量为 $1.0\%\sim1.5\%$，其中 $80\%\sim99\%$ 汇集在贝壳中，软组织中占 $1\%\sim2\%$，体液的矿物质主要以离子形式存在，能调节渗透压，维持酸碱平衡。贝类含有较丰富的钙、钾、铁、锌、硒、铜和锰，牡蛎和扇贝的含锌量均高于 $10\ mg/100\ g$，牡蛎的含硒量高达 $86.64\ \mu g/100\ g$，河蚌含有丰富的铁和锰，分别为 $19\ mg/100\ g$、$59.61\ mg/100\ g$。

相关知识

三、蟹贝类的呈味物质

水产动物的肉质一般都非常鲜美，这与其中所含的一些呈味物质有关。鱼类和甲壳类的呈味物质主要是游离的氨基酸、核苷酸等；软体类动物（如乌贼类）中一部分的呈味物质也是氨基酸，尤其是含量丰富的甘氨酸。贝类的主要呈味物质为琥珀酸及其钠盐。琥珀酸在贝类中含量很高，干贝中达 0.14%、螺为 0.07%、牡蛎为 0.05%。此外，一些氨基酸如谷氨酸、甘氨酸、精氨酸、牛磺酸以及腺苷、钠、钾及氯等也为其呈味物质。

在线答题

任务二　常见蟹贝类的营养价值及应用

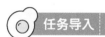
任务目标

1.了解常见蟹类的营养价值。

2.了解常见贝类的营养价值。

3.了解常见蟹贝类的应用。

任务导入

自古牡蛎就被食用并被认为是强身健体的"神物"。数千年的历史发展中，各具特色的牡蛎文化神秘而引人遐想。据可考史料记载，人类食用牡蛎的历史可以追溯到数千年前。在诸多的海洋珍品中，许多国家的人唯独钟情牡蛎，西方称其为"神赐魔食"，在日本则称其为"根之源"，还有"天上地下牡蛎独尊"的赞美诗句。嗜吃牡蛎者更是不胜枚举，古今中外不少名人雅士都与牡蛎结下不解之缘。那么，以牡蛎、大闸蟹为代表的蟹贝类有着怎样的营养成分呢？快来一起学习吧！

任务实施

一、常见蟹类的营养价值及应用

（一）三疣梭子蟹

三疣梭子蟹是我国沿海重要的经济蟹类，3—6月和9—10月为生产旺季。三疣梭子蟹头胸甲呈梭形，稍隆起，肉多，汁多肥满，味道鲜美，食用部分含有蛋白质、脂肪、碳水化合物、钙、铁及维生素 A 等成分，营养十分丰富。三疣梭子蟹营养素含量见表3-10-1。

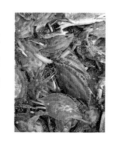

表 3-10-1　每 100 g 三疣梭子蟹可食部中的营养素含量

成分	蛋白质	脂肪	碳水化合物	维生素 A	硫胺素	核黄素	烟酸	维生素 E	钙	磷
含量	15.9 g	3.1 g	0.9 g	121 mg	0.03 μg	0.3 mg	1.9 mg	4.56 mg	280 mg	152 mg
成分	钠	铁	锌	镁	钾	铜	锰	硒	胆固醇	
含量	481.4 mg	2.5 mg	5.5 mg	65 mg	208 mg	1.25 mg	0.26 mg	90.96 μg	142 mg	

　　三疣梭子蟹肉色洁白,肉质细嫩,膏似凝脂,两钳内肉质细嫩呈丝状且带有甜味,蟹黄色艳味香,味道鲜美,因此可直接烹制成各种美味佳肴,也可加工成冻品出口,如冻蟹肉块、冻蟹肉。整只蟹可盐渍加工成"枪蟹",蟹酱、蟹卵可加工成"蟹籽"和调味品,蟹的可食部还能加工成蟹段罐头、蟹肉罐头、蟹肉干等。此外,蟹肉、内脏及壳均可药用。

　　(二)青蟹

　　青蟹多产于我国东南和南海一带,产期多为 9—11 月份。青蟹头胸甲扁平,形似椭圆形,呈青绿色,含有丰富的蛋白质、碳水化合物、钙、磷、核黄素、硫胺素等人体必需的营养物质。青蟹营养素含量见表 3-10-2。

表 3-10-2　每 100 g 青蟹可食部中的营养素含量

成分	蛋白质	脂肪	碳水化合物	维生素 A	硫胺素	核黄素	烟酸	维生素 E	钙	磷
含量	14.6 g	1.6 g	1.7 g	402 μg	0.02 mg	0.39 mg	2.3 mg	2.79 mg	228 mg	262 mg
成分	钠	铁	锌	镁	钾	铜	锰	硒	胆固醇	
含量	192.9 mg	0.9 mg	4.34 mg	42 mg	206 mg	2.84 mg	0.17 mg	75.9 μg	119 mg	

　　青蟹含有丰富的蛋白质及微量元素,能很好地滋补身体,其中,核黄素、硫胺素和虾青素等能有效清除人体内的自由基,抗氧化,增强机体免疫功能,有效预防血管硬化、高血压、心脑血管疾病。丰富的维生素 A 能促进机体生长,增强机体抵抗力,预防夜盲症。青蟹中硒含量极高,硒对预防多种疾病,尤其是对预防心脑血管疾病、癌症有重要的作用,还能保护机体不受有毒污染物的侵害。

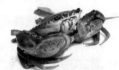

　　青蟹肉质鲜美,营养丰富,可食部高达 70%,有滋补强身之效。雌蟹又被南方人称为膏蟹,有"海上人参"之称,蟹肉鲜美,肉质肥嫩,外形美观,多蒸制食用。蟹肉可加工成蟹肉干、冷冻蟹肉及蟹肉罐头。

　　(三)中华绒螯蟹

　　中华绒螯蟹又称河蟹、毛蟹、大闸蟹,是我国一种重要的水产经济动物,分布较广。近年来,随着蟹苗的人工培育和流放增殖,已遍布全国,品质以长江下游阳澄湖的大闸蟹和河北的胜芳蟹最为出名。

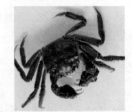

　　中华绒螯蟹营养丰富,其蛋白质、脂肪、碳水化合物、维生素 E 含量极高,维生素 A 和核黄素含量也较高。中华绒螯蟹营养素含量见表 3-10-3。

食蟹禁忌

表 3-10-3　每 100 g 中华绒螯蟹可食部中的营养素含量

成分	蛋白质	脂肪	碳水化合物	维生素 A	硫胺素	核黄素	烟酸	维生素 E	钙	磷
含量	17.5 g	2.6 g	2.3 g	389 μg	0.06 mg	0.28 mg	1.7 mg	6.09 mg	126 mg	182 mg
成分	钠	铁	锌	镁	钾	铜	锰	硒	胆固醇	
含量	193.5 mg	2.9 mg	3.68 mg	23 mg	181 mg	2.97 mg	0.42 mg	56.72 μg	267 mg	

中华绒螯蟹风味独特，肉质细嫩，味美极鲜，营养丰富，深受广大消费者喜爱，烹制方法主要以蒸、煮、炖、炒为主，还可加工成椒盐炒蟹、葱油炒蟹、醉蟹、腌蟹等。中华绒螯蟹性寒，在煮制时可加入鲜生姜、紫苏叶，以解蟹毒，降其寒性。

二、常见贝类的营养价值及应用

（一）扇贝

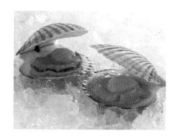

扇贝软体部分肥嫩鲜美，营养丰富，肉质制成干制品称为干贝，味道鲜美，是一种高蛋白质、低脂肪的营养保健食品。每 100 g 干贝中含蛋白质 67.3 g，是鸡蛋的 5 倍，牛肉的 3.5 倍；脂肪仅为 3 g，还含有丰富的碳水化合物、多种维生素和钙、磷、碘等矿物质。

扇贝多加工成冻制品、干制品、熏制品和其他调味制品。贝柱肉是十分受欢迎的高档水产食品，利用贝柱肉加工制成的半干食品在国外很受欢迎。

（二）牡蛎

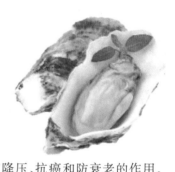

牡蛎又称蚝、海蛎子等，肉味鲜美，营养丰富。每 100 g 牡蛎干品中，含蛋白质 45～57 g、脂肪 7～11 g、碳水化合物 19～38 g，以及维生素 A、维生素 C、维生素 D、维生素 E、B 族维生素和铁、锰、铜等微量元素，含碘量比牛乳或蛋黄高 20 倍，为 9.39 mg/100 g，含锌量也极高，为 86.64 mg/100 g。

牡蛎肉可生食可熟食，还可制成蚝豉、罐头食品、冷冻制品和熏制品，用牡蛎的汤可以加工成蚝油。牡蛎中牛磺酸等微量元素含量高，可作为海洋功能产品的原料。牡蛎具有治虚弱、解丹毒、止渴的功效，还有降压、抗癌和防衰老的作用。

（三）贻贝

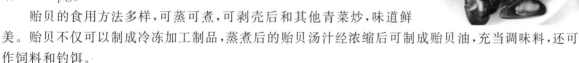

贻贝又称海虹，富含蛋白质等营养成分，肉味鲜美，是珍贵的海产食品。每 100 g 贻贝中，含蛋白质 11.4 g、脂肪 1.7 g、碳水化合物 4.7 g、维生素 A 73 μg、维生素 B_1 0.12 mg、维生素 B_2 0.22 mg、烟酸 1.8 mg、维生素 E 14.02 mg、钙 62 mg、铁 6.7 mg、锌 2.47 mg、磷 197 mg、硒 55.77 μg。

贻贝的食用方法多样，可蒸可煮，可剥壳后和其他青菜炒，味道鲜美。贻贝不仅可以制成冷冻加工制品，蒸煮后的贻贝汤汁经浓缩后可制成贻贝油，充当调味料，还可作饲料和钓饵。

（四）蚶

蚶肉含蛋白质、脂肪、碳水化合物、维生素 A、维生素 B_1、维生素 B_2、维生素 C、维生素 B_{12} 和烟酸，还含有精氨酸、甘氨酸、谷氨酸、赖氨酸和天冬氨酸等 15 种氨基酸，有补血、温中、健胃的功效。

蚶肉肉味鲜美，可鲜食，可酒渍，可制成干制品，贝壳可入药。

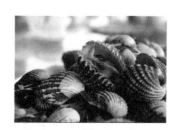

在线答题

Note

项目十一

乳类的营养

扫码看课件

项目描述

　　乳类是最接近完美的食品,它富含蛋白质、钙和各种维生素,含有几乎人体所需的全部营养素及具有保健功能的生物活性物质,营养价值非常高。随着国家的政策导向和广大消费者的认可,乳制品的种类日益增多。科学合理地食用乳类及乳制品是健康的保障,对人体的生长发育极为重要。

项目目标

　　1.能说出乳类的营养价值。
　　2.能说出乳类中各营养成分的特点。
　　3.能说出常见乳制品的营养价值。

任务一　乳类的营养价值及特点

 任务目标

　　1.能说出乳类的营养成分。
　　2.能说出乳类中蛋白质、脂肪、碳水化合物的特点。
　　3.能说出乳糖不耐受的原理。

 任务导入

　　小毅的妈妈发生了缺钙的症状,医生嘱咐她要补钙,小毅前来咨询营养老师,应该怎样补钙,老师告诉小毅说,每天给妈妈补充一袋牛奶,牛奶是需要补钙人士的首选。你知道是为什么吗?

 任务实施

一、乳类的化学成分

　　乳汁是由哺乳动物乳腺分泌出的白色或略带黄色的液体,含有丰富的营养成分,是哺乳动物哺育其幼仔的理想食物。根据其来源,将乳类分为人乳、牛乳、羊乳、马乳、牦牛乳等。人类食用的乳类食品多以牛乳为原料制成。

乳类几乎含有人体需要的所有营养素,除维生素 C 含量较低外,其他营养素含量都比较丰富。乳类的化学成分主要有水、蛋白质、脂肪、乳糖、矿物质、维生素和酶类等,其中水分含量高达 90%。正常牛乳中的各种化学成分组成大体上是稳定的,其中乳糖和矿物质的含量较为稳定,其他成分含量则根据乳牛品种、哺乳期、饲料和各种环境因素的变化而变化。牛乳的主要成分如下。

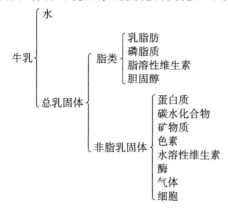

二、乳类的营养成分及特点

(一)乳脂肪

乳脂肪是乳类的重要组成部分之一。天然牛乳中脂肪含量为 2.8%~4.0%,水牛乳中脂肪含量在各种乳类中最高,为 9.5%~12%。乳脂肪中甘油三酯含量为 98%~99%,其余多为磷脂、甾醇、游离脂肪酸等。

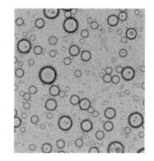

乳脂肪以细微的脂肪球形式分散于牛乳中,每毫升牛乳含脂肪球 20 亿~40 亿个,平均直径为 3 μm。羊乳中脂肪球大小仅为牛乳的 1/3,且大小均一,易消化吸收。

乳脂肪为短链和中链脂肪酸,熔点为 34.5 ℃,脂肪球颗粒小,呈高度乳化状态,极易消化吸收。乳脂肪作为脂溶性维生素的载体,还含有各种挥发性成分,如烷酸、烯酸、酮酸等,对乳类的风味和口感起着重要作用。

(二)蛋白质

牛乳中的蛋白质含量比较恒定,为 2.8%~3.8%,羊乳中的蛋白质含量为 3.5%~5.6%,人乳中蛋白质含量为 1.3%。牛乳中蛋白质主要由酪蛋白和乳清蛋白组成,其中酪蛋白含量最高,为 80%~83%,其次是乳清蛋白,为 17%~20%。

牛乳蛋白质含有人体所需要的各种氨基酸,是优质蛋白质,生物价为 85,容易被人体消化吸收,且能与谷类蛋白质发生营养互补作用。

(三)碳水化合物

乳类中碳水化合物几乎全为乳糖,是哺乳动物乳汁中特有的。乳糖是双糖,牛乳中含量为 4.6%~4.7%,马乳含量最高,约为 7.6%,人乳含量为 6%~8%。乳的甜味主要由乳糖引起,其甜度约为蔗糖的 1/6。

乳糖能够调节胃酸,促进肠胃蠕动和消化腺分泌,帮助肠中乳酸菌繁殖,抑制腐败菌的生长,有利于大肠菌群维持健康状态,还能促进钙、铁、锌的吸收,促进肠内细菌合成 B 族维生素,有助于婴幼儿消化吸收,补充必需营养素。

1 分子乳糖在小肠中被乳糖酶分解为 1 分子的葡萄糖和 1 分子的半乳糖。刚出生的婴儿消化道内含有较多的乳糖酶,帮助他们分解乳汁中的乳糖,获取生长所需的能量和营养物质。随着年龄的增长,乳类食品使用量减少,人体内的乳糖酶数量减少,活性降低。当摄入乳类及乳制品时,乳糖酶不足以将乳糖分解为葡萄糖和半乳糖供人体吸收利用,乳糖会直接进入大肠,在细菌的作用下,发酵产生乳酸和二氧化碳,刺激大肠蠕动,引起腹胀,产生腹泻。这种现象多发生在成年人身上,称为乳糖不耐受。为避免乳糖不耐受,可在乳制品加工中利用乳糖酶,将乳糖分解为葡萄糖和半乳糖,或是利用乳酸菌将乳糖转换成乳酸,不仅提高了乳糖的消化吸收率,还能改善乳制品口感。

（四）维生素

乳类中含有人体所需的各种维生素,包括维生素 A、维生素 D、维生素 E、维生素 K、各种 B 族维生素和微量的维生素 C,其含量差异较大。人乳和羊乳中的维生素 A 含量均高于牛乳,但人乳和牛乳中的维生素 D 的含量均很低,作为婴幼儿食品时需给予强化。牛乳中维生素 E 含量仅为0.6 mg/L,远低于人乳。人乳中维生素 K 含量不高,低于牛乳,单纯母乳喂养的婴幼儿容易缺乏维生素 K。

牛乳是 B 族维生素的良好来源,能够为人体提供丰富的核黄素、维生素 B_6、维生素 B_{12} 和泛酸。虽然牛乳中的烟酸含量不高,但由于牛乳蛋白质中色氨酸含量较高,可以帮助人体合成烟酸。

牛乳中的维生素含量随着季节、饲养条件和加工方式的变化而变化。放牧期的乳牛,乳中维生素 A、维生素 C、维生素 D 和胡萝卜素含量较高。而维生素 D 的含量与乳牛光照时间有关。牛乳中 B 族维生素含量受外界影响较小,因为它们主要是由牛胃中的微生物产生。但也有例外,如叶酸含量受季节影响,维生素 B_{12} 受饲料中钴含量的影响。

（五）矿物质

相关知识

牛乳中矿物质含量为 $0.7\%\sim0.75\%$,主要包括钠、钾、钙、镁、氯、磷、硫、铜、铁等多种人体必需的矿物质,且容易被人体吸收。羊乳中矿物质含量高于牛乳,为 0.85%。

牛乳中的钙 80%以酪蛋白酸钙复合物形式存在,其他矿物质也是以与蛋白质结合、吸附在脂肪球膜上或与有机酸结合形成盐类的形式存在。牛乳中钙、磷含量丰富,钙含量是人乳的 3 倍,磷含量是人乳的 6 倍,比例适宜,且含有乳糖、维生素 D 等促进吸收因子,吸收利用效率高,有利于人体骨骼、牙齿的形成。因此,牛乳是钙的最好的膳食来源。但牛乳中铁、锌、铜含量较低,为保证婴幼儿正常的生长发育,需从其他食物中补充强化。

牛乳中矿物质含量受乳牛品质、饲料、泌乳期等因素的影响,初乳中矿物质含量最高,常乳中含量略有下降。

（六）其他营养物质

乳类中含有大量的生理活性物质,主要包括乳铁蛋白、免疫球蛋白、亚油酸、激素、生长因子及生物活性肽等。

在线答题

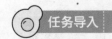 **任务二** **常见乳类及乳制品的营养价值及应用**

任务目标

1. 了解牛乳的营养价值。
2. 了解羊乳的营养价值及特点。
3. 了解常见乳制品的营养特点。

任务导入

小明妈妈听说给孩子喝奶对身体好,就经常去超市选购乳制品。可小明特别喜欢喝"营养快线"

"爽歪歪"等饮品,妈妈就去咨询了营养师,这种饮品到底是不是奶？与牛乳有什么区别？答案是:含乳饮料营养价值不等于牛乳。

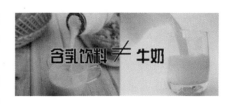

含乳饮料是指以鲜乳或乳制品为原料,经发酵或未经发酵加工制成的制品。其本质是饮料。牛乳只是配料之一,不可将含乳饮料与牛乳相比。

含乳饮料的乳含量相比酸奶大打折扣,营养成分也大幅缩水。含乳饮料的钙含量通常只有真正酸奶的一半甚至四分之一都不到;蛋白质含量也很低,哪怕有额外添加的大量乳酸菌提供蛋白质,通常也只能达到真正的酸奶的1/3。

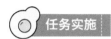 任务实施

一、常见乳类的营养价值及应用

(一)牛乳

牛乳中最主要的成分是蛋白质,它含有人体必需的全部氨基酸。值得注意的是牛乳中的免疫球蛋白是新生儿被动免疫的来源。牛乳中的脂肪称为乳脂肪,乳脂肪是高度乳化的脂肪,有利于消化。牛乳中的矿物质很丰富,是钙、磷、镁的丰富来源。

牛乳中的碳水化合物大部分为乳糖,含少量葡萄糖、半乳糖及其他碳水化合物。乳糖对肠道中乳酸菌生长有利,乳酸菌产生乳酸使肠道 pH 值下降,抑制腐败菌的生长,有利于钙和磷在小肠的吸收及肠道微生物合成 B 族维生素。

牛乳为维生素 B_2 的重要来源之一,同时还含有维生素 A、维生素 B_1、维生素 B_6 等及少量的烟酸。牛乳中含色氨酸,在人体内可小量转成烟酸。牛乳中含有两种催眠物质:一种是能促进睡眠血清素合成的原料 L-色氨酸,另一种是具有麻醉作用的天然吗啡类物质。牛乳有稳定血压的作用,对患高血压的人有益。

多喝全脂牛乳有助于预防癌症。牛乳脂肪中含有少量特种脂肪酸,可在预防血癌、乳癌、大肠癌、卵巢癌及前列腺癌方面发挥作用。

牛乳被誉为"最接近理想的食品",含有人体生长和维持健康所需的全部营养素,除了可直接饮用外,还能加工成其他乳制品,如酸奶、奶粉、炼乳、黄油、乳酪等。

(二)羊乳

羊乳分为山羊乳和绵羊乳,羊乳干物质中蛋白质、脂肪、矿物质含量均高于人乳和牛乳,乳糖低于人乳和牛乳。山羊乳的蛋白质成分与牛乳差异较大,适合对牛乳中某些蛋白质有过敏反应的人群饮用。羊乳中脂肪球大小仅为牛乳的1/3,因此,羊乳进入肠胃后,与消化液接触面积大,易消化吸收。每100 g 羊乳中含有蛋白质 3.8 mg、钙 140 mg、铁 41 mg,10 种主要维生素总含量为 780 μg。除此之外,羊乳中的表皮生长因子(EGF)有助于皮肤中弹性蛋白质形成,保持皮肤美白健康。丰富的超氧化物歧化酶有着养颜、抗衰老的作用。

(三)人乳

人乳中蛋白质主要由酪蛋白和乳清蛋白组成,总量较少,约为牛乳的1/3,酪蛋白的含量仅为牛乳的1/6,但却在胃中能与胃酸作用形成柔软或絮状的凝块,比牛乳更易于消化。人乳中乳糖含量高而稳定,不因乳母膳食或血糖的变化而发生明显变化。人乳的脂肪总量略高于牛乳,且脂肪球小,比牛乳有较高的吸收率。人乳中维生素 C 含量高于牛乳,但是维生素 B_1、维生素 B_2、维生素 B_3 的含量不及牛乳。

二、常见乳制品的营养价值及应用

（一）酸奶

酸奶是对鲜奶进行消毒后，接种特定乳酸菌，经不同工艺发酵制成的乳制品。其营养成分特点如下。

（1）牛乳中的乳糖变成乳酸，不会使乳糖不耐受患者产生胃肠不适。

（2）乳酸能刺激肠胃蠕动，激活胃蛋白酶，增强消化功能，增加人体对钙、磷、铁的吸收率。

（3）部分蛋白质分解为游离的氨基酸和肽，更易消化吸收。

（4）脂肪不同程度水解，形成独特的风味，更易被人体消化利用。

（5）维生素 B_{12}、叶酸与胆碱含量增加。

（6）酸度增加，有利于维生素的保护。

（7）乳酸菌进入肠道可抑制腐败菌的生长，调整肠道菌群，防止腐败胺类产生，维护人体健康。

（8）乳酸菌能降低血清胆固醇水平，预防由冠状动脉引起的心脏病。

（二）奶粉

奶粉是鲜乳经过消毒后，先浓缩，去除 $70\%\sim80\%$ 的水分，再经过喷雾干燥、真空干燥或冷冻干燥等办法脱水后制得的粉状食品。在经过杀菌、浓缩和干燥处理后，与鲜乳相比，乳粉的营养成分有较大改变，如维生素 C 会损失 20%，维生素 B_1、维生素 B_6 会有 $10\%\sim30\%$ 的损失，而蛋白质、矿物质、脂肪等营养成分基本保持不变，蛋白质的消化性有所改善。奶粉含水量低于 5%，易于运输和保存，冲调快速，食用方便。

根据食用目的不同，奶粉可制成全脂奶粉、脱脂奶粉、调制奶粉等。

❶ 全脂奶粉 全脂奶粉是将鲜乳浓缩除去 $70\%\sim80\%$ 水分后，经喷雾干燥或热滚筒干燥法脱水后制成的。喷雾干燥法所制奶粉颗粒小，溶解度高，无异味，营养成分损失少，营养价值较高。热滚筒干燥法生产的奶粉颗粒大小不均，溶解度小，营养素损失较多。

❷ 脱脂奶粉 脱脂奶粉是将鲜乳离心处理脱去脂肪，再经上述方法制成的奶粉。此种奶粉脂肪含量仅为 1.3%，脱脂过程使脂溶性维生素损失较多，其他营养成分变化不大。脱脂奶粉一般供腹泻婴儿及需要低脂膳食的患者食用。

❸ 调制奶粉 调制奶粉是以牛乳为基础，按照人乳组成的模式和特点，加以调制而成的奶粉，可使各种营养成分的含量、种类、比例接近人乳，使其更适合婴儿的生理特点和需要。调制乳粉主要减少了乳粉中酪蛋白、甘油三酯、钙、磷、钠的含量，添加了乳清蛋白、亚油酸和乳糖，以适当比例强化维生素 A、维生素 D、维生素 B_1、维生素 B_2、维生素 C、叶酸、铁、铜、锌、锰等营养素。

（三）乳酪

乳酪是在牛乳中加入乳酸菌发酵剂或凝乳酶，经过发酵、凝乳，使蛋白质发生凝固，并加盐，压榨排除乳清之后的产品，是高蛋白质、高脂肪、高矿物质的食品。

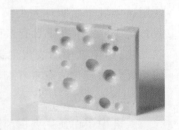

经过发酵，部分蛋白质被分解成氨基酸和肽类，脂肪也被部分分解，不仅产生乳酪特有的风味，还利于人体消化吸收。乳酪中的蛋白质大部分为酪蛋白，经凝乳酶或酸作用而形成凝块。但也有一部分白蛋白和球蛋白被机械地包含于凝块之中。乳酪制作过程中大部分乳糖随乳清流失，少量乳糖发酵产生乳酸，对抑制杂菌的繁殖有重要意义。乳酪中含有原料乳中的各种维生素，其中脂溶性维生素大多保留在蛋白质凝块中，而水溶性维生素部分损失，原料乳中微量的维生素 C 几乎全部损失。乳酪的外皮部分 B 族维生素含量高于中心部分。

（四）炼乳

炼乳是牛乳在消毒和均质后，在低温真空条件下浓缩，除去约 2/3 的水分，再经灭菌而制成的产品。按是否加糖分为淡炼乳和甜炼乳。炼乳的蛋白质含量为 4%～6%，脂肪不低于 7.5%，因加热处理，维生素 A、维生素 B_1、维生素 B_2 等营养含量有所降低，而蛋白质、脂肪和各种矿物质得到浓缩。

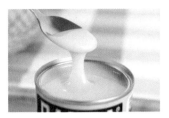

1 淡炼乳　鲜乳在低温真空条件下浓缩，除去约 2/3 的水分，再经均质、灭菌而成的产品，称淡炼乳。其蛋白质含量不低于 6.0%，脂肪含量不低于 7.5%，除维生素 B_1 受到损失，其他营养价值与鲜奶几乎相同。均质处理能使脂肪球更好地与蛋白质结合，食用后，在胃酸和凝乳酶的作用下，形成柔软的凝块，便于消化吸收，适合婴儿和对鲜乳过敏者食用。

2 甜炼乳　鲜乳经巴氏灭菌和均质后，加入约 15% 的蔗糖，按上述工艺制成的产品称甜炼乳。其蛋白质含量不低于 6.8%，脂肪含量不低于 8.0%，含糖高达 45%。利用蔗糖渗透压作用能抑制微生物的生长繁殖，延长产品保质期。但因糖分过高，食用前需经大量水冲淡，营养成分相对下降，不宜供婴儿食用。

（五）奶油

将牛乳中的脂肪分离出来的产品称为奶油，分为稀奶油和黄油。

1 稀奶油　将牛乳用油脂分离器或静置等方法分离出含脂肪成分较多的部分，即为稀奶油。稀奶油多为乳白色浓稠液体，脂肪含量为 10%～80%，其余部分为水和少量乳糖、蛋白质、维生素、矿物质与色素等。

植物奶油

2 黄油　稀奶油经发酵（或不发酵）、搅拌、凝集、压制制成的淡黄色半固体状的产品称为黄油，也称白脱，其脂肪含量为 80%～82%，水含量为 15%～18%，还有 2%～5% 的非脂乳固体。黄油中以饱和脂肪酸为主，并含有一定的胆固醇，具有丰富的维生素 A、维生素 D 和少量的矿物质，但水溶性营养成分如 B 族维生素绝大部分在脂肪分离过程中被除去，含量较低。

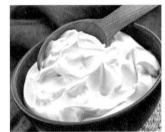

奶油可以制作冰激凌、装饰蛋糕，可烹饪浓汤以及冲泡咖啡和茶等。

在线答题

模块四

烹饪中营养素的保护

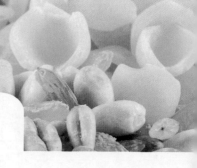

烹饪中营养素的保护

扫码看课件

项目描述

　　烹饪过程除了要满足对菜肴色、香、味、形、器的需求，还要满足对食材营养保护的需求。本项目主要通过对烹饪中营养素损失途径的学习，理解造成损失的原因和了解烹饪过程对食材中营养素的影响，从而找到烹饪中营养素保护的措施，增强烹饪方法改良和规范操作的意识。

项目目标

　　1.掌握烹饪中营养素损失的途径；理解烹饪中造成营养素损失的原因。
　　2.了解烹饪过程对食材中营养素的影响。
　　3.掌握主食加工和副食加工过程中的营养保护措施。
　　4.增强烹饪方法改良和规范操作的意识。

任务一　烹饪中营养素的损失途径

 任务目标

　　1.掌握烹饪中营养素的损失途径。
　　2.理解烹饪中造成营养素损失的原因。
　　3.增强烹饪方法改良和规范操作的意识。

 任务导入

烹饪加工会对食物营养造成损失吗？

　　烹饪加工对食物的营养损失是必然的，"凡加工必有损失"。比如说食材的初步挑拣、去皮、加热烹煮等，每一个环节都会造成不同程度的营养素损失。但是我们也不可能因为这些营养素的损失就不进行食材的初步挑拣、去皮、加热烹煮等，因为这些都是烹调的必备环节，也是保证我们饮食安全的措施之一。

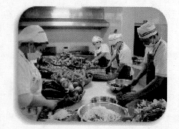

　　党的二十大明确提出了要具备创造精神、勤俭节约精神，我们只要很好地认识造成烹饪过程中营养素损失的原理，就能很好地进行保护。带着这些期望我们一同走进今天的课堂吧！

任务实施

食物中的营养素会随着烹饪加工而不断损失。学习烹饪中营养素的损失途径对更好地进行营养素保护非常重要。

根据烹饪过程中引起食物营养素损失的原因和造成损失的结果不同,其损失途径一般可分为流失和破坏两种。主要因烹制加工方法不当而有一定流失和破坏。

一、流失

食物中营养素的流失,通常由某些物理因素引发,如日晒、空气流动、渗透压改变、细胞破裂等,营养素流失后没有发生化学变化,收集后还可以重新利用。通常营养素流失的途径如下。

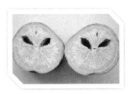

❶ **蒸发** 食物在日晒、空气流动等物理因素影响下,主要会造成水分的蒸发,从而引起食物新鲜度的下降和口感的变化。如萝卜在存放过程中,水分蒸发,新鲜度下降,口感发"糠",但有时为了特定口感,烹饪中也会利用这种蒸发制作特定的食物,如萝卜干。

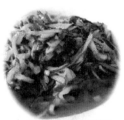

相关知识

❷ **渗出** 因为烹饪过程中会加入调味料,尤其是加入盐,会引起食物内外渗透压发生变化;刀工切配会引起细胞破裂。这些因素都会导致水分和溶于水的部分营养素渗出,渗出液被收集后,在保证食品安全的前提下,可以再次利用,如用来和面。

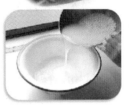

❸ **溶解** 食物在洗涤、浸泡和烹制过程中,部分营养素会溶解出来。如淘米、过水面、蔬菜炒制,都会发生营养素溶解在水中、汤汁中或烹调油中的现象,经过收集或烹调方法的改良,这些溶解的营养素还可以再次利用。

二、破坏

食物中营养素的破坏,通常由某些物理、化学或生物因素引发,如高温炸制、加碱、微生物污染等,食物中的营养素化学结构、性质发生改变,失去了营养价值,甚至转变成对人体有害的物质,不可再利用。通常营养素破坏的途径如下。

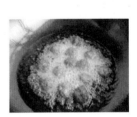

❶ **高温烹调** 如高温炸制,不耐热的营养素如维生素 C 及 B 族维生素易被破坏而损失,而且脂肪、蛋白质、碳水化合物等物质在较高油温下会发生一些不良变化,甚至产生对人体致癌的物质,降低了食物的营养价值。

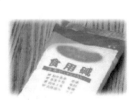

❷ **加碱** 在传统烹调过程中,有时候会用到食用碱,如煮粥、焯水、发酵等。加碱可使食物中的 B 族维生素和维生素 C 受到破坏,加得越多,破坏越严重。

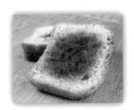

❸ **微生物污染** 烹调过程中因为不规范操作,会导致食物的微生物污染,不仅会引起食物中营养素的分解,而且还会产生有害于人体的代谢产物,破坏了食物的营养价值。如食品的霉变、发黏、发臭等。

在线答题

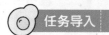

任务二 主食加工中的营养保护措施

任务目标

1. 掌握面类主食加工中的营养保护措施。
2. 掌握稻米类主食加工中的营养保护措施。
3. 增强烹饪方法改良和规范操作的意识。

任务导入

学会营养保护，更好节约粮食

当热气腾腾的米饭、香喷喷的烙饼端上饭桌的那一刻，您可知道，饭、饼中有多少营养素已丢失？而且，这些营养素的损失都是因为在烹调中采用不恰当的加工方法、烹调手段造成的。

中国人的传统主食是谷类食物，包括米、面、杂粮等。这类食物可提供碳水化合物、蛋白质、膳食纤维及 B 族维生素。不过，在对这些食物原料进行选择、加工、加热、制作等过程中，上述营养素都会有不同程度的流失。如何能减少这些营养素的流失，还自己一份不打折扣的营养餐呢？

那就一起来学习如何在主食加工中进行营养素的保护吧。

任务实施

主食，对副食而言，即主要的食物，如常吃的米饭、馒头等谷类食物，一些地方也将土豆、甘薯等薯类作为主食的一部分。主食是人类膳食结构中不可缺少的重要组成部分，从其营养贡献来说，主食，尤其是碳水化合物中的淀粉，为人类提供了主要的能量来源和绝大多数的营养素。我国的谷类品种多样，资源丰富，加工方法更是多种多样，极富地方和民族特色，许多主食品类已经成为当地的名小吃，甚至是地方的代言美食，如云南过桥米线、天津狗不理包子、陕西凉皮、新疆的馕、山西刀削面、四川酸辣粉、西藏青稞糌粑、扬州炒饭、河南烩面、江苏黄桥烧饼等，纷繁多样，数不胜数。

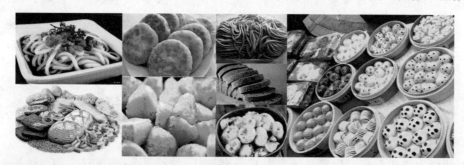

主食加工基本上都要经过高温，如最常见的焖米饭、蒸馒头、煮面条等，加工前还要经过淘洗、发酵等环节，如果不注意烹饪过程中的营养保护，许多微量营养素都会有不同程度的损失，甚至损失殆尽。

一、面类主食加工中的营养保护

面类食品如馒头、烙饼、油饼、油条、面条、面包等，一般在制作过程中，蛋白质、脂肪、碳水化合物、矿物质的损失较少，但 B 族维生素随加工方法不同而有不同程度的损失。蒸、烙、煮等方法对维生素破坏较少；面食加碱或高温油炸会严重破坏维生素；煮面条时可有 2％～5％的蛋白质及部分 B

族维生素流失到汤中。

1 提倡使用酵母替代"面肥"发酵面团 我们吃的面粉中，含有多种水溶性维生素，这些水溶性维生素除了易溶于水的特点外，就是容易被碱破坏，加碱可造成 $30\%\sim50\%$ 的维生素 B_1 的破坏，其他部分维生素也可遭到不同程度的破坏。所以为了保护维生素免遭破坏，提倡使用酵母替代"面肥"发酵面团。

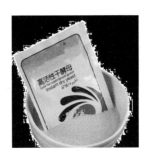

另外，使用酵母替代"面肥"发酵面团时，在酵母菌生长过程中还会产生多种 B 族维生素，同时破坏面粉中的植酸盐，有利于铁等微量元素的吸收。

2 煮面条时不要丢弃面汤 面条下锅之后，我们会发现面汤逐渐浓厚起来，其实就是因为面条本身的部分营养物质转移到了汤中，所以为了更好地利用食物带给我们的营养物质，不浪费、流失，我们尽量不把面汤丢弃掉，可以喝掉或是加工其他食物时巧妙利用。

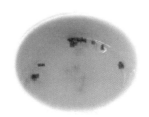

3 避免高温油炸 以炸油条为例，因为要加碱和高温油炸，维生素 B_2 和维生素 C 损失约 50%，维生素 B_1 几乎损失殆尽，而且油炸过程中还会生成有害于人体的其他物质。

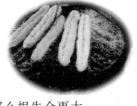

二、稻米类主食加工中的营养保护

以大米为例，在制作过程中，由于淘洗、加热、加碱，可损失部分水溶性维生素、蛋白质和矿物质，如果淘洗次数多、浸泡时间长、加碱量大、水温高，那么损失会更大。

1 吃新米，少淘洗，不搓洗 新米，色泽白皙，米香清新，米粒外层的糊粉层和胚芽中，含有丰富的维生素和矿物质。而陈米存放时间超过 1 年，一般颜色黯淡发黄，这种米可能含有黄曲霉毒素，而黄曲霉毒素有很高的致癌性。所以购买时最好选择大型超市或粮油专卖店等正规销售点，其标识完整，可以看到生产日期并加以鉴别。但大米在烹调之前一般均需淘洗，并挑去沙石。在这个过程中，部分营养素就会丢失，特别是水溶性维生素。有实验证实，米被淘洗 2 次，维生素损失 40%、矿物质损失 15%、蛋白质损失 10%。由此看来，米淘洗次数越多，营养素损失就越大。所以，应尽量减少淘米次数，一般不宜超过 3 次。淘米时不要用流动水冲洗或开水烫洗，更不可用力搓洗。

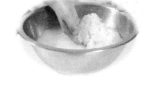

相关知识

2 少吃捞米饭 捞米饭就是将米煮至变软、发胀时捞出，再放入笼屉内蒸熟。因为捞米饭吃起来很香，所以不少家庭都有吃捞米饭的习惯。殊不知，这种做法导致很多营养素都随着丢弃的米汤而流失了，是一种很不合理的制作方法。那是不是说捞米饭就完全不能吃呢？其实也不尽然，只要将米汤利用起来，捞米饭偶尔还是可以吃的。

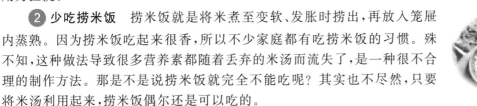

3 慎用碱 有人为了把大米粥熬得又香又黏，常常在粥锅里加碱。这样做虽能让粥的口感好，但却导致米中大部分维生素被破坏。因此，这一做法不值得提倡。但在烹饪玉米类主食，如做玉米粥、蒸窝窝头、贴玉米饼时，可在玉米面中加点小苏打（碳酸氢钠）。这样，不但色、香、味俱佳，而且玉米中含有的营养素容易被人体吸收、利用。因此，必须牢记一个原则：以玉米为主食时，可以适当加碱；以大米等为主食时，不可加碱。

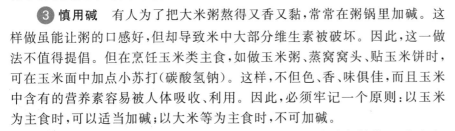

在主食加工中除以上保护措施外，我们还要注重多种食材搭配，如粗细搭配、荤素搭配等。通过膳食多样化手段，包括食材多样化和加工方法多样化，来弥补加工过程中营养素的损失是十分有效的办法。

在线答题

任务三 副食加工中的营养保护措施

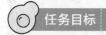

任务目标

1.掌握蔬菜加工中的营养保护措施。
2.掌握动物性食物加工中的营养保护措施。
3.增强烹饪方法改良和规范操作的意识。

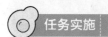

任务导入

做菜前必不可少的一道工序就是清洗蔬菜,有人喜欢先洗后切,有人则喜欢先切后洗,有的人认为怎样都行。但是,虽然看着是非常简单的顺序问题,实际上会直接影响蔬菜的营养。

任务实施

副食加工一般要经过洗涤、切配、焯水、过油、烹制等过程,在这些过程中,蔬菜及鱼、肉、蛋等动物性食物中的营养成分往往会因为加工不当而造成不同程度的损失。尤其是蔬菜,其中的维生素、矿物质等微量营养素损失更为严重。

一、蔬菜在加工中的营养保护

（一）切洗得当

❶ **先洗后切,切后不泡**　烹调原料都应先洗净然后再改刀,改刀后不再洗,更不能用水泡,以减少水溶性营养素的损失。如用白菜做凉拌白菜,切丝后用凉水浸泡,维生素C的损失率高达50%。

❷ **改刀不宜过碎**　维生素氧化的损失与原料切后的表面积有直接关系,表面积越大,则越易使维生素与空气中的氧接触,氧化机会大大增加,损失就越严重。因此食品原料不宜切得过碎,应在烹调允许的范围内尽量使其形状大一些。

❸ **现烹现切**　蔬菜原料的切配应在临近烹调之前进行,不可过早。切配的数量要估计准确,不可一次切配过多,因为这些原料不能及时烹调,不仅使菜肴的色、香、味等受到影响,而且会增大营养素在储存时的氧化损失。

（二）正确焯水

为了除去某些原料的异味,增进色、香、味、形,或调整原料的烹调时间等,要用沸水进行焯水处理,焯水应注意以下几个方面。

❶ **火旺水沸,短时速成**　为防止水温降得过快,原料应分次下锅,这样水温很快就可升高沸腾,蔬菜在沸水中焯透立即捞出,这样不但能使蔬菜色泽鲜艳,同时可减少营养素的损失。

❷ **立即冷却,不挤汁水**　经水焯的蔬菜捞出后,温度仍很高,对其中叶绿素、维生素的保护很不利,所以应立即用冷水冲凉。经水焯的蔬菜最好不要挤汁,否则会使水溶性营养素大量损失。

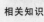

相关知识

③ 焯水后改刀　蔬菜应焯水后再改刀,这样可避免蔬菜中的水溶性物质在焯水中溶解而流失。正确焯水不仅可直接减少营养素的损失,而且还可去除菠菜、苋菜、冬笋等蔬菜中的部分草酸,进而提高一些矿物质的利用率。

(三)正确烹制

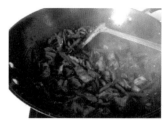

烹调蔬菜,要尽量旺火热油、快速翻炒,这样能缩短菜肴的成熟时间,使蔬菜中的营养素损失率大大降低。大火急炒的烹调方法由于其加热时间短,原料内汁液溢出较少,因而水溶性营养物质损失少;另外,还可使蔬菜色泽鲜艳,质地脆嫩,改善菜肴的感官质量。

(四)适时加盐

烹炒蔬菜类食品,不要过早加盐。这是因为,盐可以在原料表面形成较高的渗透压,使蔬菜内部的水分迅速向外渗透。蔬菜大量失水,不仅形态干瘪、质地变软,而且水溶性营养素随水分溢出,会增加氧化作用和流失的损失量。

(五)禁止用碱

由于大多数维生素在碱性环境中损失较多,所以在一般的烹调方法中要禁止用碱。如为使蔬菜更加翠绿,在焯水中加碱;也有在制作绿色鱼丸或绿色鸡片时,为使色泽鲜艳,在青菜汁中加碱,这些做法都会增加维生素的损失。

二、动物性食物在加工中的营养保护

① 烹调方法　动物性食品烹调的方法很多,如烹、炸、烧、炒、焖和煮等,在限定的烹调温度中对蛋白质、脂肪和矿物质的损失甚微,但对维生素有一定破坏,其主要原因是由于高温的作用。若制作过程中上糊勾芡,就可减少维生素的损失。

② 挂糊上浆　这是制作动物性菜肴不可缺少的工序。在食物表面上薄层粉芡,一般以蛋清和淀粉为原料,主要目的是保护维生素、水分,并使蛋白质在高温作用下不过于凝固和分解。在高温作用下可使挂糊的食物表面形成一层外膜,使食物不直接与热油接触,食物中水分、营养物质和味觉物质得以保护,可保持菜肴的鲜嫩,易于消化淀粉

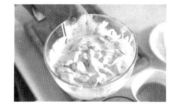

和某些动物性原料中含有的谷胱甘肽,在热的作用下放出硫氢基(—SH),具有保护维生素的作用。

③ 油温　油温是菜肴烹制的关键,油温的高低对肉菜营养素影响很大。根据科学实验证明,油温在150～200 ℃时炸或炒的食品营养素保存率较高,如用此油温炒肉丝,硫胺素保存90.6%、核黄素保存100%;炸里脊硫胺素保存86%、核黄素保存95%。据观察油温达350～360 ℃之间时,脂肪的聚合反应和分解作用加强,产生对人体有害的低级酮和醛类,使脂肪口感变劣。过高油温还可增加维生素的损失率,还可使肉中蛋白质焦化,而焦化的蛋白质中色氨酸产生的衍生物具有强烈的致癌作用。

在线答题

任务四　各种烹调方法对营养素的影响

任务目标

1.了解不同烹调方法对营养素的影响。

2.学会选择恰当的烹调方法。

3.树立科学烹饪、科学饮食的意识。

任务导入

烹饪文化是构成具有独特魅力中国传统文化的重要组成部分。据不完全统计,中国人在中国本土以外开的餐馆达到 38 万家,中国菜被誉为"天下不散的筵席"。中国人喜欢吃熟菜,而西方人喜欢生吃生菜,如果从营养学的角度来看,怎样吃更科学? 哪一种烹调方法更有利于保护营养素呢?

任务实施

各种烹调方法对食物的营养素会产生不同程度的影响。

1 煮 对碳水化合物及蛋白质起部分水解作用,对脂肪没有显著影响,但水煮往往会使水溶性维生素及矿物质溶于水中,一般青菜与水同煮 20 分钟会有 30% 的维生素 C 被破坏,另外有 30% 溶解于汤内;煮的时候加一点碱则 B 族维生素、维生素 C 全部会被破坏。

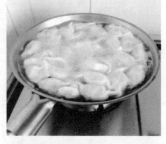

2 蒸 由于笼屉内的水蒸气压力较大,温度较高,一般可比沸水高出 2～5 ℃。水蒸气的渗透力较强,所以原料质地变化快,易成熟,部分蛋白质、碳水化合物被水解,利于吸收。除部分不耐热的维生素损失较大外,其他成分如水、矿物质、蛋白质的水解物等不易流失,可以保持原汁原味。

3 炖 炖可使水溶性维生素和矿物质溶于汤内,维生素仅被部分破坏。肌肉蛋白质部分分解,其中的肌凝蛋白、肌肽以及部分被分解的氨基酸等溶于汤中而呈鲜味。结缔组织受热遭破坏,其部分分解成白明胶溶于汤中而使汤汁有黏性。烧和煨这两种烹调方法和炖相似。

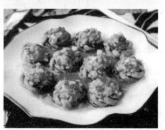

4 炒 炒法有多种,如滑炒、生炒、干炒(干煸)等。滑炒的原料大多是较细小的丝、片等,又事先滑过油,主料已熟或接近熟,因此,炒的过程很短,原料营养素的损失很少。生炒时如果原料先上浆,再以旺火热油急炒,那么营养素的破坏也较小。干炒法由于要将原料水分煸干,因此对营养素的破坏较大,除维生素外,蛋白质因受干热而严重变性,会影响消化从而降低吸收率。

5 炸 炸法多种多样,如清炸、酥炸、软炸等。炸时一般油温较高,油量较多,因此对原料所含营养素都有不同程度的损失破坏。特别是高温焦炸,会使原料水分基本蒸发完,蛋白质、脂肪严重变性分解,易产生不良气味和有害物质,维生素被破坏殆尽,营养价值和消化率都大大降低。烹调中多采用各种挂糊、拍粉的炸法,如各种淀粉糊、蛋糊、脆浆、拍面包粉炸等,可使原料外表有一个保护层。同时,在保证菜肴特色的前提下,要注意尽量避免油温过高、油炸时间过长。

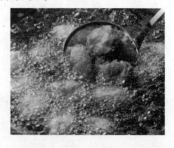

6 烤 烤一般分两种:一种是明火,一种是暗火。明火就是直接烤原料,如烤鸭、烤肉、烤烧饼等;暗火就是火从火墙中穿过,不直接烤原料,此法又叫烘。烤可使维生素 A、B 族维生素、维生素 C 受到相当大的损失,也可使脂肪受损失。另外直接火烤,还含有致癌物质苯并芘。烤的时间与苯并芘的含量成正比,3 小时以下的烘烤影响很小。

7 焖 营养素损失的多少与焖的时间长短有关,时间长,则 B 族维生素和维生素 C 的损失大;反之,则损失小。食物经焖煮后消化率有所增加。

8 卤 食物中的维生素和矿物质部分溶于卤汁中,部分遭受损失,水溶性蛋白质也溶解到卤汁

相关知识

中,脂肪也减少一部分。

⑨ 熘　一般先炸后熘的烹调方法中有"逢熘必炸"的说法。因食品原料外面裹上一层糊,在油炸时因糊受热而变成焦脆的外壳,从而保护了营养素少受损失。

⑩ 爆　这种方法动作快,以旺火热油烹调,一般是原料先经鸡蛋清或湿淀粉上浆拌匀,下油锅成熟,然后沥去油再加配料快速翻炒。原料的营养成分因有蛋清或湿淀粉形成的薄膜保护,所以没有什么损失。

⑪ 熏　这种方法虽然别有风味,但是由于用间接加热和烟熏,也存在着产生苯并芘的问题,同时会使维生素,特别是维生素 C 受到破坏及部分脂肪损失。

⑫ 煎　这种方法用油虽少,可是油的比热容较水小,温度比煮、炖高,对保持维生素不利,但损失不太大,其他营养素也无严重损失。

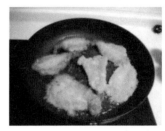

在线答题

模块五

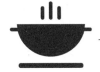

《中国居民膳食指南》
与配餐应用

《中国居民膳食指南(2022)》

扫码看课件

项目描述

本项目主要学习《中国居民膳食指南(2022)》平衡膳食八大准则,依据《中国居民膳食指南(2022)》的指导,对八大准则的认知,通过合理膳食、适量运动和保持健康体重等举措来避免不平衡膳食带来的疾病,获得健康的身体。

项目目标

1.掌握膳食指南的概念。
2.了解平衡膳食的概念。
3.理解倡导平衡膳食理念的原因。
4.熟悉认知《中国居民膳食指南(2022)》平衡膳食八准则。

任务一 《中国居民膳食指南》的认知

任务目标

1.了解膳食指南的概念。
2.了解膳食模式的概念。
3.了解《中国居民膳食指南》的发展进程。

任务导入

营养老师到社区去宣讲《中国居民膳食指南》,发现社会上有好多人根本不知道膳食指南是什么。有的老人还说"我吃了一辈子的饭,还能不知道怎么吃?"学习营养知识、宣传营养知识,是我们食品行业工作者的责任,且任重而道远!

任务实施

合理膳食是健康的基础,不仅可以满足我们每天需要的营养素,而且有利于自我健康管理和慢性病的预防。在社会发展进步、生活条件日益改善的今天,吃得好不好,合不合理还关系到儿童的发育、成年人的健康、老年人的长寿等。《中国居民膳食指南(2022)》是紧密结合我

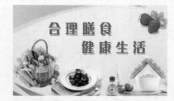

国居民营养问题和最新营养科学进展修订而成的。

一、膳食指南的概念

膳食指南(dietary guidelines,DG)是根据营养科学原则和当地人们健康需要,结合当地食物生产供应情况及人群生活实践,由政府或权威机构研究并提出的食物选择和身体活动的指导意见。

膳食指南是健康教育和公共卫生政策的基础性文件,是国家实施和推动食物合理消费及改善人群健康目标的一个重要组成部分。

膳食指南有针对性地提出了改善营养状况的平衡膳食和适量运动的建议,给出了可操作性的实践方法;不但宣传了食物、营养和健康的科学知识,而且有利于提高居民的基本营养和健康素养,是引导居民加强自我健康管理、提高生活质量和健康水平的宝典。

二、膳食模式和平衡膳食的认识

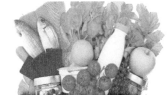

膳食模式就是平常说的饮食结构,是指一日三餐中各类食物的种类、数量及其所占比例。评价一个膳食模式是否合理,常常是通过调查一段时间内膳食中各类食物的量,以及所能提供的能量和营养素的数量,是否满足人体需要及健康状况来判断。

平衡膳食是指按照不同年龄、身体活动和能量的需要所设计的膳食模式,这个模式推荐的食物种类、数量和比例,能最大程度地满足不同年龄阶段、不同能量水平的健康人群的营养与健康需要。

三、《中国居民膳食指南》的发展进程

为适应居民营养健康的需要,提高居民健康意识,帮助居民合理选择食物,减少或预防慢性病的发生,我国于 1989 年首次发布了《中国居民膳食指南》,并于 1997 年、2010 年和 2016 年对《中国居民膳食指南》进行了 3 次修订。为保证《中国居民膳食指南》的时效性和科学性,使其真正切合居民营养健康需求,2020 年 6 月中国营养学会组织专家根据我国居民膳食结构变化,启动了 2016 年版《中国居民膳食指南》的修订工作,并于 2022 年 4 月 26 日发布。

新的《中国居民膳食指南》是以科学证据为基础,从维护健康的角度,为我国居民提供食物营养和身体活动的指导,所述内容都是从理论研究到生活实践的科学共识,在指导、教育我国居民采用平衡膳食、改善营养状况及增强健康素质方面具有重要现实意义和历史意义。

近年来,社会经济不断发展,居民健康状况不断改善,营养水平不断提高,但《中国居民营养与慢性病状况报告(2015 年)》显示,与膳食营养相关的慢性病对我国居民的健康威胁日益凸显,尤其贫困地区营养不良的问题依然存在。《中国居民膳食指南(2022)》将通过帮助居民改善膳食结构,起到引导食物产生与消费、促进健康发展等重要作用。

《中国居民膳食指南(2022)》由一般人群膳食指南、特定人群膳食指南、平衡膳食模式和膳食指南编写说明三部分组成。《中国居民膳食指南科学研究报告》在 2020 年底完成,该报告总结和分析了 1997—2020 年期间科学论文,在系统综述和荟萃分析基础上,提炼出了适用于一般人群的八条平衡膳食准则,推荐了解决方案和建议,更加有实践指导意义。特定人群膳食指南是根据不同年龄阶段人群的生理特点及其膳食营养素需要而制定的。特定人群膳食指南包括孕妇、乳母膳食指南,婴幼儿喂养指南,儿童膳食指南,老年人膳食指南和素食人群膳食指南,其中各特定人群的膳食指南是在一般人群膳食指南的基础上形成建议和指导。与《中国居民膳食指南(2016)》

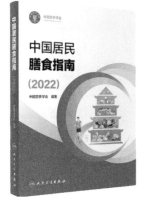

相比,新版指南增加了"高龄老年人"指导准则,突出了食物量化概念和营养的结合,更加强调了膳食模式、食物份量、分餐、不浪费等启迪新饮食方式变革的倡导。在核心部分和附录中增加了大量图表和食谱,使其具有更强的可读性和可操作性。

为改善大众营养、引导食物消费、促进全民健康,《中国居民膳食指南(2022)》中提出了平衡膳食八准则,具体如下。

准则一:食物多样,合理搭配。

准则二:吃动平衡,健康体重。

准则三:多吃蔬果、奶类、全谷、大豆。

准则四:适量吃鱼、禽、蛋、瘦肉。

准则五:少盐少油,控糖限酒。

准则六:规律进餐,足量饮水。

准则七:会烹会选,会看标签。

准则八:公筷分餐,杜绝浪费。

在线答题

相关知识

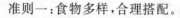

任务二　《中国居民膳食指南》(准则一、二)的认知

任务目标

1. 了解食物的分类。

2. 理解食物的多样化。

3. 掌握全谷物的概念。

4. 熟悉掌握用体质指数(BMI)来衡量体重是否健康。

任务导入

经常听到有人说要控制饮食,但是在美食面前又忍不住,总说"算了,不差这一口!"问题是真的"不差这一口"吗?

任务实施

一、食物多样,合理搭配

(一)核心推荐

(1)坚持谷类为主的平衡膳食模式。

(2)每天的膳食应包括谷薯类、蔬菜水果、畜禽鱼蛋类和豆类食物。

(3)平均每天摄入 12 种以上食物,每周 25 种以上食物,合理搭配。

(4)每天摄入谷类食物 200~300 g,其中包含全谷物和杂豆类 50~150 g;薯类 50~100 g。

(二)为什么这么推荐?

食物多样指一日三餐膳食的食物种类全、品样多,是平衡膳食的基础。每一种食物都有不同的营养特点,只有食物多样,才能满足平衡膳食模式的需要。人体必需的营养素有 40 余种,这些营养素均需要从食物中获得。人类需要的基本食物一般可分为谷薯类、蔬菜水果类、畜禽鱼蛋奶类、豆类五大类,不同食物中的营养素及有益膳食成分的种类和含量不同。除供 6 月龄内婴儿的母乳外,没有任何一种食物可以满足人体所需的能量及全部营养素。因此,只有多种食物组成的膳食才能满足人体对能量和各种营养素的需要。

食物类别	平均每天摄入的种类数	每周至少摄入的种类数
谷类、薯类、杂豆类	3	5
蔬菜、水果	4	10
畜、禽、鱼、蛋	3	5
奶、大豆、坚果	2	5
合计	12	25

平衡膳食模式根据营养科学原理、我国居民膳食营养素参考摄入量及科学研究成果而设计,指一段时间内,膳食组成中的食物种类和比例可以最大限度地满足不同年龄、不同能量水平的健康人群的营养和健康需求。合理搭配是指食物种类和重量的合理化,膳食的营养价值通过合理搭配而提高和优化。中国居民平衡膳食宝塔是将五大类食物的种类和重量合理搭配的具体表现。合理搭配是平衡膳食的保障。

这个模式所推荐的食物种类和比例,能最大程度地满足人体正常生长发育及各种生理活动的需要,并且可降低包括心血管疾病、高血压等多种疾病的发病风险,是保障人体营养和健康的基础。

(三)日常生活中应如何实现?

《中国居民膳食指南(2022)》建议我国居民的平衡膳食,应做到食物多样,每天的膳食应包括谷薯类、蔬菜水果类、畜禽鱼蛋奶类、豆类等食物。除了烹调油和调味品,平均每天摄入 12 种以上食物,每周 25 种以上食物。

与精制谷物相比,全谷物及杂豆类可提供更多的 B 族维生素、矿物质、膳食纤维等营养成分及有益健康的植物化合物,全谷物、薯类和杂豆的血糖生成指数远低于精制米面。薯类有马铃薯(土豆)、甘薯(红薯、山芋)、芋薯(芋头、山药)和木薯,目前,马铃薯和芋薯也常被作为蔬菜食用。薯类中碳水化合物含量为 25% 左右,蛋白质、脂肪含量较低;马铃薯中钾的含量也非常丰富,薯类中的维生素 C 含量较谷类高,甘薯中的胡萝卜素含量比谷类高,甘薯中还含有丰富的纤维素、半纤维素和果胶等,可促进肠道蠕动,预防便秘。

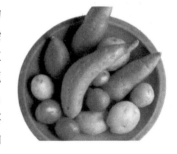

要想做到食物多样,可从以下几个方面入手。

(1)小分量多几样。

(2)同类食物常变换。

(3)不同食物巧搭配。

做到谷物为主,在日常生活中做到餐餐有谷类,即使在外面就餐,也不要忘记点主食,并且将全谷、杂豆和薯类巧安排。

二、吃动平衡,健康体重

(一)核心推荐

(1)各年龄段人群都应天天进行身体运动,保持健康体重。

（2）食不过量，保持能量平衡。

（3）坚持日常身体活动，每周至少进行5天中等强度身体活动，累计150分钟以上；主动身体活动总量至少相当于每天6000步。

（4）鼓励适当进行高强度有氧运动，加强抗阻运动，每周2~3天。

（5）减少久坐时间，每小时起来动一动。

（二）为什么这么推荐？

食物摄入量和身体活动量是保持能量平衡、维持健康体重的两个重要因素。如果吃得过多或活动不足，多余的能量就会转化成脂肪而沉积下来，久而久之体重增加，导致超重或肥胖；相反，若吃得太少或活动过多，由于能量摄入不足或运动消耗过多引起体重过低或消瘦。其中体重过高或过低都是不健康的表现，易患多种疾病，缩短寿命。

目前，我国大多数的居民身体活动不足或缺乏运动锻炼，能量摄入相对过多，从而导致肥胖和超重的发生率逐年增加。而超重或肥胖容易引起很多疾病的发生，如2型糖尿病、冠心病、乳腺癌等，同时也容易导致心理不平衡、压力过大、抑郁和焦虑等不良精神状态。因此，各个年龄段人群都应该天天运动、保持能量平衡和健康体重。推荐成人积极参加日常活动和运动，每周至少进行5天中等强度身体活动，累计150分钟以上，主动身体活动最好每天6000步，多运动多获益，减少久坐时间，每小时起来动一动。

"吃"和"动"是影响体重的两个主要因素。吃得过少或者运动过量，能量摄入不足或者能量消耗过多，导致营养不良，体重过低（低体重，消瘦），体虚乏力，增加感染性疾病风险；吃得过多或者运动不足，能量摄入过量或者消耗过少，会导致体重超重、肥胖，增加慢性病风险。因此吃动应平衡，保持健康体重。

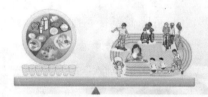

吃动平衡

通过合理的"吃"和科学的"动"，不仅可以保持健康体重，打造美好体形，还可以增进心肺功能，改善糖、脂代谢和提高骨健康水平，调节心理平衡，增强机体免疫力，降低肥胖、心血管疾病、2型糖尿病、癌症等威胁人类健康的慢性病的风险，提高生活质量，减少过早死亡，延年益寿。

（三）日常生活中如何实现？

通常采用体质指数（BMI）来判断体重是否健康，我国健康成年人正常的BMI应在18.5~23.9 kg/m²之间，如果小于18.5 kg/m²为体重不足，如果在24~27.9 kg/m²为超重，大于等于28 kg/m²为肥胖。BMI的计算方法是体重（kg）除以身高的平方（m²）。BMI分类标准见表5-1-1。

表5-1-1　BMI值分类标准

分类	BMI/(kg/m²)
体重过低	<18.5
体重正常	18.5~23.9
超重	24~27.9
肥胖	≥28

❶ 如何做到食不过量

（1）定时定量进餐。

（2）吃饭宜细嚼慢咽。

（3）分餐制。

（4）每顿少吃一两口。

（5）减少高能量加工食品的摄入。

（6）减少在外就餐。

2 如何做到活动适量 通常身体活动量应占总能量消耗的15%以上。

除了日常身体活动如家务活动、职业性身体活动、交通往来活动外,应加强主动性运动。主动性运动的形式多种多样,主要包括有氧运动、抗阻运动(力量运动)、柔韧性运动和平衡协调类运动。运动时应兼顾不同类型的运动。

培养兴趣,把运动变为习惯。身体活动是改善健康的途径之一,运动是每天必需的生活内容之一,能增进健康、愉悦心情。活动可以随时随地进行。将运动列入每天的日程中,培养运动意识和习惯,有计划安排运动,循序渐进,逐渐增加运动量,达到每周建议量。可以把身体活动融入日常生活和工作中,比如走路上下班,减少久坐时间,将生活、运动相融合,乐在其中。

	推荐活动	时间
每天	主动进行身体活动6000步	30～60分钟
每周	至少进行5天中等强度身体活动	150～300分钟
鼓励	适当进行高强度有氧运动和抗阻运动	每周2～3天,隔天进行
提醒	减少久坐时间,每小时起来动一动	

在线答题

相关知识

任务三 《中国居民膳食指南》(准则三、四)的认知

任务目标

1.熟悉蔬菜水果、奶类、全谷、大豆的营养成分。
2.能够说出蔬菜水果、奶类、大豆的营养成分对人体的作用。
3.理解蔬菜的合理选择和烹调,以及水果、奶类、大豆的食用方式及注意事项。
4.掌握鱼、禽、蛋、瘦肉的合理选择及注意事项。

任务导入

有好多同学说自己是肉食动物,一日三餐无肉不欢。那么,你知道一个人每天的食肉量应该是多少呢? 生活中怎样才能控制食肉量呢? 膳食指南中又给出了什么样的建议呢?

任务实施

一、多吃蔬果、奶类、全谷、大豆

(一)核心推荐

（1）蔬菜、水果、全谷物和奶制品是平衡膳食的重要组成部分。

(2)餐餐有蔬菜,保证每天摄入不少于300 g的新鲜蔬菜,深色蔬菜应占1/2。

(3)天天吃水果,保证每天摄入200～350 g的新鲜水果,果汁不能代替鲜果。

(4)吃各种各样的奶制品,摄入量相当于每天300 mL以上液态奶。

(5)经常吃全谷物、豆制品,适量吃坚果。

蔬菜、水果、全谷物、奶类、大豆是维生素、矿物质、优质蛋白、膳食纤维和植物化学物的重要来源,对提高膳食质量起到关键作用。

(二)为什么这么推荐?

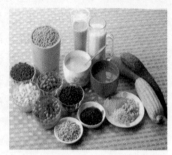

蔬菜、水果含水分较多,能量低,是维生素、矿物质、膳食纤维和植物化学物的重要来源。富含蔬菜、水果的膳食摄入不仅能降低脑中风和心血管疾病的发病风险,还可以降低胃肠道癌症、糖尿病等的发病风险。蔬菜、水果中含有的各种植物化合物、有机酸、芳香化合物和色素等成分,能够增进食欲,帮助消化,促进人体健康。在不同种类的蔬菜中,深色叶菜、十字花科蔬菜的作用最为显著。

奶类是营养成分丰富、组成比例适宜、易消化吸收、营养价值高的天然食品。奶类富含钙,是优质蛋白质和B族维生素的良好来源。奶中乳糖能促进钙、铁、锌等矿物质的吸收。增加奶类摄入量有利于儿童生长发育,促进成人骨健康。

全谷物是指未经精细化加工或虽经碾磨、粉碎、压片等处理仍保留了完整谷粒所具备的胚乳、胚芽、麸皮及其天然营养成分的谷物。杂豆指除了大豆之外的红豆、绿豆、黑豆、花豆等。我国传统饮食习惯中作为主食的稻米、小麦、大麦、燕麦、黑麦、黑米、玉米、裸麦、高粱、青稞、黄米、小米、粟米、荞麦、薏米等,如果加工得当均可作为全谷物的良好来源。

大豆包括黄豆、黑豆和青豆。大豆富含优质蛋白质(35%～40%),富含谷类蛋白质缺乏的赖氨酸,必需脂肪酸(脂肪中含有不饱和脂肪酸85%、亚油酸高达50%),钾、钙和维生素E,并含有大豆异黄酮、植物固醇等多种植物化学物。多吃大豆及其制品可以降低乳腺癌和骨质疏松症的发病风险。豆制品是很好的肉类替代品,是素食人群最主要的蛋白质来源。

另外坚果富含脂类和多不饱和脂肪酸、蛋白质等营养素,是膳食的有益补充。但属于高能量食物,不可过量。

目前,我国居民蔬菜摄入量逐渐下降,水果、大豆、全谷物、奶类摄入量仍处于较低水平。基于其营养价值和健康意义,建议增加蔬菜、水果、奶类、全谷物及大豆的摄入。

(三)日常生活如何实现?

❶ 蔬菜的进食

(1)餐餐有蔬菜,深色要过半。

(2)选择多种新鲜和应季的蔬菜。

(3)食用碳水化合物含量高的蔬菜时要注意减少主食。

(4)建议每天300～500 g。

(5)注意制作方式:①可生食的蔬菜有西红柿、黄瓜、生菜等;②合理烹调,先洗后切、开汤下菜、急火快炒、炒好即食。

❷ 水果的补充　水果味美可口,富含维生素C、钾、镁、膳食纤维(纤维素、半纤维素和果胶)及糖(果糖、葡萄糖和蔗糖),而多数新鲜水果水分占85%～90%,多种多样、时令水果,是挑选和购买水果的基本原则。含糖量高的水果能量较高,需要控制饮食摄入的人最好选择含糖量较低的水果。尽管蔬菜和水果在营养成分和健康效应方面有很多相似之处,但它们是不同食物种类,其营养价值各有特点,故应巧搭配,不可互换替代。选择新鲜应季的水果,变换种类购买,在家中或工作单位把水

果放在容易看到和方便拿到的地方,这样随时可以吃到。

建议每天摄入水果 200～350 g。

③ 奶类的补充　市场上常见的主要有液态奶、酸奶、奶酪、奶粉等。我国居民长期钙摄入不足,每天摄入 300 g 奶或相当量乳制品可以较好地补充钙。而对于有乳糖不耐受的人群,可通过以下方法减轻症状:

(1)选择酸奶、奶酪等发酵型奶制品。

(2)选择低乳糖奶。

(3)每次少量饮奶,分多次完成每日推荐量。

(4)不空腹饮奶,与其他谷类食物同时食用。

④ 全谷物、杂豆作为膳食重要组成

(1)全谷物,膳食好搭档:推荐每天吃全谷物 50～150 g,相当于一天谷物的 1/4～1/3。

(2)巧用红豆、绿豆和花豆:杂豆可以和主食搭配食用,发挥膳食纤维、B 族维生素、钾、镁等均衡营养作用,提高蛋白质互补和利用。

(3)巧用现代炊具:全谷物入口感觉粗糙,杂豆不好煮熟,习惯精制米面细软口感的消费者,使用全谷物、杂豆初期应学习适宜烹饪方法。

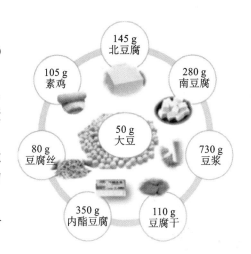

⑤ 大豆的选择　大豆制品通常根据其制作方法被分为两类。

(1)非发酵豆制品:豆浆、豆腐、香干等。

(2)发酵豆制品:豆豉、豆瓣酱、腐乳等。

常吃大豆及其豆制品,平衡膳食,满足身体营养需求。

⑥ 坚果有益,但不宜过量　适量摄入有益健康,且其能量应该计入一日三餐的总能量之中。

二、适量吃鱼、禽、蛋和瘦肉

(一)核心推荐

(1)鱼、禽、蛋和瘦肉摄入要适量,平均每天 120～200 g。

(2)每周最好吃 2 次鱼或 300～500 g,蛋类 300～350 g,畜禽肉类 300～500 g。

(3)少吃深加工肉制品。

(4)鸡蛋营养丰富,吃鸡蛋不弃蛋黄。

(5)优先选择鱼,少吃肥肉、烟熏和腌制肉制品。

(二)为什么这么推荐?

鱼、禽、蛋和瘦肉均属于动物性食物,富含优质蛋白质、脂类、脂溶性维生素、B 族维生素和矿物质等,是平衡膳食的重要组成部分。此类食物蛋白质的含量普遍较高,其氨基酸组成更适合人体需要,利用率较高,但脂肪含量较多,能量高,有些含较多的饱和脂肪酸和胆固醇,摄入过多也会增加肥胖和心血管疾病等的发病风险,应适量摄入。

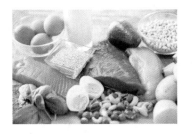

水产类脂肪含量相对较低,且含有较多的不饱和脂肪酸,对预防血脂异常和心血管疾病等有一定的作用,可首选。禽类脂肪含量也相对较低,其脂肪酸组成优于畜肉脂肪,选择应先于畜肉。蛋类各种营养成分比较齐全,营养价值高,但胆固醇含量也高,摄入量不宜过多。畜肉脂肪含量较多,但瘦肉脂肪含量较低,因此吃畜肉应当选瘦肉。烟熏和腌制肉类在加工过程中易遭受一些致癌污染,过多食用可增加肿瘤发生的风险,应当少吃或不吃。

鱼、禽、蛋和瘦肉可提供人体所需的优质蛋白质和多种微量营养素,但有些含有较多的饱和脂肪酸和胆固醇,过多摄入对健康不利,因此建议适量食用。目前我国多数居民摄入畜肉较多,禽和鱼类较少,对居民营养健康不利,需要调整比例,建议成人每天平均摄入水产类 40～75 g,畜禽肉类 40～75 g,蛋类 40～50 g,平均每天摄入总量 120～200 g。

（三）日常生活如何实现?

1 合理烹调鱼和蛋类 鱼虾等水产品可采用蒸、煮、炒、熘等方法。鸡蛋营养丰富,蛋黄是鸡蛋营养素种类和含量集中的部位,不能丢弃,可采用煮、炒、煎、蒸等方法。

2 合理烹调畜禽肉类 畜禽肉类可采用炒、烧、爆、炖、蒸、熘、焖、炸、煨等方法。在滑炒或爆炒前可挂糊上浆,既可增加口感,又可减少营养素丢失。

尽量多蒸煮,少烤炸,炖汤时既要喝汤,更要吃肉;少吃熏腌和深加工肉制品,因为这些加工方法不仅使用了较多的食盐,同时油脂过度氧化等也存在一些食品安全问题,长期食用会给人体健康带来风险,因此应尽量少吃。建议每月可食用动物内脏 2～3 次,且每次不要过多。没有必要过分追求"山珍海味"。

在线答题

相关知识

任务四 《中国居民膳食指南》(准则五、六)的认知

任务目标

1. 理解少盐少油,控糖限酒的具体含义。
2. 增强规律进食的意识,学会规律进食的方法。
3. 懂得选择饮用水。

任务导入

现在的人们都重视养生,尤其是一些上了年纪的人,更加关心自身健康,都知道要"少油少盐少糖"可到底多少才算少呢? 日常烹调中怎样才能既做到"少油少盐少糖",又使菜肴"有滋有味"呢? 有些年轻人更是每天奶茶饮料不离手,这究竟好不好呢? 在膳食指南中你能找到答案。

任务实施

一、少油少盐,控糖限酒

（一）核心推荐

(1)培养清淡饮食习惯,少吃高盐和油炸食品。成年人每天摄入食盐不超过 5 g,烹调油 25～30 g。

(2)控制添加糖的摄入量,每天摄入不超过 50 g,最好控制在 25 g 以下。

(3)反式脂肪酸每天摄入量不超过 2 g。

(4)不喝或少喝含糖饮料。

(5)儿童、青少年、孕妇、哺乳期女性以及慢性病患者不应饮酒。成年人如饮酒,一天饮用的酒精量不超过 15 g。

（二）为什么这么推荐？

食盐是食物烹饪或加工食品的主要调味品，由钠和氯元素组成。我国居民的饮食习惯中食盐摄入量过高，而过多的盐摄入与高血压、胃癌和脑卒中有关，因此要降低食盐摄入，培养清淡口味，逐渐做到量化用盐用油，推荐每天食盐摄入量不超过 5 g。

烹调油包括植物油和动物油，是人体必需脂肪酸和维生素 E 的重要来源。目前我国居民烹调油摄入量过多。过多脂肪和动物脂肪摄入会增加肥胖的发生风险，反式脂肪酸会增加心血管疾病的发生风险。应减少烹调油和动物脂肪用量，每天的烹调油摄入量为 25～30 g。对于成年人脂肪提供能量占总能量的 30％以下。

添加糖是指人工加入食品中的糖类，包括饮料中的糖，具有甜味特征，常见的有白砂糖、绵白糖、冰糖和红糖。添加糖是纯能量食物，过多摄入可增加龋齿、超重肥胖发生的风险。建议每人摄入添加糖提供的能量不超过总能量的 10％，最好不超过总能量的 5％。对于儿童青年来说，含糖饮料是添加糖的主要来源，建议不喝或少喝含糖饮料和食用高糖食品。

酒的主要化学成分是乙醇（酒精），过量饮酒与多种疾病相关，会增加肝损伤、痛风、心血管疾病和某些癌症发生的风险，也是胎儿酒精综合征发生的重要危险因素。因此应避免过量饮酒。若饮酒，成年人一天饮用的酒精量不超过 15 g，儿童、青少年、孕妇、哺乳期女性等特殊人群不应饮酒。

（三）日常生活中如何实现？

❶ 培养清淡口味，逐渐做到量化用盐用油　在家烹饪时推荐使用定量盐勺，每餐按量放入菜肴，尤其要重点培养儿童的清淡饮食习惯。

❷ 如何做到食盐减量

（1）选用新鲜食材，巧用替代方法：烹调时应尽可能保留食材的天然味道，这样就不需要加入过多的食盐等调味品来增加食物的滋味。另外，可通过不同味道的调节来减少对咸味的依赖。如在烹制菜肴时放少许醋，使用花椒、八角、辣椒、葱、姜、蒜等天然调味料来调味。

（2）合理运用烹调方法：烹制菜肴可以等到快出锅时或关火后再加盐，能够在保持同样咸度的情况下，减少食盐用量。

（3）做好总量控制：在家烹饪时的用盐量不应完全按每人每天 5 g 计算，也应考虑成年人、孩子的差别，还有日常食用的零食、即食食品、黄酱、酱油等的食盐含量，以及在外就餐，也应该计算在内。

（4）注意隐性盐（钠）问题，少吃高盐（钠）食品：鸡精、味精、蚝油等调味料含钠量较高，某些预包装食品往往属于高盐（钠）食品。为控制食盐摄入量，最好的办法是少买高盐（钠）食品，少吃腌制食品。

（5）要选用碘盐：为了预防碘缺乏对健康的危害，我国从 20 世纪 90 年代实施食盐加碘的措施，有效地控制了碘缺乏病的流行。除高碘地区外，所有地区都应推荐食用碘盐，尤其对于有儿童、青少年、孕妇、哺乳期女性的家庭，更应食用碘盐，预防碘缺乏。

❸ 如何减少烹调油摄入量

（1）学会选择用油：不同食用油的脂肪酸组成差异很大。家里采购食用油时注意常换品种。

（2）定量巧烹饪：如蒸、煮、炖、焖、水滑、熘、拌等，可以减少用油量。

（3）少吃油炸食品：油炸食品为高脂肪高能量食品，容易造成能量过剩。

（4）动物油脂和饱和脂肪酸：动物油脂富含饱和脂肪酸，应特别注意限制加工零食和油炸香脆食品的摄入。日常饱和脂肪酸的摄入量应控制在总脂肪摄入量的 10％以下。

❹ 怎样限酒

（1）哪些人应禁酒：①孕妇、哺乳期女性不应饮酒；②儿童少年不应饮酒。

（2）特定职业或特殊状况人群应控制饮酒：例如驾车、操纵机器或从事其他需要注意力集中、技巧的工种;对酒精过敏者;正在服用可能会与酒精产生作用的药物者;患有某些疾病(如高甘油三酯血症、胰腺炎、肝脏疾病等)者;血尿酸过高者。

(3)提倡文明餐饮,成年人若饮酒应限量。

5 控制添加糖摄入量 建议每天添加糖的摄入不超过 50 g,最好控制在 25 g 以下。

"控糖"要点如下。

(1)尽量做到少喝或不喝含糖饮料,更不能用饮料替代饮用水。

(2)少吃甜味食品:糕点、甜点、冷饮等。

(3)做饭炒菜少放糖。

(4)要学会查看食品标签中的营养成分表,选择碳水化合物或糖含量低的饮料,注意隐形糖。

(5)在外就餐或外出游玩时更要注意控制添加糖的摄入。

二、规律进餐,足量饮水

(一)核心推荐

(1)合理安排一日三餐,定时定量,不漏餐,每天吃早餐。

(2)规律进餐、饮食适度,不暴饮暴食、不偏食挑食、不过度节食。

(3)足量饮水,少量多次。在温和气候条件下,低身体活动水平成年男性每天喝水 1700 mL,成年女性每天喝水 1500 mL。

(4)推荐喝白水(白水是指自来水、经过滤净处理后的直饮水、经煮沸的白水、桶装水以及包装饮用纯净水、天然矿泉水、天然泉水等各种类型饮用水)或茶水,少喝或不喝含糖饮料,不用饮料代替白水。

(二)为什么这么推荐?

(1)我国居民每日三餐规律的人群比例有所下降,在外就餐比例增加。

(2)规律三餐有助于控制体重,降低超重、肥胖和糖尿病的发生风险。

(3)吃好早餐有助于满足机体营养需要,还有助于维持血糖平稳、改善认知能力、提高工作效率。

(4)暴饮暴食、经常在外就餐增加超重、肥胖的发生风险。

(5)在平衡膳食的原则下,适度节食有助于控制体重。

(6)足量喝水可以保持机体处于适宜的水合状态,维护正常生理功能。

(7)我国居民饮水量不足的现象较为普遍,含糖饮料消费量呈上升趋势。

(8)饮水过少引起的脱水状态会降低认知能力且危害健康,增加泌尿系统疾病的患病风险。

(三)日常生活中如何实现?

一日三餐,两餐的间隔以 4~6 小时为宜。早餐安排在 6:30—8:30,午餐 11:30—13:30,晚餐 18:00—20:00 为宜。学龄前儿童除了保证每日三次正餐外,还应安排两次零食茶点。

用餐时间不宜过短,也不宜太长。建议早餐用餐时间为 15~20 分钟,午、晚餐用餐时间为 20~30 分钟。应细嚼慢咽享受食物的美味,并营造轻松、愉快的进餐氛围,可以放点轻音乐,谈论轻松的话题;进餐时应相对专注,不宜边进餐边看电视、看手机等。

合理分配一日三餐的食物量。早餐提供的能量应占全天总能量的 25%~30%,午餐占 30%~40%、晚餐占 30%~35%。

要保证天天吃好早餐,早餐的食物应包括谷薯类、蔬菜水果、动物性食物、奶豆坚果等 4 类食物。

午餐的食物选择应当根据不同年龄人群的营养需要,遵照平衡膳食的要求。主食可选择米或面制品,做到粗细搭配;2~3 种蔬菜,1~2 种动物性食物,如鱼虾等水产品、鸡肉、瘦猪肉、牛羊肉,1 种豆制品,1 份水果。

晚餐不宜过于丰盛、油腻,应确保食物品种丰富,并考虑早、午餐的进餐情况,适当调整晚餐食物的摄入量,保证全天营养平衡。同时做到清淡少油少盐。主食可以选富含膳食纤维的食物,如小米、薏米、荞麦、红薯等,既能增加饱腹感,又可以促进肠胃蠕动;搭配蔬菜、水果,适量动物性食物和豆制品,多采用蒸、煮、炖、清炒等,少用炸、煎等烹调方法。晚餐时间不要太晚,至少在睡觉前 2 小时进食。

在外就餐时应选择食品安全状况良好、卫生信誉度在 B 级及以上的餐饮服务单位。点餐时要注意食物多样,荤素搭配;不铺张浪费,适量而止;尽量选择用蒸、炖、煮等方法烹调的菜肴,避免煎炸食品和含脂肪高的菜肴,以免摄入过多油脂;进食注意顺序,可以先吃少量主食,再吃蔬菜、肉类等;增加蔬菜摄入,肉类菜肴要适量;食量要适度。

选择和食用零食应注意:选择营养素密度高的食物,如鸡蛋、牛奶、豆制品等,还可选择新鲜蔬菜水果以及坚果等;少选油炸或膨化食品。吃零食的量不宜多,以不影响正餐为宜,更不应该代替正餐。两餐之间可适当吃些零食,睡前 1 小时不宜吃零食。不暴饮暴食、不偏食挑食。

要避免采取过度节食或不科学的方式减轻或控制体重。应建立正确的健康观,合理安排一日三餐和身体活动。一旦发现由于过度节食导致的营养不良,要及早就医;需要时,在医生和营养师的指导下进行矫正和治疗。

在线答题

为恢复正常体重的适度节食,应在营养师指导下进行。基本原则是在相对低能量摄入的前提下,满足机体各种营养素的需要。

出现口渴已经是身体明显缺水的信号。因此,要避免出现口渴现象,养成及时主动饮水的好习惯。

建议用白水或茶水替代含糖饮料。白水廉价易得,安全卫生,不增加能量,不用担心"添加糖"带来的健康风险,建议首选白水。

任务五 《中国居民膳食指南》(准则七、八)的认知

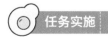 **任务目标**

1.学会选择食物。

2.学会看食品标签。

3.了解外卖及在外就餐的点餐技巧。

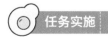 **任务导入**

小王非常喜欢喝酸奶,经常去超市选购酸奶。超市里的货架上各种各样的饮料、酸奶让他犯了选择困难症,到底应该如何选择呢?营养老师告诉小王要看包装上的标签,那么,食品标签又能给顾客带来哪些信息呢?今天我们就来揭晓答案。

相关知识

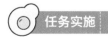 **任务实施**

一、会烹会选,会看标签

(一)核心推荐

(1)在生命的各个阶段都应做好健康膳食规划。

（2）认识食物，选择新鲜的、营养素密度高的食物。

（3）学会阅读食品标签，合理选择预包装食品。

（4）学习烹饪、传承传统饮食，享受食物天然美味。

（5）在外就餐，不忘适量与平衡。

（二）为什么这么推荐？

认识食物和会挑选食物是健康生活的第一步。了解各种食物营养特点，学会看懂营养标签，比较和选择食物，学习传统烹调技能，做到按需备餐、营养配餐，维护健康生活。生命的各个阶段都应该重视膳食计划，把食物多样、能量平衡放在首位，统筹好食物选购，设计好菜肴，合理分配三餐和零食茶点。当前饮食行为的变化，为实行平衡膳食提出了挑战；保持传统文化，在家吃饭最容易做到平衡膳食。

经常在外就餐或选购外卖食品的人，油、盐、糖摄入量相对较高，超重、肥胖发生风险增加。

学习食物知识，强化预包装食品营养标签和标识的学习和使用，是促成健康选择食品的有效手段。

（三）日常生活中如何实现？

1 如何选购物美价廉的食物

（1）认识食物营养特点：不同的食物营养特点有所不同，了解食物主要营养特点，按类选择食物是合理膳食的第一步。

食物组	提供主要营养素
谷类、杂豆	碳水化合物、蛋白质、膳食纤维、维生素B_1等维生素、铁、锌、镁等
薯类	碳水化合物、膳食纤维、钾
蔬菜类	β-胡萝卜素、叶酸、钙、钾、维生素C、膳食纤维；也是植物化学物的良好来源，如多酚类、类胡萝卜素、有机硫化物等
水果类	维生素C、钾、镁以及膳食纤维；也是植物化学物的良好来源
鱼畜禽肉类	优质蛋白质、脂类和脂溶性维生素、维生素B_6、维生素B_{12}和硒等；鱼油含有DHA和EPA
蛋类	优质蛋白质、脂类、磷脂、维生素和矿物质
乳类	优质蛋白质、钙、B族维生素等；酸奶、奶酪还提供益生菌
大豆及其制品	蛋白质、脂肪、维生素E；另外还含磷脂、大豆异黄酮、植物甾醇等
坚果	脂肪、必需脂肪酸、蛋白质、维生素E、B族维生素、矿物质等；栗子富含淀粉
油	脂肪和必需脂肪酸、维生素E

（2）了解食物营养素密度：人们对各种营养素的需求应首先考虑从天然食物中获取。营养素密度高的食物指多种维生素、矿物质（钠除外）、膳食纤维以及植物化学物质或必需脂肪酸含量较高的食物，但同时也应含有相对较少的脂肪、糖和能量。

（3）利用当季、当地食物资源：不同区域的食物资源和膳食模式具有一定差异。因地制宜地选取当地、当季食物资源。一方面食物在自然成熟期可以最大限度保留营养，新鲜且口味更好；另一方面有利于节约动能和保护环境。

②选购食品看食品营养标签

（1）看配料表：配料（表）是了解食品的主要原料、鉴别食品组成的最重要途径。按照"用料量递减"原则，配料（表）按配料用量高低依序列出食品原料、辅料、食品添加剂等。

（2）看营养成分表：营养成分表说明每 100 g（或每 100 mL）食品提供的能量以及蛋白质、脂肪、碳水化合物、糖、钠等营养成分的含量值，及其占营养素参考值的百分比。

（3）利用营养声称选购食品：如高钙、低脂、无糖等；或者与同类食品相比增加了膳食纤维，或减少了盐用量等。

营养成分表		
项目	每100克	营养素参考值
能量	2100千焦	25%
蛋白质	4.8克	8%
脂肪	25.0克	42%
反式脂肪酸	0克	0
碳水化合物	64.3克	21%
钠	920毫克	46%

（4）**挑选食物和用量**：根据膳食宝塔，选择谷薯类、蔬菜水果、鱼禽肉蛋、乳/豆/坚果及烹调用油、盐等。具体到每种食物怎么选择，可以根据日常生活习惯进行调配。为了好记、易操作，可以将每类食物用量化简为"份"，方便交换和组合搭配，轻松做到食物多样化。

（5）合理烹饪、分配餐食：根据食物特点、饮食习惯等，确定适当的烹调方法。通过营养配餐，享受美食、快乐与健康。水果、茶点等也应计入能量的组成部分，零食摄入量不要超过全天能量的 15%。

（6）膳食营养的确认与核查：通过一段时间内自我观察体重和体脂成分变化状况对能量需要量进行微调。

③学习烹饪，享受营养与美味

（1）食物原料处理：烹饪前食物原料要进行必要的清洗，切配时不要切得过细过碎，且不要搁置太长时间。处理生食或即食的食物，要注意所用刀具、案板与生肉分开。

（2）学习烹调方法：①多用蒸、煮、炒。②少用煎、炸。③控制烹调油用量。

（3）用天然香料：厨房中食盐、酱油、醋、味精、鸡精、咸菜、豆酱、辣酱等都是钠的主要来源，应统计在盐（钠）的用量下，学会使用天然调味料，清淡饮食，享受食物自然美味。

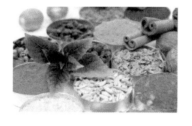

（4）选择新型烹饪工具：选择能源消耗少，碳排放少，快捷、方便、节能环保的新型烹饪工具，可以减少油脂的使用，以及高温所引起的致癌物质的产生。

④如何实践健康饮食 健康饮食的关键在于"平衡"。同样的食物，加工方法不同，会有不同的营养素密度和健康效益。鼓励"多吃"的食物多为简单加工食品和营养素密度高的食物；应少吃深加工的食品。

⑤外卖及在外就餐的点餐技巧

（1）外卖及在外就餐应纳入膳食计划。

（2）挑选主食，不忘全谷物。

（3）挑选菜肴，少用油炸，注意荤素搭配。

（4）不要大分量，适量不浪费。

（5）提出少油、少盐健康诉求。

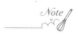

二、公筷分餐，杜绝浪费

（一）核心推荐

（1）选择新鲜卫生的食物，不食用野生动物。

（2）食物制备生熟分开，熟食二次加热要热透。

（3）讲究卫生，从分餐公筷做起。

（4）珍惜食物，按需备餐，提倡分餐不浪费。

（5）做可持续食物系统发展的践行者。

（二）为什么这么推荐？

（1）饮食文化是健康素质、信仰、情感、习惯等的重要体现。讲究卫生、公筷公勺和分餐、尊重食物、拒绝食用"野味"，既是健康素养的体现，也是文明礼仪的一种象征，对于公共卫生建设和疫情防控具有重大意义。

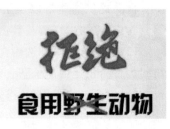

（2）勤俭节约是中华民族和家庭文化的取向，尊重劳动、珍惜食物、避免浪费是每个人应遵守的原则。

（3）一个民族的饮食状况不仅承载了营养，也反映了文化传承和生活状态。在家吃饭、尊老爱幼是中华民族的优良传统。在家烹饪，有助于食物多样选择、提高平衡膳食的可及性；在家吃饭有利于在享受营养美味食物的同时，享受愉悦进餐的氛围和亲情。

（4）饮食卫生是预防食源性疾病发生的前提。我国食物浪费问题比较突出，减少食物浪费是食物系统可持续发展的需要。培养良好健康饮食习惯，有助于平衡膳食和传承新时代健康饮食文化。

（三）日常生活中如何实现

1 选择新鲜食物，注意饮食卫生

（1）首选当地当季食物。选择本地、当季食物，保证新鲜卫生，也是节能、低碳、环保的重要措施。

（2）学会辨别食物的新鲜程度。预包装食品可以通过看食品标签上的生产日期了解食物的新鲜程度；当无法获得生产日期等信息时，食物是否新鲜，可以用看、触、闻等手段通过食物的外观、色泽、气味等感官指标加以辨别。

（3）水果蔬菜要洗净。清洗是清除水果和蔬菜表面污物、微生物的基本方法。

（4）食物生熟要分开。在食物清洗、切配、储藏的整个过程中，生熟都应分开。在冰箱存放生熟食品，应分格摆放。

（5）食物加热和煮熟。适当温度的烹调可以杀死几乎所有的致病微生物。隔顿、隔夜的剩饭在食用前须彻底再加热，以杀灭储存时增殖的微生物。

（6）食物储存要得当。食物合理储存的目的是保持新鲜，避免污染。

（7）冷冻食品也应注意饮食卫生。考虑到有些微生物在低温环境下也可以存活繁殖，建议冷冻食品在家储存时，应关注生产日期、保质期，保证食品在保质期内尽快食用。

2 不吃野生动物　面对滥食野生动物所引发的人类疾病和重大公共卫生安全问题，2020 年 2 月 24 日，全国人大常委会决定，全面禁止食用包括人工繁育、人工饲养类在内的陆生野生动物。我们每一个人都应该遵守规定，拒绝食用野生动物，作为烹饪工作者，更应该坚持以人为本，人民至上的原则，保障食品安全。

3 使用公筷公勺，采用分餐，保障饮食安全　采用分而食之的"分餐"方式，就餐时一人一小份，每个人餐具相对独立，或者使用公筷公勺，可以有效地降低经口、经唾液传播传染性疾病的发生和交叉感染的风险；尤其在新冠病毒肆虐的疫情防控期间，使用公筷公勺有利于减少病毒传播，控制疫情；分餐制还有利于明确食物种类、控制进餐量，实现均衡营养，培养节约、卫生、合理的饮食"新食尚"。

(1)在家吃饭、公筷公勺，鼓励分餐。

(2)餐馆餐饮，多措并举，提供卫生供餐服务。

无论是在家吃饭，还是餐馆就餐，无论从现代文明出发，还是从疾病预防、公共卫生角度而论，使用公筷公勺、推行分餐制都应是一场积极推行的"餐桌革命"。

④ 珍惜食物、杜绝浪费

(1)按需选购，合理储存。

(2)小分量、光盘行动。

(3)合理利用剩饭剩菜。

(4)外出就餐，按需点菜不铺张。

⑤ 人人做食物系统可持续发展的推动者 对于一般个体或家庭而言，推动食物系统可持续化发展最直接的方式之一是改变饮食结构和就餐方式，并杜绝食物浪费。从推动食物系统可持续发展的角度，提倡增加水果、蔬菜、全谷物等有益健康的植物性食物消费，减少油、盐、糖、深加工食品和畜肉类食物的过度消费，向平衡/合理膳食转变。

在线答题

针对目前我国食品浪费现象广泛存在的问题，厉行节约反对浪费，既是保障国家粮食安全的迫切需要，也是按照二十大精神提倡的弘扬中华民族勤俭节约传统美德、落实膳食指南、推进文明餐饮，促进"新食尚"的重要举措。

项目二

中国居民平衡膳食宝塔

扫码看课件

项目描述

1.中国居民平衡膳食宝塔的结构和每类食物的具体要求。
2.应用中国居民平衡膳食宝塔的配餐方法和流程。
3.应用中国居民平衡膳食宝塔进行配餐的具体实践。

项目目标

1.能说出中国居民平衡膳食宝塔的结构;能简单说明各类原料在膳食中的要求。
2.能了解、应用中国居民平衡膳食宝塔进行营养配餐的方法和流程。
3.能利用中国居民平衡膳食宝塔进行简单的营养配餐设计,初步了解中国居民平衡膳食宝塔对营养配餐的指导意义。

任务一 中国居民平衡膳食宝塔的认知

任务目标

1.了解中国居民平衡膳食宝塔的主要内容。
2.了解使用中国居民平衡膳食宝塔的说明。

任务导入

张大姐进入中年后,身体逐渐发福,一直在为怎样减肥而烦恼,听闻各种减肥药物的副作用和反弹现象,又苦于无法了解营养学系统理论。正好听说中国营养学会发布了《中国居民膳食指南(2022)》,其中更是根据营养学原则,结合国情,把中国居民每日膳食中的食物需求量用宝塔的形象来图形化表示。以中国居民平衡膳食宝塔来指导日常食物的摄入,可以达到合理营养、促进健康的作用,特别是对于不了解营养学系统理论的人们具有具体的和可操作性的指导。所以,张大姐迫切想了解中国居民平衡膳食宝塔。那么,中国居民平衡膳食宝塔到底是怎样的呢? 如何具体指导我们的营养配餐呢?

Note

任务实施

一、中国居民平衡膳食宝塔的主要内容

中国居民平衡膳食宝塔如下图所示。

中国居民平衡膳食宝塔（2022）

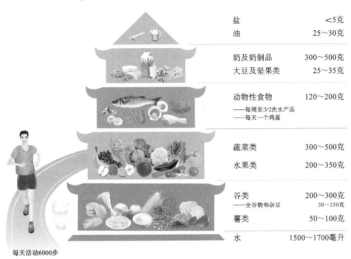

盐	<5克
油	25～30克
奶及奶制品	300～500克
大豆及坚果类	25～35克
动物性食物	120～200克
——每周至少2次水产品	
——每天一个鸡蛋	
蔬菜类	300～500克
水果类	200～350克
谷类	200～300克
——全谷物和杂豆	50～150克
薯类	50～100克
水	1500～1700毫升

每天活动6000步

平衡膳食宝塔共分 5 层，从下往上依次为谷薯类、蔬菜类、水果类、鱼禽肉蛋水产品类、大豆坚果奶类、油盐类。

（一）第一层：谷薯类

谷薯类是膳食能量的主要来源（碳水化合物提供总能量的 50％～65％），也是多种微量营养素和膳食纤维的良好来源。膳食指南中推荐 2 岁以上健康人群的膳食应做到食物多样、合理搭配。谷类为主是合理膳食的重要特征。在 1600～2400 kcal 能量需要量水平下的一段时间内，成年人每人每天摄入谷类 200～300 g，其中包含全谷物和杂豆类 50～150 g；另外，薯类 50～100 g，从能量角度，相当于 15～35 g 大米。

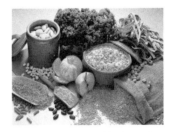

谷类、薯类和杂豆类是碳水化合物的主要来源。谷类包括小麦、稻米、玉米、高粱等及其制品，如米饭、馒头、烙饼、面包、饼干、麦片等。全谷物保留了天然谷物的全部成分，是理想膳食模式的重要组成，也是膳食纤维和其他营养素的来源。杂豆类包括大豆以外的其他干豆类，如红小豆、绿豆、芸豆等。我国传统膳食中整粒的食物常见的有小米、玉米、绿豆、红豆、荞麦等，现代加工产品有燕麦片等，因此把杂豆与全谷物归为一类。2 岁以上人群都应保证全谷物的摄入量，以此获得更多营养素、膳食纤维和健康益处。薯类包括马铃薯、红薯等，可替代部分主食。

（二）第二层：蔬菜水果类

蔬菜水果是膳食指南中鼓励多摄入的两类食物。在 1600～2400 kcal 能量需要量水平下，推荐每人每天蔬菜摄入量至少达到 300 g，水果 200～350 g。蔬菜水果是膳食纤维、微量营养素和植物化学物的良好来源。蔬菜包括嫩茎、叶、花菜类、根菜类、鲜豆类、茄果瓜菜类、葱蒜类、菌藻类及水生蔬菜类等。深色蔬菜是指深绿色、深黄色、紫色、红色

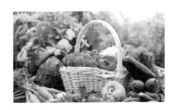

等有颜色的蔬菜,每类蔬菜提供的营养素略有不同,深色蔬菜一般富含维生素、植物化学物和膳食纤维,推荐每天占总体蔬菜摄入量的1/2以上。

水果多种多样,包括仁果、浆果、核果、柑橘类、瓜果及热带水果等。推荐吃新鲜水果,在鲜果供应不足时可选择一些含糖量低的干果制品和纯果汁。

(三)第三层:鱼、禽、肉、蛋类

鱼、禽、肉、蛋等动物性食物是膳食指南推荐适量食用的食物。在1600～2400 kcal能量需要量水平下,推荐每天鱼、禽、肉、蛋摄入量共计120～200 g。

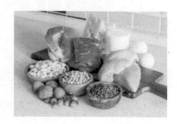

新鲜的动物性食物是优质蛋白质、脂肪和脂溶性维生素的良好来源,建议每天畜禽肉的摄入量为40～75 g,少吃加工类肉制品。目前我国汉族居民的肉类摄入以猪肉为主,且增长趋势明显。猪肉含脂肪较高,应尽量选择瘦肉或禽肉。常见的水产品包括鱼、虾、蟹和贝类,此类食物富含优质蛋白质、脂类、维生素和矿物质,推荐每天摄入量为40～75 g,有条件可以优先选择。

蛋类包括鸡蛋、鸭蛋、鹅蛋、鹌鹑蛋、鸽子蛋及其加工制品,蛋类的营养价值较高,推荐每天1个鸡蛋(相当于50 g左右),吃鸡蛋不能丢弃蛋黄,蛋黄含有丰富的营养成分,如胆碱、卵磷脂、胆固醇、维生素A、叶黄素、锌、B族维生素等,无论对多大年龄人群都具有健康益处。

(四)第四层:奶类、大豆和坚果类

奶及奶制品和豆类是鼓励多摄入的食物。奶及奶制品、大豆和坚果是蛋白质和钙的良好来源,营养素密度高。在1600～2400 kcal能量需要量水平下,推荐每天应摄入相当于鲜奶300 g的奶及奶制品。在全球奶制品消费中,我国居民摄入量一直很低,多吃各种各样的乳制品,有利于提高乳类摄入量。

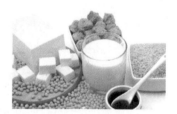

大豆包括黄豆、黑豆、青豆,其常见的制品包括豆腐、豆浆、豆腐干及千张等。坚果包括花生、葵花籽、核桃、杏仁、榛子等,部分坚果的营养价值与大豆相似,富含必需脂肪酸和必需氨基酸。推荐大豆和坚果摄入量共为25～35 g,其他豆制品摄入量需按蛋白质含量与大豆进行折算。坚果无论作为菜肴还是零食,都是食物多样化的良好选择,建议每周摄入70 g左右(相当于每天10 g左右)。

(五)第五层:烹调油和盐

油盐作为烹饪调料,建议尽量少用。推荐成年人平均每天烹调油不超过25～30 g,食盐摄入量不超过5 g。按照DRIs的建议,1～3岁人群膳食脂肪供能比应占膳食总能量35%;4岁以上人群占20%～30%。在1600～2400 kcal能量需要量水平下脂肪的摄入量为36～80 g。很多食物中含有脂肪,在满足平衡膳食模式中其他食物建议量的前提下,烹调油需要限量。按照25～30 g计算,烹调油提供10%左右的膳食能量。烹调油包括各种动植物油,植物油如花生油、大豆油、菜籽油、葵花籽油等,动物油如猪油、牛油、黄油等。烹调油也要多样化,应经常更换种类,以满足人体对各种脂肪酸的需要。

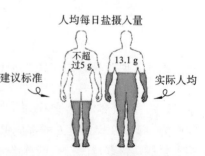

人均每日盐摄入量
不超过5g
13.1 g
建议标准
实际人均

我国居民食盐用量普遍较高,盐与高血压关系密切,限制食盐摄入量是我国长期行动目标。除了少用食盐外,也需要控制隐形高盐食品的摄入量。

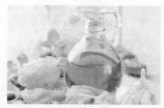

酒和添加糖不是膳食组成的基本食物。

（六）身体活动和饮水

水是膳食的重要组成部分，是一切生命必需的物质，其需要量主要受年龄、身体活动、环境温度等因素的影响。轻身体活动的成年人每天应饮水 1500～1700 mL(7～8 杯)。在高温或强体力活动的条件下，应适当增加饮水量。饮水不足或过多都会对人体健康带来危害。来自食物中水分大约占 1/3，推荐一天中饮水和整体膳食（包括食物中的水，汤、粥、奶等）水摄入共计 2700～3000 mL。

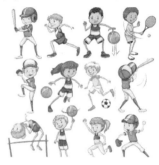

运动或身体活动是能量平衡和保持身体健康的重要手段。运动或身体活动能有效地消耗能量，保持精神和机体代谢的活跃性。鼓励养成天天运动的习惯，坚持每天多做一些消耗能量的活动。推荐成年人每天进行至少相当于快步走 6000 步以上的身体活动，每周最好进行 150 分钟中等强度的运动，如骑车、跑步、庭院或农田的劳动等。一般而言，轻体力活动的能量消耗通常占总能量消耗的 1/3 左右，而高身体活动水平者可高达 1/2。加强和保持能量平衡，需要通过不断摸索，关注体重变化，找到食物摄入量和运动消耗量之间的平衡点。

二、使用中国居民平衡膳食宝塔的说明

❶ **平衡膳食宝塔是一个理想的膳食** 它所建议的食物量，特别是奶类和豆类食物的量可能与大多数人当前的实际膳食还有一定距离，不一定每餐都严格按此数据执行，数据相关不大也能保持营养平衡。

❷ **膳食宝塔建议的各类食物的摄入量一般是指食物的生重** 各类食物的组成是根据全国营养调查中居民膳食的实际情况计算的，所以每一类食物的重量不是指某一种具体食物的重量。

❸ **注意同类互换，调配丰富多彩的膳食** 应用平衡膳食宝塔应当把营养与美味结合起来，按照同类互换、多种多样的原则调配一日三餐。同类互换就是以粮换粮、以豆换豆、以肉换肉。如：大米可与面粉或杂粮互换，馒头可以和相应的面条、烙饼、面包等互换；大豆可与相当量的豆制品或杂豆类互换；瘦猪肉可与等量的鸡、鸭、牛、羊、兔肉互换；鱼可与虾、蟹等水产品互换；牛奶可与羊奶、酸奶、奶粉和奶酪等互换等，可以因此而设计丰富多彩的系列膳食。

在线答题

❹ **适用范围** 膳食宝塔建议的每人每日各类食物适宜摄入量范围适用于一般健康成人，应用时要根据个人年龄、性别、身高、体重、劳动强度、季节等情况适当调整。年轻人、劳动强度大的人需要能量高，应适当多吃些主食；年老、活动少的人需要能量少，可少吃些主食。

相关知识

❺ **作用效果** 长期作用影响。应用膳食宝塔需要自幼养成习惯，并坚持不懈，才能充分体现其对健康的重大促进作用。

任务二 **应用中国居民平衡膳食宝塔的配餐方法**

🥚 **任务目标**

1. 了解应用中国居民平衡膳食宝塔配餐的原理。
2. 学会应用中国居民平衡膳食宝塔配餐的流程。
3. 了解设计菜单时的注意原则。

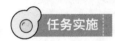 任务导入

农民沈老根今年已经60岁了,轻体力劳动者,不能专门学习营养学的相关理论,同时也不具备查阅每日膳食营养素供给量标准和食物成分表等专门资料的条件;更无法掌握统计和营养学计算方法。但他又想进行粗略的平衡膳食配餐,有没有简便而又快捷的方法呢?

《中国居民膳食指南》及中国居民平衡膳食宝塔发布的目标就是以大众健康利益为根本,引导食物消费、调整膳食结构、促进平衡膳食模式。运用中国居民平衡膳食宝塔就能进行简单的营养配餐。

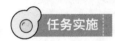 任务实施

一、应用中国居民平衡膳食宝塔配餐的原理分析

中国居民平衡膳食宝塔给出了正常成年人(中等劳动强度)的日配餐的食物总量;在此基础上,根据个人的实际年龄、性别、身体等情况,确定适合自己的能量水平,根据个人的能量水平,选择合适的一日的食物总量;在此基础上,按三餐食物能量分配比例来进行具体分配,就能快捷地进行每日营养配餐。

二、应用中国居民平衡膳食宝塔配餐的流程

❶ **确定适合自己的能量水平** 根据中国居民平衡膳食宝塔,取中间值作为轻度劳动强度的正常成年人一天所需营养的食物量,而每个人的能量水平还是有所差异,可以根据具体能量水平来确定各类食物量。

确定的方法为根据个人的年龄、性别、劳动强度等,通过查阅中国居民膳食能量需要量(EER)(见附件),可得出不同人群的不同能量需要水平。

❷ **运用中国居民平衡膳食宝塔确定各类食物的需要量** 中国居民平衡膳食宝塔建议的每人每日的各类食物的摄入量范围适用于一般健康成年人,并且按11个能量水平分别给出了常见食物的摄入量建议。根据第1步确定的能量水平选择食物的摄入量,即为一日各类食物的摄入总量(表5-2-1)。

表5-2-1 不同能量需要水平的食物量(g/d)

食物种类	不同能量需要水平/kcal										
	1000	1200	1400	1600	1800	2000	2200	2400	2600	2800	3000
谷类	85	100	150	225	250	300	300	350	400	450	400
薯类	适量			50～100					125	125	125
蔬菜	200	250	300	300	300	350	400	450	500	500	600
水果	150	150	150	200	200	300	300	400	400	500	400
肉类	15	25	40	50	50	50	75	75	75	75	100
蛋类	20	25	25	25	25	25	50	50	50	50	50
水产类	15	20	40	50	50	75	75	75	100	100	125
乳制类	500	500	350	300	300	300	300	300	300	300	300
大豆	5	15	15	15	15	15	25	25	25	25	25
坚果	—	适量		10	10	10	10	10	10	10	10

续表

食物种类	不同能量需要水平/kcal										
	1000	1200	1400	1600	1800	2000	2200	2400	2600	2800	3000
烹调油	15～20	20～25			25	25	25	30	30	30	35
食盐	2	3	4	5	5	5	5	5	5	5	5

③ **根据食物同类互换原则,调配多种原料,设计一日食谱** 进行食谱设计,不仅要保证获得均衡的营养,还必须有丰富的菜品,以满足人们的口味需求。在计算出每一餐各类食物的量后,为了使原料和菜品多样化,可以按照同类互换、多种多样的原则进行具体搭配。同类互换就是以粮换粮、以肉换肉、以豆换豆、以蔬菜换蔬菜;多种多样就是选用品种、形态、颜色、口感多样的食物和变换烹调方法。

④ **食谱的评价**

(1)能量来源的评价:评价能量来源中三大营养素的供能占比是否在可接受范围内,一般建议碳水化合物的供能占比为 55%～65%,脂肪的供能占比为 20%～30%,蛋白质的供能占比为 10%～15%。

(2)三餐能量摄入分布的评价:我国居民的饮食习惯大部分为一日三餐,一般认为成人三餐提供能量的占比按早餐 30%、中餐 40%、晚餐 30% 的原则。

(3)蛋白质数量、质量的评价:一般认为,正常成年人应在蛋白质供给数量充足的基础上,优质蛋白质(动物性蛋白质及豆类蛋白)摄入量占总蛋白质的 1/3 以上。对于特殊生理人群,优质蛋白质的占比有相应的要求。

三、设计菜单的原则

(1)菜品除要考虑总量外,还要考虑原料品质。早餐一般安排优质和易于吸收的原料,中餐安排增强饱腹感的原料等。又有的说法是,"早餐吃好,中餐吃饱,晚餐吃少",总体上可作参考。

(2)要综合考虑能量占比。正常成年人的碳水化合物占一日总能量的 55%～65%,脂肪占一日总能量的 20%～30%,蛋白质占一日总能量的 10%～15%。特殊生理人群根据具体情况进行调整。

(3)要考虑尽量采用多种原料。平均每天摄入 12 种以上食物(每周 25 种以上);同一大类原料也要早中晚上错开安排。

在线答题

四、应用中国居民平衡膳食宝塔进行营养配餐的特点

① **简单、快捷** 运用中国居民平衡膳食宝塔不需要太多的营养学专业理论,按图示就能简单求算。

② **有针对性** 对不同身体状况的人群调整原料配比就能进行总体设计。

相关知识

任务三 应用中国居民平衡膳食宝塔的配餐实践

任务目标

1.掌握应用中国居民平衡膳食宝塔配餐的流程。

2.能应用中国居民平衡膳食宝塔制作出一日食谱。

3.了解食物的同类互换原则。

李某,今年 60 岁,身高 173 cm,体重 60 kg,主要从事家务劳动。请你依据《中国居民膳食指南》和中国居民平衡膳食宝塔对其进行营养配餐,设计一天的食谱。

任务实施

应用中国居民平衡膳食宝塔配餐的流程如下。

1 确定适合自己的能量水平 计算李某的体重指数:

$$（成人）体重指数（BMI）＝实际体重（kg）/身高（m）^2＝60/1.73^2＝20.0$$

查体重指数表(表5-2-2)可知,李某的体型属于健康体重,不需要额外增加营养,由于李某劳动状况为家务劳动,为轻体力劳动,查表(中国居民膳食能量需要量 EER)得知道李某一天所需能量为 2100 kcal。

表 5-2-2 体重指数表

健康状况	轻体重	健康体重	超重	肥胖
体重指数	BMI<18.5	18.5≤BMI<24.0	24.0≤BMI<28.0	BMI≥28.0

2 运用中国居民平衡膳食宝塔确定各类食物的需要量 李某一日能量需要量为 2100 kcal,在 11 个能量水平中处于第 6 和第 7 能量水平之间。根据其能量需要量确定所需各类食物的量如表 5-2-3 所示。

表 5-2-3 李某一日所需各类食物量

谷类	薯类	蔬菜	水果	肉类	蛋类	水产类	乳类	大豆	坚果	烹调油	食盐
300 g	85 g	375 g	300 g	65 g	50 g	75 g	300 g	15 g	10 g	25 g	5 g

3 根据食物同类互换原则,调配多种原料,设计一日食谱 详见表 5-2-4。

表 5-2-4 李某一日食谱

餐次	用餐时间	食谱名称	食物用量
早餐	7:00	水煮鸡蛋1个	鸡蛋约 40 g
		花卷	面粉 50 g,葱少许
		红薯	红薯 50 g
		牛奶1杯	牛奶 300 g
		芝麻酱	芝麻酱适量
	10:00	坚果	腰果 10 g
		葡萄	葡萄 100 g
中餐	12:00	米饭	大米 150 g
		红豆	红豆 15 g
		清蒸鲈鱼	鲈鱼 75 g
		肉末焖豆腐	肉末 30 g,豆腐 50 g
		香菇菠菜汤	香菇 25 g,菠菜 100 g
		烹调油	花生油 10 g
	16:00	苹果	苹果 100 g

续表

餐次	用餐时间	食谱名称	食物用量
晚餐	18:00	米饭	大米 100 g
		土豆烧肉	土豆 35 g,猪肉 65 g
		素三丝	胡萝卜丝 100 g,青笋丝 100 g 木耳丝 100 g
		番茄蛋汤	番茄 50 g,鸡蛋 10 g
		烹调用油	花生油 10 g
	19:00	梨	梨 100 g
		水:1200 mL	运动:6000 步

4 食谱的评价

(1)能量来源的评价:详见表 5-2-5。

表 5-2-5 李某一日食谱能量来源的评价

项目	碳水化合物	蛋白质	脂肪
实际摄入能量/kcal	1204.42	318.20	522.54
三大营养素实际摄入能量占推荐摄入总能量的比例	57.35%	15.15%	24.88%
推荐三大功能营养素占总能量的比例	55%～65%	10%～15%	20%～30%

(2)三餐能量摄入分布的评价:根据我国大部分居民一日三餐的膳食制度,一般认为,早餐应占全天能量的 20%～30%,午餐占 35%～45%,晚餐占 25%～35%。在膳食制定过程中,一般按照早餐占 30%、中餐占 40%、晚餐占 30%进行分配。根据上述分配原则,对三餐能量摄入分布统计如表 5-2-6 所示。

表 5-2-6 李某一日食谱三餐能量摄入分布统计

项目	总能量	早餐	午餐	晚餐
推荐摄入能量/kcal	2100	630	840	630
实际摄入能量/kcal	2045.88	613.7	829.5	602.7
实际摄入能量占推荐摄入能量的比例	97.42%	97.42%	98.75%	95.67%

三餐实际摄入能量占推荐摄入能量的 97.42%,早餐实际摄入能量占推荐摄入能量的 97.42%;午餐实际摄入能量占推荐摄入能量的 98.75%;早餐实际摄入能量占推荐摄入能量的 95.67%;各类实际摄入能量占相应推荐摄入能量的 95%～99%,所以从能量摄入分布统计结果看,此菜谱较为合理。

(3)蛋白质数量、质量的评价:该年龄人群蛋白质推荐摄入量为每天 80 g,本食谱中蛋白质的摄入量为 78.9 g,占推荐摄入量的 98.63%,其中优质蛋白质的摄入量为 41.89 g,占蛋白质摄入量的 1/2 以上,大于推荐中优质蛋白质(动物性蛋白质及豆类蛋白)摄入量(占总蛋白质摄入量的 1/3 以上)。本食谱中优质蛋白质主要来源于鱼、肉、蛋、奶类。由于李某从事轻体力劳动,所以蛋白质摄入量基本满需要。

综上所述,该食谱设计比较合理,能够满足李某一日所需的能量。

在线答题

相关知识

中国居民平衡膳食餐盘

扫码看课件

项目描述

1.中国居民平衡膳食餐盘的意义、构成和提示。
2.应用中国居民平衡膳食餐盘配餐的方法和流程。
3.应用中国居民平衡膳食餐盘进行配餐的具体实践。

项目目标

1.能说出中国居民平衡膳食餐盘的构成和意义,简单说明餐盘中各类原料的比例要求。
2.能了解中国居民平衡膳食餐盘配餐方法和流程。
3.能利用中国居民平衡膳食餐盘进行简单的营养配餐的设计,初步了解膳食餐盘对营养配餐的指导意义。

任务一 中国居民平衡膳食餐盘的认知

 任务目标

1.了解中国居民平衡膳食餐盘的意义。
2.了解中国居民平衡膳食餐盘的构成。
3.了解中国居民平衡膳食餐盘的注意事项。

 任务导入

老李对《中国居民膳食指南(2022)》有所了解,对膳食指南中的核心提示已深有感触,对健康的饮食习惯和新型生活方式的认识有很大的变化。但怎样才能更专注于一日三餐的食物的配置?能不能像快餐一样简单地组合食物的原料?

为了解决像老李这样的居民的困惑,《中国居民膳食指南(2022)》专门附设了中国居民平衡膳食餐盘,以图示的形式形象地解答了老李的问题。

任务实施

一、中国居民平衡膳食餐盘的意义

1 体现了平衡膳食原理 中国居民平衡膳食餐盘是《中国居民膳食指南(2022)》核心内容的体现,膳食餐盘描述了一餐膳食的原料组成,形象直观地展现了平衡膳食的合理组合与搭配。

2 便于居民的实际配餐操作 按照餐盘的原料组成来搭配膳食,易于达到营养需要量。餐盘上各类原料的比例展示简洁、直观明了,易于我们理解日常餐盘中膳食搭配的构成。

3 有助于平衡膳食知识普及 通过餐盘中各类原料的大致比例,让居民认识到餐盘中各类原料的摄入量。如应以谷物、蔬菜和水果等植物性食物为主体;餐盘外配杯牛奶,让人们充分认识到奶制品的重要性。

4 适用人群广泛 中国居民平衡膳食餐盘适用于 2 岁以上的健康人群,除婴儿外,它几乎涵盖所有年龄层次的人群。

二、中国居民平衡膳食餐盘的组成

中国居民平衡膳食餐盘如右图所示。

中国居民平衡膳食餐盘(food guide plate)是按照平衡膳食原则,描述一个人一餐中膳食的原料组成。餐盘更加直观,一餐膳食的原料组合搭配轮廓清晰明了。

餐盘分成四部分,分别是谷薯类、鱼肉蛋豆类、蔬菜类和水果类,餐盘旁的一杯牛奶提示奶制品的重要性。此餐盘适用于 2 岁以上人群,是一餐中食物基本组成的描述。

与膳食平衡宝塔相比,平衡膳食餐盘更加简明,给大家一个框架性认识,用传统文化中的基本符号,表达阴阳形态和万物演变过程中的最基本平衡,一方面更容易记忆和理解,另一方面也预示着一生中的饮食,错综交变,此消彼长,相辅相成。2 岁以上人群都可参照此结构计划膳食,对于素食者而言,可将肉类替换为豆类,以获得充足的蛋白质。

三、中国居民平衡膳食餐盘的提示

1 注意植物性原料的摄入 餐盘共分为四块内容,其中三块是植物性原料(谷薯类、蔬菜、水果),谷物和蔬菜占比最大,各占比 27%~35%,提供蛋白质的动物性食品占比最少,约占总膳食的15%左右。

2 强调牛奶的常规摄入 餐盘旁牛奶杯提示了奶制品的重要性,同时要求中国居民膳食中务必保证新鲜牛奶或奶制品的摄入,换算成鲜奶量为每天约 300 g。

在线答题

相关知识

任务二 应用中国居民平衡膳食餐盘的配餐方法

 **任务目标**

1. 理解中国居民平衡膳食餐盘的配餐原理。
2. 学会应用中国居民平衡膳食餐盘进行配餐。
3. 了解应用中国居民平衡膳食餐盘进行营养配餐的特点。

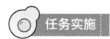 **任务导入**

高中生小王今年 18 岁,学业较为紧张且酷爱运动,正处在长身体的重要阶段,其家长为了更好地为小王提供足够的营养膳食,在无法查阅每日膳食营养素供给量标准和食物成分表等专业资料,更无法掌握统计和营养学计算方法的条件下,你能否提供简明易懂的方法?

任务实施

一、应用中国居民平衡膳食餐盘配餐的原理分析

中国居民平衡膳食餐盘(2022)是 2022 版膳食指南的辅助图形,核心内容依旧是《中国居民膳食指南》及中国居民平衡膳食宝塔,在理解中国居民平衡膳食宝塔并指导配餐的情况下,可以结合展示图中每餐各类食物的占比进行简单的营养配餐。

二、应用中国居民平衡膳食餐盘配餐的流程

① 确定用餐对象全日能量需要量 根据"中国居民膳食能量需要量(EER)"和用餐对象的年龄、性别、身体活动水平(职业、工作性质、活动水平),查表 5-3-1 确定用餐对象全日能量需要量。

表 5-3-1 中国居民膳食能量需要量(EER)

人群	能量/(MJ/d)						能量/(kcal/d)					
	身体活动水平(轻)		身体活动水平(中)		身体活动水平(重)		身体活动水平(轻)		身体活动水平(中)		身体活动水平(重)	
	男	女	男	女	男	女	男	女	男	女	男	女
0 岁~	—ᵃ	—	0.38 MJ/(kg·d)	0.38 MJ/(kg·d)	—	—	—	—	90 kcal/(kg·d)	90 kcal/(kg·d)	—	—
0.5 岁~	—	—	0.33 MJ/(kg·d)	0.33 MJ/(kg·d)	—	—	—	—	80 kcal/(kg·d)	80 kcal/(kg·d)	—	—
1 岁~	—	—	3.77	3.35	—	—	—	—	900	800	—	—
2 岁~	—	—	4.60	4.18	—	—	—	—	1100	1000	—	—
3 岁~	—	—	5.23	5.02	—	—	—	—	1250	1200	—	—
4 岁~	—	—	5.44	5.23	—	—	—	—	1300	1250	—	—

续表

| 人群 | 能量/(MJ/d) | | | | | | 能量/(kcal/d) | | | | | |
| | 身体活动水平(轻) | | 身体活动水平(中) | | 身体活动水平(重) | | 身体活动水平(轻) | | 身体活动水平(中) | | 身体活动水平(重) | |
	男	女	男	女	男	女	男	女	男	女	男	女
5 岁~	—	—	5.86	5.44	—	—	—	—	1400	1300	—	—
6 岁~	5.86	5.23	6.69	6.07	7.53	6.90	1400	1250	1600	1450	1800	1650
7 岁~	6.28	5.65	7.11	6.49	7.95	7.32	1500	1350	1700	1550	1900	1750
8 岁~	6.90	6.07	7.74	7.11	8.79	7.95	1650	1450	1850	1700	2100	1900
9 岁~	7.32	6.49	8.37	7.53	9.41	8.37	1750	1550	2000	1800	2250	2000
10 岁~	7.53	6.90	8.58	7.95	9.62	9.00	1800	1650	2050	1900	2300	2150
11 岁~	8.58	7.53	9.83	8.58	10.88	9.62	2050	1800	2350	2050	2600	2300
14 岁~	10.46	8.37	11.92	9.62	13.39	10.67	2500	2000	2850	2300	3200	2550
18 岁~	9.41	7.53	10.88	8.79	12.55	10.04	2250	1800	2600	2100	3000	2400
50 岁~	8.79	7.32	10.25	8.58	11.72	9.83	2100	1750	2450	2050	2800	2350
65 岁~	8.58	7.11	9.83	8.16	—	—	2050	1700	2350	1950	—	—
80 岁~	7.95	6.28	9.20	7.32	—	—	1900	1500	2200	1750	—	—
孕妇(早)	—	+0	—	+0[b]	—	+0	—	+0	—	+0	—	+0
孕妇(中)	—	+1.26	—	+1.26	—	+1.26	—	+300	—	+300	—	+300
孕妇(晚)	—	+1.88	—	+1.88	—	+1.88	—	+450	—	+450	—	+450
乳母	—	+2.09	—	+2.09	—	+2.09	—	+500	—	+500	—	+500

注:a.未制定参考值者用"—"表示;b."+"表示在同龄人群参考值基础上额外增加量。

2 根据中国居民平衡膳食餐盘列出各类食物需要总量 详见表 5-3-2。

表 5-3-2 各类食物需要总量

食物类别	每日需要总量	每餐需要量	每餐要求
谷薯类	250~400 g	75~160 g	全谷物 15~60 g,薯类适量
蔬菜类	300~500 g	100~200 g	每天 5 种以上,深色叶菜类一半
水果类	200~350 g	70~150 g	果汁不能代替鲜果
畜禽肉蛋水产类	120~200 g	35~80 g	优选鱼,禽,多吃豆制品
乳及乳制品	300 g	100~120 g	多种乳制品结合
油盐糖类	适量	油 25~30 g 盐<5 g 糖适量	
水		1500~1700 mL(7~8 杯)	

标注:数值来源于中国居民平衡膳食餐盘图示。

❸ **根据用餐对象全日能量需要量确定三餐分配各类食物需要量** 根据我国大部分居民一日三餐的膳食制度,一般认为早餐应占全天总能量的 20％～30％,午餐占 35％～45％,晚餐占 25％～35％,计算时一般要求根据个体情况进行分配。这里假设三餐占比为 30％、40％、30％,用餐对象每日所需总能量 2400 kcal,分别与配比系数相乘即可得出三大营养素在三餐中所需的具体数值。

❹ **遵循食物多样化原则和主、副食搭配的选择原则,快捷地进行日常每餐的营养配餐** 主食和副食的品种是根据膳食指南,饮食习惯,家庭经济情况和市场供应情况来确定的。过多地迁就个人习惯可能导致膳食结构不合理或营养素摄入不平衡;单纯强调营养可能不符合个人饮食习惯和市场供应实际,也达不到保证营养的目的。在市场食品供应日益丰富的情况下,应注意营养意识的引导,尊重个人饮食习惯,才能达到更好的效果。

早餐选择原则:干稀结合,荤素结合,品种多样。

午餐、晚餐主食选择原则:品种多样,粗细结合。

午餐、晚餐副食选择原则:品种多样,荤素结合,避免重复。

三、应用中国居民平衡膳食餐盘进行营养配餐的特点

(1)适用人群广,图文结合容易理解并便于实际操作。

(2)具体到每餐,针对性强。

(3)图片形象,趣味性强。

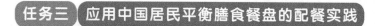

任务三 应用中国居民平衡膳食餐盘的配餐实践

任务目标

1.学会应用中国居民平衡膳食餐盘配餐的流程。

2.学会对设计好的食谱进行分析评价。

任务导入

高中生小王今年 18 岁,身高 180 cm,体重 70 kg,日常学业较为紧张且酷爱运动,正处在长身体的重要阶段,其家长在学习了《中国居民膳食指南》与中国居民平衡膳食餐盘知识后,如何更好地为小王提供足够的营养膳食?

任务实施

一、应用中国居民平衡膳食餐盘配餐的流程

❶ **确定用餐对象全日能量需要量** 根据"中国居民膳食能量需要量"和用餐对象的年龄,性别、身体活动水平(职业、工作性质、活动水平),查表确定用餐对象全日能量需要量。在案例中,小王属于 18 岁男性,重体力活动者,根据表 5-3-1 可知,小王每日所需能量为 3000 kcal。

❷ **根据中国居民平衡膳食餐盘列出各类食物需要总量** 见表 5-3-3。

在线答题

相关知识

Note

表 5-3-3　各类食物需要总量

食物类别	每日需要总量	每餐需要量	每餐要求
谷薯类	250～400 g	75～160 g	全谷物 15～60 g,薯类适量
蔬菜类	300～500 g	100～200 g	每天 5 种以上,深色叶菜类一半
水果类	200～350 g	70～150 g	果汁不能代替鲜果
畜禽肉蛋水产类	120～200 g	35～80 g	优选鱼、禽,多吃豆制品
乳及乳制品	300 g	100～120 g	多种乳制品结合
油盐糖类	油 25～30 g 盐＜5 g 糖适量	适量	
水		1500～1700 mL(7～8 杯)	

❸ **根据用餐对象全日能量需要量确定三餐分配各类食物需要量**　小王为重体力活动者,每日所需能量为 3000 kcal,按照需要量的最高量进行配比。

谷薯类:400 g;蔬菜类:500 g;

水果类:350 g;畜禽肉蛋水产类:200 g;

乳及乳制品:300 g。

❹ **遵循食物多样化原则和主食副食搭配的选择原则,快捷地进行日常每餐的营养配餐**　设计具体的个体食谱如表 5-3-4。

表 5-3-4　小王的一日食谱

餐次	用餐时间	食谱名称	食物用量
早餐	7:00	水煮鸡蛋 1 个	鸡蛋约 60 g
		牛奶 1 杯	牛奶 100 g
		红薯 1 个	红薯 150 g
		小米粥	小米 80 g
		花卷 2 个	面粉 100 g
		凉拌黄瓜	黄瓜 50 g
加餐	10:00	苹果 1 个	苹果约 150 g
中餐	11:30	米饭	大米 100 g
		板栗烧鸡	板栗 50 g,鸡肉 100 g
		蜜汁山药	山药 100 g
		油爆虾	河虾 50 g
		香菇青菜	香菇 20 g,菜心 80 g
		西红柿豆腐汤	西红柿 125 g,豆腐 100 g
		烹调用油	花生油 10 g
加餐	14:00	香蕉 1 根	香蕉约 100 g
晚餐	18:00	红豆米饭	大米 100 g,红豆 50 g
		玉米 1 个	玉米 100 g
		酸辣白菜	白菜 150 g

续表

餐次	用餐时间	食谱名称	食物用量
晚餐	18:00	清蒸鲈鱼	鲈鱼肉 100 g
		红烧肉	猪五花肉 100 g
		烹调用油	花生油 10 g
加餐	22:00	牛奶 1 杯	牛奶 100 g

二、食谱分析

小王一日三餐三种营养素的量及其能量占比如表 5-3-5。

表 5-3-5　小王一日三餐三种营养素的量及其能量占比

总能量	蛋白质	碳水化合物	脂肪	食物种类
理论:3000 kcal/d	112.5 g (15%)	450 g (60%)	83.33 g (25%)	—
实际:3096 kcal/d	134.59 g(17.38%)	455.35 g(58.79%)	75.81 g(22.04%) (不包括烹调油)	21 种

《中国居民膳食指南》推荐:蛋白质供能占比:12%～15%;碳水化合物供能占比:55%～65%;脂肪供能占比:25%～30%。

总评:各类原料用量在相近范围内,配比适宜。

在线答题

相关知识

项目四

中国儿童平衡膳食算盘

项目描述

1. 中国儿童平衡膳食算盘的意义、构成和提示。
2. 应用中国儿童平衡膳食算盘配餐的方法和流程。
3. 应用中国儿童平衡膳食算盘进行配餐的具体实践。

项目目标

1. 能说出中国儿童平衡膳食算盘的构成和意义,简单说明其中各类原料的配比要求。
2. 能了解中国儿童平衡膳食算盘配餐的方法和流程。
3. 能利用中国儿童平衡膳食算盘进行简单的营养配餐的设计,初步了解其对营养配餐的指导意义。

任务一 中国儿童平衡膳食算盘的认知

任务目标

1. 认识中国儿童平衡膳食算盘的意义。
2. 认识中国儿童平衡膳食算盘的构成。
3. 理解中国儿童平衡膳食算盘的提示内容。

任务导入

儿童是祖国的希望和未来,儿童的营养平衡更是营养专家关注的重点内容,为了帮助父母能简易地运用平衡膳食的理念进行营养配餐,《中国居民膳食指南(2022)》还专门设计了中国儿童平衡膳食算盘,以传统算盘图示的形式形象地表示了儿童一餐中的各类原料的配比。我们怎样认识和理解中国儿童平衡膳食算盘?

任务实施

一、中国儿童平衡膳食算盘的意义

1 体现了平衡膳食原理 　中国居民平衡膳食餐盘是《中国居民膳食指南(2022)》核心内容的体

现,中国儿童平衡膳食算盘是平衡膳食的可视化模板,是《中国居民膳食指南(2022)》中对儿童膳食指南推荐的总结和核心精神体现。

❷ 便于儿童的理解和记忆 中国儿童平衡膳食算盘适合儿童使用,以算盘珠形象地表示了儿童一天膳食的原料组成,这样便于儿童对于原料分量的认识、理解和记忆。

❸ 有助于平衡膳食知识普及 营养要从小抓起,《中国居民膳食指南(2022)》设计了中国儿童膳食算盘,用来普及儿童的平衡膳食知识。

❹ 适用对象的针对性强 儿童的年龄范围较大,从初生至十八岁以下都属于儿童,而且根据心理发展的特点,儿童心理发展阶段划分为:乳儿期(初生至 1 岁)、婴儿期(1~3 岁)、学前期或幼儿期(3~6 岁)、学龄初期(6~12 岁)、学龄中期或少年期(12~15 岁)、学龄晚期或青年期(15~18 岁以下)。除乳儿期外,中国儿童平衡膳食算盘适用于婴儿期后段到青年期。

二、中国儿童平衡膳食算盘的构成

中国儿童平衡膳食算盘如右图所示。

中国儿童平衡膳食算盘共分 6 行,从下往上依次为:谷薯类、蔬菜类、水果类、畜禽肉蛋水产品类、大豆坚果奶类、油盐类。

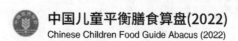
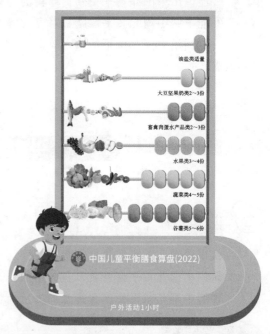

❶ 第一行:谷薯类 咖色算珠代表谷薯类,推荐儿童每日摄入谷薯类 5~6 份,并粗细搭配,摄入适量全谷物和薯类。谷薯类是膳食能量的主要来源,也是多种微量营养素和膳食纤维的良好来源。谷类包括小麦、稻米、玉米、高粱等及其制品,如米饭、馒头、烙饼、面包、饼干等;薯类包括马铃薯、红薯等,可替代部分主食。

❷ 第二行:蔬菜类 绿色算珠代表蔬菜类,推荐儿童每日摄入蔬菜类 4~5 份,且深色蔬菜不少于每日总蔬菜类摄入量的 1/3。蔬菜类是膳食纤维、矿物质的良好来源。蔬菜类包括根菜类、茎菜类、叶菜类、花菜类和果菜类等;深色蔬菜是指深绿色、深黄色、紫色、红色等有色蔬菜。不同类别的蔬菜提供的营养元素略有区别,深色蔬菜一般富含维生素、植物化合物和膳食纤维。

❸ 第三行:水果类 橙色算珠代表水果类,推荐儿童每日摄入水果类 3~4 份,建议食用新鲜水果,在新鲜水果供应不足时可选择含糖量低的干果制品及纯果汁。水果及蔬菜同样是膳食纤维、微量营养素和植物化合物的良好来源。水果包括仁果、浆果、核果、瓜果等。

❹ 第四行:畜禽肉蛋水产品类 粉色算珠代表畜禽肉蛋水产品类,推荐儿童每日摄入畜禽肉蛋水产品类 2~3 份,应保持畜禽肉蛋水产品类的均衡并适当限制加工肉类制品的摄入。新鲜的畜禽肉蛋水产品是优质蛋白质、脂肪和脂溶性维生素的良好来源。畜肉类脂肪含量较高但血红素铁含量丰富,水产类富含优质蛋白、维生素和矿物质等,各类食物营养元素含量不同,因此在日常摄入中要均衡。

⑤ 第五行：大豆坚果奶类 蓝色算珠代表大豆坚果奶类，推荐儿童每日摄入大豆坚果奶类 2～3 份。大豆坚果奶类是蛋白质和钙的良好来源。大豆包括黄豆、黑豆及青豆，其常见制品包括豆腐、豆浆、豆腐干、腐竹及腐皮等；坚果包括花生、葵花籽、核桃、杏仁及榛子等，可作为菜肴配料或零食等，是食物多样化的良好选择；奶类包括鲜奶、酸奶、奶粉及奶酪等，是钙的重要来源，为满足骨骼发育的需要，学龄儿童应保证每天喝奶 300 mL 或摄入相当量的奶制品。

⑥ 第六行：油盐类 黄色算珠代表油盐类，推荐儿童每日摄入油盐类适量（虽然图示上以 1 个算珠来表示，但其实不到 1 份）。油盐类作为烹饪调料，建议尽量少食用；油同样也是膳食脂肪摄入的重要来源，能量较高；且多数动物性食物中均含有脂肪，所以烹饪时用油量应适当减少。烹调油包括各种动、植物油，动物油包括猪油、牛油、黄油等，植物油包括花生油、豆油、菜籽油、芝麻油、调和油等。动物油富含饱和脂肪酸，而植物油富含不饱和脂肪酸，因此烹调用油也应尽量做到多样化。

算盘外面儿童挎水壶跑步，表达积极倡导儿童喝白开水，天天运动，锻炼身体。

三、中国儿童平衡膳食算盘的提示

① 儿童膳食应保证各类原料的配比适宜 儿童期是人体生长发育最快的时期，不同阶段的儿童体形、体重变化非常大，因此每餐原料摄入量也相差很大，中国儿童平衡膳食算盘仅以算珠的形式给出了各类原料的占比，并没有强调每餐各类原料的量。按儿童平衡膳食算盘来配比原料，设计餐单，能保证儿童在快速成长阶段营养素全面、均衡。

在线答题

② 儿童膳食应注意各类原料的均衡摄入 根据《中国居民膳食指南（2022）》的要求，我们应该尽量多地摄入多种食物，儿童期正是身体生长的快速期，且有的营养不足还不能通过其他时期的补充来改善，故而每一层食物也必须保持多样性，且不同餐次之间尽量不要重复，才能保证儿童的营养全面均衡。

相关知识

③ 儿童应养成健康的生活方式 儿童平衡膳食算盘特地设计了一个挎水壶跑步的儿童，表达了对儿童饮水和运动等健康生活方式的推荐意图，这与《中国居民平衡膳食指南（2022）》所强调的提倡合理运动、提倡健康饮食的建议是一致的。

任务二　应用中国儿童平衡膳食算盘的配餐方法

任务目标

1. 学会应用中国儿童平衡膳食算盘配餐的原理。
2. 理解应用中国儿童平衡膳食算盘进行营养配餐的特点。

任务导入

乐乐今年 8 岁，活泼爱动，正处在生长发育的重要阶段，其家长为了更好地为乐乐提供充足的营养，可以参考哪些简明易懂的方法？

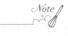

一、应用中国儿童平衡膳食算盘配餐的原理分析

按照"膳食算盘"配餐,用拳头计量食物。

菜谱上常说"少许""适量",很多家长很难把握量,《中国居民膳食指南(2022)》就帮助我们解决了这个问题。中国儿童平衡膳食算盘这个可视化图形,简单勾画了儿童平衡膳食模式的合理组合搭配和食物摄入的基本份数,此模型适用于所有儿童,其算盘分量按8~11岁儿童中等体力活动水平计算。算盘共分六层,用色彩来区分食物类别,用算珠个数示意膳食中的食物分量。

二、应用中国儿童平衡膳食算盘配餐的流程

说到"份",家长可以通过家庭常用的小碗、瓷勺、长玻璃杯等量具估算一份食物的分量;还可结合自己的拳头、手掌心、手捧等估算食物的分量,更方便对食物"量化"。通过查表得知:儿童各类食物的每日需要份数及需要量见表5-4-1。

表5-4-1 儿童各类食物的每日需要份数及需要量

食物类别	每日需要份数	每份重量	每日需要量
谷薯类	5~6	谷类 50~60 g	谷类 150~225 g
			全谷物和杂豆类 30~70 g
		薯类 80~100 g	薯类 25~50 g(2~4 份/周)
蔬菜类	4~5	100 g	400~500 g
水果类	3~4	100 g	300~400 g
畜禽肉蛋水产品类	2~3	瘦肉 10~50 g	—
		肥瘦肉 20~25 g	—
		鱼虾贝类 45~50 g	—
		蛋类 40~50 g	—
大豆、坚果、奶类	2~3	大豆类 20~25 g	—
		坚果类 10 g	—
		奶类 200~250 mL	300 mL 以上
油盐类	适量	植物油 10 g	油 20~25 g
			盐 4~5 g
添加糖	—	—	低于 50 g(最好在 25 g 以内)
水	—	—	1000~1300 mL(5~6 杯)

咖色算珠:谷物类5~6份。每天各种谷物要换着给孩子吃。

绿色算珠:蔬菜类4~5份。所有蔬菜的分量都按100 g生重的可食部来计算。各种蔬菜,适合凉拌的尽量凉拌,不适合凉拌的可清炒或蒸。

橙色算珠:水果类3~4份。含糖量高的水果,一份重量较低。瓜果水分含量高,一份重量大。既可以作为下午加餐;也可以晚上饭后半小时再吃点含糖低的水果。

184

粉色算珠：畜禽肉蛋水产品类 2～3 份。肉类首选鱼虾、禽肉，兼顾各种肉类，做汤或炒菜均可。

蓝色算珠：大豆坚果奶类 2～3 份。豆干可以加入饭菜中，豆浆可以早上喝。牛奶早上或晚上睡前喝均可，酸奶可以拌沙拉。应防止坚果摄入过量。

在线答题

三、应用中国儿童平衡膳食算盘进行营养配餐的特点

（1）适用范围主要是学龄期儿童。

（2）易于理解，可操作性强。

（3）图片形象，趣味性强，可以帮助儿童学习识记。

相关知识

任务三 应用中国儿童平衡膳食算盘的配餐实践

任务目标

1. 学会应用中国儿童平衡膳食算盘配餐的流程。
2. 能够对应用中国儿童平衡膳食算盘配餐的食谱进行评价分析。

任务导入

乐乐的妈妈通过学习中国儿童平衡膳食算盘，了解儿童一日三餐食物的组成。怎样将算盘中的算珠份数落实到每餐食物中？本次任务我们就来把算珠变成具体的食谱。

任务实施

一、应用中国儿童平衡膳食算盘配餐的流程

❶ 中等体力活动水平下 8～11 岁儿童所需食物摄入量 详见本项目任务二。

❷ 建议摄入的主要食物种类数 详见表 5-4-2。

表 5-4-2 建议摄入的主要食物种类数

食物类别	平均每天种类数	每周至少种类数
谷薯杂豆类	3	5
蔬菜水果类	4	10
畜禽鱼蛋类	3	5
奶、大豆、坚果类	2	5
合计	12	25

为学龄前儿童配餐应注意：①食物多样，谷物为主。②多吃蔬菜、奶类、大豆制品；③适量吃鱼、禽、蛋、瘦肉；④少油少盐、控糖限酒；⑤吃动结合，平衡体重。

❸ 食谱设计 以 8 岁的乐乐为例，结合中国儿童平衡膳食算盘的分量设计，特制定食谱如表 5-4-3。

表 5-4-3　乐乐的一日食谱

餐次	用餐时间	食谱名称	食物用量
早餐	7:00	小米粥	小米 50 g
		馒头	小麦粉 25 g
		玉米饼	玉米 50 g
		木耳炒肉	木耳 50 g、猪肉 40 g
		虎皮鸡蛋	鸡蛋 50 g
		凉拌黄瓜丝	黄瓜 50 g
加餐	9:30	苹果 1/4 个	苹果约 30 g
		牛奶 1 杯	牛奶 100 g
中餐	11:30	红薯饭	大米 100 g，红薯 40 g
		回锅肉	猪五花 100 g
		蒜蓉西蓝花	西蓝花 100 g
		紫菜蛋花汤	紫菜 10 g，鸡蛋 25 g
		烹调油	花生油 10 g
加餐	14:00	香梨 1 个	香梨约 50 g
晚餐	18:00	黄豆饭	大米 100 g，大豆 10 g
		鱼香肉丝	肉 20 g，胡萝卜 20 g，笋丝 20 g，木耳 20 g
		酱牛肉	酱牛肉 50 g
		清炒小白菜	小白菜 100 g
		烹调油	花生油 10 g
加餐	22:00	牛奶 1 杯	牛奶 100 g

二、食谱分析

乐乐一日三餐三大营养素的量及其能量占比见表 5-4-4。

表 5-4-4　乐乐一日三餐三大营养素的量及其能量占比

总能量	蛋白质	碳水化合物	脂肪	食物种类
理论:1850 kcal/d	69.375 g (15%)	277.5 g (60%)	51.38 g (25%)	—
实际:1796.08 kcal/d	80.05 g(17.8%)	268.83 g(59.87%)	49.35 g(24.72%) 不包括烹调油	20 种

《中国居民膳食指南》推荐:蛋白质供能占比 12%～15%;碳水化合物供能占比 55%～65%;脂肪供能占比 25%～30%

总评:各类原料用量在相近范围内,配比适宜。

在线答题

附录 中国居民膳食能量需要量(EER)

人群	能量/(MJ/d)						能量/(kcal/d)					
	身体活动水平(轻)		身体活动水平(中)		身体活动水平(重)		身体活动水平(轻)		身体活动水平(中)		身体活动水平(重)	
	男	女	男	女	男	女	男	女	男	女	男	女
0 岁～	—	—	0.38 MJ/(kg·d)	0.38 MJ/(kg·d)		—	—	—	90 kcal/(kg·d)	90 kcal/(kg·d)	—	—
0.5 岁～	—	—	0.33 MJ/(kg·d)	0.33 MJ/(kg·d)		—	—	—	80 kcal/(kg·d)	80 kcal/(kg·d)	—	—
1 岁～	—	—	3.77	3.35	—	—	—	—	900	800	—	—
2 岁～	—	—	4.60	4.18	—	—	—	—	1100	1000	—	—
3 岁～	—	—	5.23	5.02	—	—	—	—	1250	1200	—	—
4 岁～	—	—	5.44	5.23	—	—	—	—	1300	1250	—	—
5 岁～	—	—	5.86	5.44	—	—	—	—	1400	1300	—	—
6 岁～	5.86	5.23	6.69	6.07	7.53	6.90	1400	1250	1600	1450	1800	1650
7 岁～	6.28	5.65	7.11	6.49	7.95	7.32	1500	1350	1700	1550	1900	1750
8 岁～	6.90	6.07	7.74	7.11	8.79	7.95	1650	1450	1850	1700	2100	1900
9 岁～	7.32	6.49	8.37	7.53	9.41	8.37	1750	1550	2000	1800	2250	2000
10 岁～	7.53	6.90	8.58	7.95	9.62	9.00	1800	1650	2050	1900	2300	2150
11 岁～	8.58	7.53	9.83	8.58	10.88	9.62	2050	1800	2350	2050	2600	2300
14 岁～	10.46	8.37	11.92	9.62	13.39	10.67	2500	2000	2850	2300	3200	2550
18 岁～	9.41	7.53	10.88	8.79	12.55	10.04	2250	1800	2600	2100	3000	2400
50 岁～	8.79	7.32	10.25	8.58	11.72	9.83	2100	1750	2450	2050	2800	2350
65 岁～	8.58	7.11	9.83	8.16	—	—	2050	1700	2350	1950	—	—
80 岁～	7.95	6.28	9.20	7.32	—	—	1900	1500	2200	1750	—	—
孕妇(早)	—	+0	—	+0	—	+0	—	+0	—	+0	—	+0
孕妇(中)	—	+1.26	—	+1.26	—	+1.26	—	+300	—	+300	—	+300

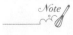

续表

人群	能量/(MJ/d)						能量/(kcal/d)					
	身体活动水平(轻)		身体活动水平(中)		身体活动水平(重)		身体活动水平(轻)		身体活动水平(中)		身体活动水平(重)	
	男	女	男	女	男	女	男	女	男	女	男	女
孕妇(晚)	—	+1.88	—	+1.88	—	+1.88	—	+450	—	+450	—	+450
乳母	—	+2.09	—	+2.09	—	+2.09	—	+500	—	+500	—	+500

注:a.未制订参考值者用"—"表示;b."+"表示在同龄人群参考值基础上额外增加量。

主要参考文献

［1］ 张怀玉,蒋建基.烹饪营养与卫生[M].2 版.北京:高等教育出版社,2008.

［2］ 刘冬梅,邓桂兰.食品营养与卫生[M].北京:中国轻工业出版社,2015.

［3］ 刘翠格.营养与健康[M].北京:化学工业出版社,2018.

［4］ 中国营养学会.中国居民膳食指南(2016)[M].北京:人民卫生出版社,2016.

［5］ 李京东,倪雪朋.食品营养与卫生[M].北京:中国轻工业出版社,2018.

［6］ 韦莉萍.公共营养师[M].广州:广东人民出版社,2016.

［7］ 田克勤.食品营养与安全[M].大连:东北财经大学出版社,2014.

［8］ 周才琼.食品营养学[M].北京:高等教育出版社,2011.

［9］ 凌强.食品营养与安全[M].北京:首都经济贸易大学出版社,2016.

［10］ 陈辉.食品原料与资源学[M].北京:中国轻工业出版社,2018.

［11］ 彭景.烹饪营养学[M].北京:中国纺织出版社,2008.

［12］ 葛可佑.中国营养科学全书[M].北京:人民卫生出版社,2004.

［13］ 中国营养学会.中国居民膳食营养素参考摄入量(2013 版)[M].北京:科学出版社,2014.

［14］ 孙秀发,周才琼,肖安红.食品营养学[M].郑州:郑州大学出版社,2011.

［15］ 中国营养学会.中国居民膳食指南(2022)[M].北京:人民卫生出版社,2022.